―― 신규 간호사를 위한 진짜 실무 팁 ――
프셉마음

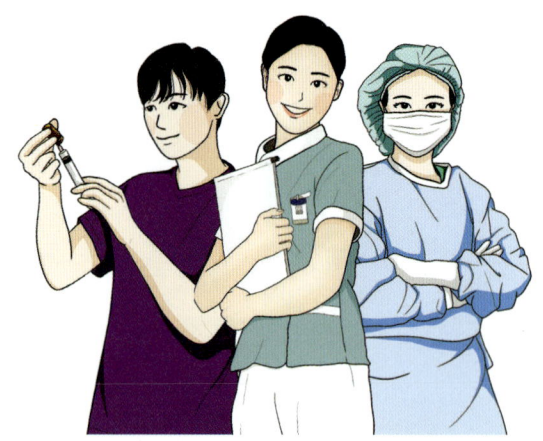

" 꿈꾸는 간호사들의 디딤돌, 드림널스입니다. "

💬 프셉마음 도서 특징

- **친숙함을 담은 대화체**

  '프셉마음'은 전반적으로 프리셉터와 프리셉티의 1:1 대화 컨셉으로 구성되어 있습니다. 많은 프리셉티분들이 업무 중 궁금했던 부분을 모아 담았습니다.

- **실무의 현장감을 담은 특별한 구성**

  '프셉마음'은 실제 업무에서 볼 수 있는 현실적인 CASE를 기반으로 프리셉터가 알려주는 실무 팁, 프리셉티가 할 수 있는 사소한 오류들까지 생생하게 담았습니다. 타 도서와는 차별화된 구성으로 실무의 핵심을 짚어드립니다.

- **전문 프셉마음 자문·감수단을 거쳐 높아진 전문성과 신뢰도**

  '프셉마음'은 실제 임상에서 볼 수 있는 실무를 담은 실무서입니다. 전국의 수많은 병원, 그 아래 속한 다양한 부서들의 특성을 담아보고자 여러 병원, 각 분야의 현직 간호사를 포함한 전문가분들께 자문 및 감수를 받아 제작하였습니다.

  다만, 실무서인 만큼 병원별로 원내 지침에 따라 다를 수 있습니다. 해당 도서를 참고로 각 병원별, 부서별 지침에 따라 실무에 적용하는 것을 추천드립니다.

드림널스는 앞으로 나아갈 후배 간호사분들을 위해 꾸준하게 간호 교육 콘텐츠를 개발하겠습니다. 함께 같은 길을 걷게 된 모든 여러분을 응원합니다.

프셉마음의 기본 구성

프셉마음은 간호 근거 이론을 기반으로 실무의 현장감을 담아 제작한 실무서입니다.
기존 도서에는 없었던 프셉마음 도서만의 특별함을 알려드립니다.

Case

업무를 하다 보면 정말 새로운 상황이 많이 생기죠?
실제 업무를 하며 자주 볼 수 있는 상황을 CASE로 담아 어떻게 해결해야 하는지
차근차근 알려드릴게요.

✓ TIP

선배만의 실무 노하우를 소개하는 코너예요. 임상 간호 꿀팁과 함께 알아두면 좋을 탄탄한 기초 지식을 담았어요. 혼자서 척척 해내는 멋진 간호사로 만들어드릴게요!

! 잠깐

잠깐! 코너는 집중이 필요한 코너예요. 실제 간호 업무를 하면서 발생 가능한 환자안전사고, 주의사항, 업무 중 놓치기 쉬운 사항을 담았어요. 지피지기면 백전백승, 미리 알아두고 실수하지 않도록 해요!

+ 한 걸음 더

MASTER 간호사로 성장하기 위해 꼭 필요한 핵심 지식을 담았어요. 처음엔 다소 어려울 수 있는 내용이지만 MASTER를 꿈꾼다면 여기를 주목해주세요!

머리말

저는 병원에서는 RT방이라고 부르는 방사선종양학과의 의사입니다. 이 시리즈의 다른 저자분들과 다르게 의사 직군에 있는 저는 출판사에서 처음 제안을 받고 이 책을 쓰기로 하면서 어떻게 책을 구성해야 할지 고민이 많았습니다. 사실 RT과는 원래 방사선과, 지금의 영상의학과의 한 분야였다가 분리된 과이다 보니 영상의학적 검사를 거의 매일 다룹니다. 하지만 영상의학과 선생님들처럼 X-ray, CT, MRI 모두를 체계적으로 배우지는 못하고, 임상 경험을 통해 학습해서 지식을 쌓을 수밖에 없는 한계가 있기도 합니다. 저는 오히려 이런 경험을 바탕으로 두 가지, '왜' 이런 검사를 하고 '어떻게' 검사를 하도록 환자를 간호해야 하는지, 임상 현장에서 간호사 선생님들이 환자를 대할 때 맞닥뜨릴 수 있는 상황을 중심으로 집필하는 것에 주안점을 두었습니다.

특정 질환에 대한 판독 소견을 소개해 드리거나 이 사진을 보고 무엇무엇을 찾아보라는 내용은 가급적 지양하였습니다. 물론 어떤 병이 있을 때 어떻게 보이는지에 대해서는 꼭 필요한 부분에 한해서 자세히 소개했지만, 그것을 직접 찾는 방법을 배우는 것보다는 기본적인 물음에 더 중점을 두며 집필하였습니다.

CT나 MRI와 같은 새로운 영상의학 기법이 도입되고 X-ray도 영상의 품질이 비약적으로 개선되면서 영상의학 검사는 환자 진료의 필수 요소가 되었습니다. 그런데 이 영상의학 검사가 많아질수록 이를 준비하기 위한 프로세스도 많아지므로 이에 대해 잘 아시는 만큼 환자 간호의 업무 효율이 높아질 수 있습니다. 또한 기본적인 영상검사를 파악함으로써 환자의 질환을 이해하고 어떠한 치료가 필요한지를 이해하면 전인적 간호에 한 발 더 다가설 수 있으리라고 생각합니다. 이러한 부분에 모쪼록 이 책의 내용이 큰 도움이 되셨으면 좋겠습니다. 책 중간중간에는 꼭 함께 알아주셨으면 하는 내용과 영상의학과 관련해 어떠한 산업이 발전하고 있는지도 소개하였습니다. 즐겁게 읽어주시면 감사하겠습니다.

책을 쓴다고 같이 시간도 보내지 못했는데 잘 참아준 가족(아내와 아들, 딸), 흔쾌히 감수해준 권 선생님과 오 선생님, 그리고 이 책이 나올 수 있도록 이끌어주신 드림널스 대표님과 직원 여러분께 진심으로 감사드립니다.

저자 원용균

• **파트별 주요 내용**

　Part 1 : 각각의 영상의학 검사가 어떻게 생겨났고, 어떤 것을 알기 위해 이런 검사를 하는지 등 기본적인 내용을 소개합니다. 특히 환자들이 자주 하는, 때로는 불만을 제기하는 질문에 대답할 수 있는 내용을 설명하였습니다.

　Part 2 : 우리 신체의 부위별로 중요한 영상의학적 검사와 왜 그런 검사가 꼭 필요한지, 의료인이라면 놓쳐서는 안 되는 필수적인 소견을 중심으로 내용을 작성하였습니다. 이 장에서도 환자의 질문이나 컴플레인에 대응하는 방법을 소개해 드렸으며 또한 특정 검사 시의 환자 간호에 대한 중요한 내용을 알려드립니다.

　Part 3 : 주로 입원환자 간호 시에 필요한 내용으로 루틴 X-ray에서 삽관, 배액관 등의 위치를 확인하는 Tip을 담아 실무에서 활용하실 수 있도록 하였습니다.

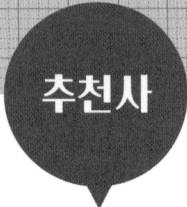

추천사

병원에서 시행하는 많은 영상검사에 대한 설명과 검사 시의 주의 사항을 쉽게 설명한 책입니다. 임상에서 궁금한 것이 생겼을 때 곁에 두고 찾아보면 많은 도움을 받을 수 있을 것입니다. 환자에게 더 나은 간호를 제공하기 위해 노력하시는 선생님들을 응원합니다.

- 오현호, 상계맑은내과 원장

영상의학 파트는 신규 간호사부터 경력 간호사까지 임상에서 떼려야 뗄 수 없는 영역이자 정복하기 어려운 큰 산이었습니다. 이 도전적인 분야의 내용을 광범위하게 아우르고 보기 쉽게 정리한 이 책은 영상의학을 공부하는 많은 간호사 선생님에게 큰 도움이 될 것으로 기대됩니다. 이 책을 신규 간호사뿐만 아니라 영상의학에 깊은 관심을 가진 모든 간호사에게 추천합니다.

- 박근혜, 고려대학교 안암병원 간호부 교육팀 간호사

영상의학 검사를 매일 접하면서 궁금한 내용이 많은 간호사의 궁금증을 해결해 줄 수 있는 책입니다. 영상의학 검사에 대해 원리부터 차근차근 배울 수 있어 좋은 가이드가 되리라고 생각됩니다. 머리부터 발끝까지 다양한 영상검사 예시가 수록되어 있으므로 실무에서 영상검사에 대해 더 배우고 싶어하는 모든 간호사에게 추천합니다.

- 신영미, 이대서울병원 심장혈관중환자실 주임간호사

많은 간호사가 검사 결과를 확인할 때 영상과 관련해서 어려움을 겪는 일이 많습니다. 전문적으로 영상을 판독하지는 않더라도 환자 파악 시 영상 결과를 대략적이라도 이해할 수 있다면 임상 현장에서 정말 큰 역량을 갖추게 될 것입니다. 이 책은 병원에서 환자를 간호하면서 볼 수 있는 다양한 영상검사를 다뤘고, 검사 결과를 바탕으로 영상 이미지를 어떻게 해석할 수 있는지를 자세한 사례를 들어 설명하고 있습니다. 이 책은 신규 간호사뿐 아니라 경력 간호사에게도 많은 도움이 될 것입니다.

- 유미옥, 서울대학교병원 암정보교육센터 간호사

목 차

Part 1 영상의학 검사의 종류와 용도 알아보기

1) **X-ray** (모든 영상의학 검사의 기본) · **14**
2) **CT** (진화된 X-ray) · **21**
3) **MRI** (현재까지는 영상검사의 끝판왕) · **32**
4) **초음파** (가장 안전하고 편하게 신체 내를 알아볼 수 있는 검사) · **42**
5) **핵의학적 영상검사(PET, Bone scan)** (신비한 동위원소의 세계) · **44**

Part 2 신체 부위별로 꼭 알아야 할 영상의학 소견

1) **뇌(Brain)** (우리 몸의 사령탑)
   1. 뇌 CT · **53**
   2. 뇌 MRI · **60**
   3. 뇌 관류 SPECT · **65**

2) **두경부** (가장 복잡한 구조, 그에 맞는 다양한 촬영법)
   1. 두경부 X-ray · **67**
   2. 두경부 CT, MRI · **72**

3) **흉부(Chest)** (가장 많은 촬영이 이루어지는 곳)
   1. 흉부 X-ray · **75**
   2. 흉부 CT · **90**
   3. 심장을 위한 영상검사 · **94**
   4. 심근 SPECT · **102**
   5. 심혈관 조영술 · **104**

4) 복부(Abdomen & Pelvis) (정확한 영상 판독이 환자의 치료 방침과 예후를 결정)

   1. 복부 X-ray   •**109**

   2. 복부 초음파   •**123**

   3. 복부 CT   •**132**

   4. 췌담도 검사(ERCP, MRCP)   •**138**

   5. 간 MRI   •**140**

   6. 간암 치료 시술(TACE, 고주파치료)   •**143**

   7. 복부 핵의학 검사   •**146**

5) 하복부(Genitourinary & Pelvic cavity) (생식기능과 배출기능을 하는 비뇨생식기)

   1. 하복부 CT, MRI   •**151**

   2. 전립선암 검사   •**155**

   3. 산부인과 초음파   •**160**

   4. 비뇨기계 검사   •**173**

6) 유방(Breast) (여성에게서 암이 가장 많이 발생하는 곳)

   1. 유방촬영술(Mammography)   •**179**

   2. 유방 초음파   •**184**

   3. 유방 MRI   •**188**

7) 근골격계 (가장 흔하게 다치고 자주 검사하는 부위)

   1. 근골격계 X-ray   •**191**

   2. 근골격계 CT, MRI   •**200**

   3. 근골격계 초음파   •**204**

   4. 골밀도 검사   •**206**

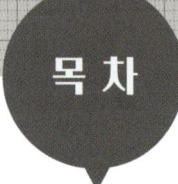

Part 3 간호 실무에 활용하는 X-ray

1) 중심정맥관 확인하기
  1. 말초삽입형 중심정맥관(PICC) • **211**
  2. 비터널형 중심정맥관(Arrow 등) • **213**
  3. 터널형 중심정맥관(Chemoport, Hickman catheter) • **215**

2) 삽관 확인하기
  1. 비위관(L-tube) • **217**
  2. 기관내관(E-tube) • **219**
  3. 기관절개관(T-tube) • **220**
  4. 요관 카테터(Double J stent) • **222**

3) 배액관 확인하기
  1. 흉부 배액관(Chest tube, PCD) • **224**
  2. 경피적 신루(PCN) • **227**
  3. 담즙 배액관(PTBD, PTGBD) • **229**

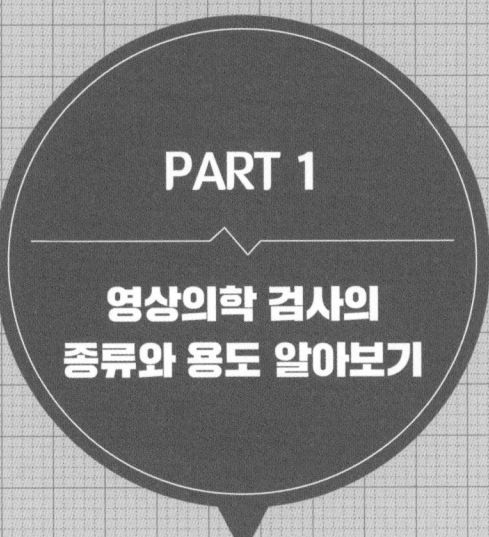

PART 1
영상의학 검사의 종류와 용도 알아보기

1) **X-ray** (모든 영상의학 검사의 기본) • 14
2) **CT** (진화된 X-ray) • 21
3) **MRI** (현재까지는 영상검사의 끝판왕) • 32
4) **초음파** (가장 안전하고 편하게 신체 내를 알아볼 수 있는 검사) • 42
5) **핵의학적 영상검사**(PET, Bone scan) (신비한 동위원소의 세계) • 44

1 X-ray
(모든 영상의학 검사의 기본)

 X-ray는 어떤 원리로 촬영하나요?

 X-ray는 우리가 너무도 흔하게 볼 수 있는 영상의학 검사 장비이지만 사실 그 원리를 알기 위해서는 전자물리학의 개념까지 동원해야 해요. X-ray 기계 안에는 구리나 텅스텐으로 된 필라멘트가 있는데 여기에 전압을 가하면 우리 눈에 보이지 않지만 열전자가 방출돼요. 그러면 전압에 의해 전자가 가속되고 이 가속된 전자를 금속판에 충돌시키면 빛과 열을 발산하죠(정확하게는 빛이라기보다 파장 에너지이지만 이해하기 쉽게 빛으로 설명할게요).

이때 발생한 빛을 사람에게 조준하여 지나가게 하면 그 빛 에너지가 통과하는 곳은 검게, 통과하지 못하고 부딪히는 구조물은 하얗게 나와요. 뼈, 금속, 석회 등 X-ray가 통과하지 못하는 물질은 X-ray 필름에서 하얗게 보이는 원리로 촬영하는 것이죠. 반면에 공기는 부딪힐 밀도가 없어서 그대로 검게 보인답니다.

 그런데 왜 이름이 X-ray인가요?

 이렇게 사진이 찍히는 것을 보고 신기하기는 한데 아직은 잘 모른다는 의미에서 수학에서 미지수를 나타내는 X를 붙여서 X-ray(X선)라고 이름을 붙인 것이 그대로 현재까지 통용되고 있어요. 영상의학과 선생님 중에는 X-ray라고 안 하고 "뢴트겐필름 보여주세요"라고 말하시는 분도 있는데, 뢴트겐은 X-ray를 최초로 발견한 독일의 과학자예요.

 X-ray 촬영은 어떻게 이루어지는지 궁금해요.

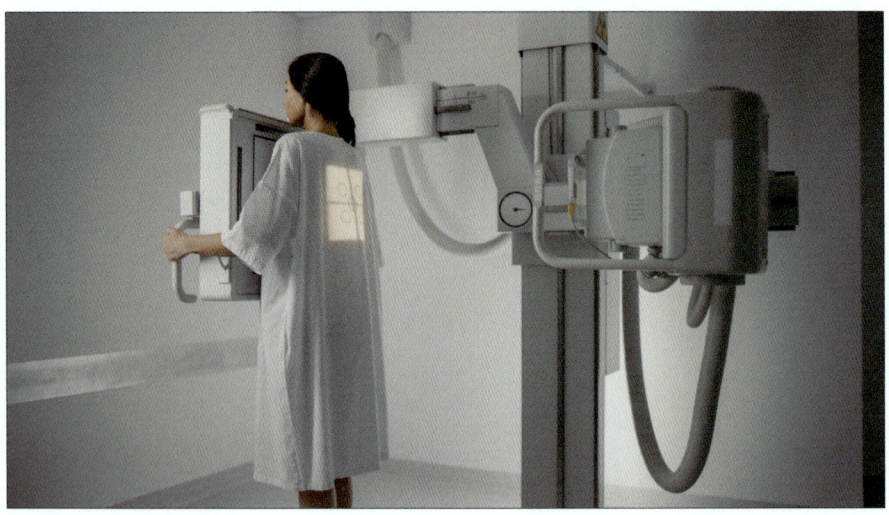

사진의 오른쪽에 있는 기계 안에서 X-ray 촬영의 모든 과정이 이루어져요. 예전에는 X-ray 기계가 매우 커서 움직이기 어려웠지만, 요즘은 기계를 많이 소형화해 포터블(Portable)로 만들어서 꼭 환자가 검사실에 오지 않고도 병동에서 촬영이 가능하죠. 그래서 병원에 따라서는 'Chest PA(Portable)'라고 처방을 따로 관리하는 곳도 있고, 처방 Memo에서 포터블을 클릭하는 형태로 구분하기도 해요. 또한 X-ray를 촬영할 때 발생하는 방사선 선량을 최소화하는 방향으로 계속 기계가 진화하고 있어요.

➕ 한 걸음 더 X-ray를 필름과 PC로 보는 차이가 뭘까요?

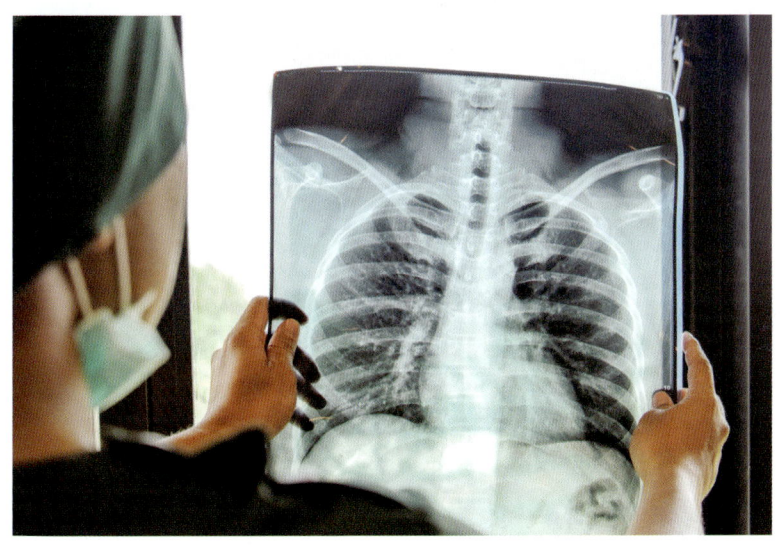

원래 X-ray는 이전에 주로 사용하던 필름카메라처럼 지나가는 빛을 감광지에 노출시켜서 그 노출 정도에 따라 우리가 아는 X-ray 사진을 얻었어요. 1990년대 이전 병원 드라마에서 형광등이 켜져 있는 판에다가 X-ray가 찍혀 있는 셀로판지 같은 재질의 사진을 끼우는 것을 본 적이 있으신가요? 그게 바로 감광지예요. 필카(필름카메라)가 디카(디지털카메라)로 바뀐 것처럼 이제는 촬영된 이미지를 바로 디지털화해서 영상의학 프로그램에 올리기 때문에 감광지(필름)를 더는 사용하지 않고 있어요.

 X-ray로 볼 수 있는 우리 몸의 구조는 무엇이 있나요?

 앞서 잠깐 설명했지만, X-ray는 투과력이 아주 세서 사람 몸을 일부 통과하는 빛으로 하는 그림자놀이라고 생각하면 이해하기 쉬워요. 그래서 뼈 정도는 되어야 X선을 막아서 하얗게 보이는 거죠.

그렇군요. X-ray는 환자의 진료에 기본적으로 필요한 영상검사일 것 같아요.

 개원가에서 X-ray 기계를 꼭 갖추어 놓아야 하는 진료 영역 2개 중 하나가 근골격계, 즉 뼈를 보는 과에서 X-ray를 사용하는 영역이고, 다른 하나는 폐렴을 보는 내과계 영역이에요. **골절의 여부, 척추의 휜 정도, 관절 사이 공간의 마모(관절염)** 등을 보는 데 있어서 X-ray는 매우 유용한, 아니 대체 불가한 도구라고 할 수 있죠. 성장기의 어린이에게서는 이 뼈의 모양이나 성장판의 위치 확인만으로도 많은 정보를 얻을 수 있기에 또한 중요한 진단 도구랍니다.

 정형외과에서는 정말 필수적인 검사겠네요. 그렇다면 내과계에서는 X-ray를 어떻게 활용하나요?

 X-ray를 활용하는 내과의 여러 분야 중 호흡기 내과에서는 (뼈를 확인하는 정형외과와 반대로) 아무것도 없는 공기를 확인하기 위해 X-ray를 활용해요. 즉, 우리 몸에서 공기를 가장 많이 들이마시고 내쉬는 폐를 확인하는 거예요. 공기가 있어야 할 곳에 하얀 자국이 있으면 **폐렴, 흉수, 때로는 암**을 의심하기도 하고, 폐라고 하기에 너무 많은 공기 자국이 보이면 기흉이라고 판단할 수 있어요. 물이 중력에 의해 아래로 깔리는 성질을 이용해, Decubitus(측와위)로 X-ray를 찍어서 흉수의 여부를 판단할 때도 사용하고 있죠.

 폐 말고도 공기로 차 있어야 하는 우리 몸의 부위가 있나요?

 우리 얼굴에도 공기로 차 있어야 하는 부위가 있는데 바로 부비동이에요. 흔히 축농증이라고 부르는 만성 부비동염은 다음 그림에서 빨간색으로 표시된 부위에 뭔가가 차 있는 것을 X-ray를 통해 확인할 수 있어요. 보통 Walter's view라는 X-ray 촬영 방법으로 촬영하죠.

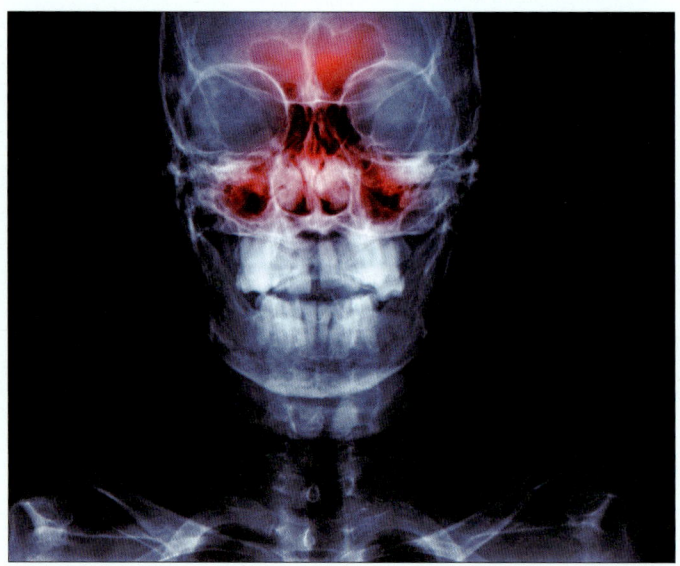

그리고 또 어떤 때에 X-ray 검사를 할 수 있나요?

 우리 몸에 어떤 기구를 넣어서 시술할 때, 기구에 X-ray로 확인할 수 있는 물질을 묻혀서 위치를 확인하기도 해요. 다음 사진처럼 신체 내부에 위치한 카테터나 도관이 정확한 위치에 잘 있는지 X-ray로 쉽게 확인이 가능하죠. 흔히 임상에서 근무하면서 C-line(중심정맥관)이나 L-tube(Levin tube, 비위관)가 잘 들어갔는지 X-ray로 확인하는 것을 많이 경험해 보셨으리라고 생각해요.

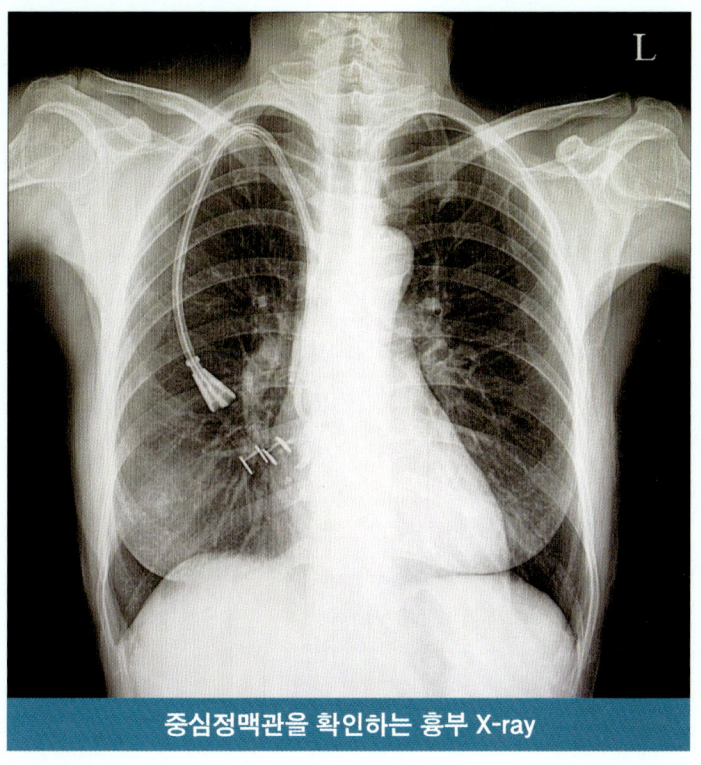

중심정맥관을 확인하는 흉부 X-ray

 혹시 X-ray로 움직이는 장면도 찍을 수 있나요?

 요즘 개원가나 통증클리닉 등에서 C자 모양의 대형 기계를 보신 경우가 있을 거예요. 이것이 움직이는 동작을 촬영하는 대표적인 X-ray랍니다. 플로로, 플로로스코피, 시네 등의 이름으로 불리는데, 플로로스코피(Fluroscopy)가 정식 명칭이에요. 척추 신경 차단술이 보편화되고 C-arm 기계의 값이 점차 싸지면서 요즘은 거의 모든 병원, 특히 OS(Orthopedic Surgery, 정형외과) 병원에는 다 구비돼 있다고 보시면 돼요. 또한 심장 인터벤션이나 각종 인터벤션 시술 시에는 정말 계속 X-ray를 보면서 촬영하는 경우가 많은데, 인터벤션이라는 분야 자체가 아예 이 플로로스코피에 의해서 개발되었다고 해도 과언이 아니랍니다.

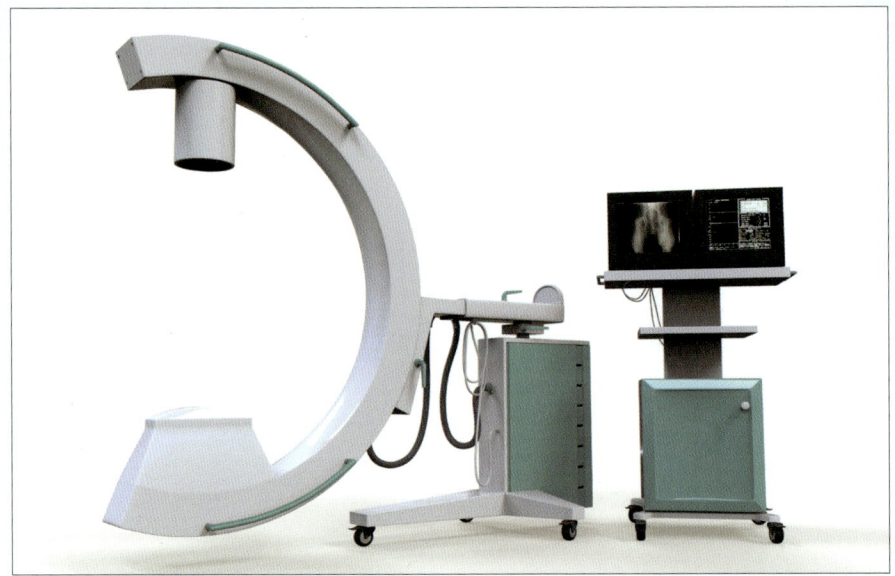

그런데 이렇게 X-ray로 동영상을 찍으면 그만큼 X-ray의 방사선을 더 많이 받게 될 것 같아요.

맞아요. 방사선 피폭은 그만큼 많이 받게 되죠. 환자는 시술을 많아야 1년에 10번 이내로 받는 경우가 대부분이지만, 안에서 근무하는 간호사 선생님들은 시술에 자주 참여해야 하므로 방호복 착용이 정말 중요해요. 인터벤션 시술자인 의사가 손 쓰기가 불편하다고 보호 장갑을 끼지 않았다가, 손가락이 방사선에 의해 괴사된 경우가 국내에서 보고되기도 했어요. 점차 C-arm 같은 플로로스코피 장비가 많아지는 의료 현장에서 방사선 방호는 실무에 있는 의료진에게 더 중요해지고 있답니다.

X-ray 방호복을 착용할 때 꼭 가려야 하는 중요한 곳은 어디인가요?

방사선에서 보호가 중요한 부위는 사실 신체 전체예요. 하지만 일반적으로 X-ray 방호복(Radiation apron)은 특히 Torso로 불리는 몸통 부분을 가리도록 되어 있어요. **여성은 난소, 남성은 고환, 즉 생식기 부위가 잘 차폐되어야 하고 기타 복부 장기의 보호도 중요해요.** 또한 방사선의 저선량 장기 노출에 의해 갑상샘암이 발생하는 경우가 많다고 알려져 있어, 갑상샘 보호용 목 보호대를 꼭 착용하시기를 추천드려요.

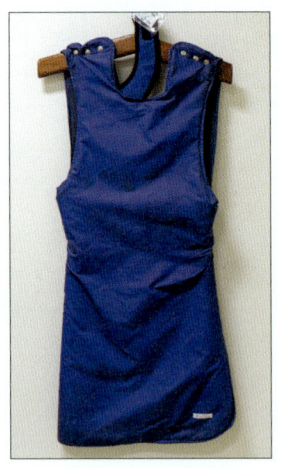

! 잠깐 X-ray 방호복 착용이 필요할 때?

영상의학과에 근무하는 직원(방사선사, 영상의학과 간호사)은 선량계라는 도구를 몸에 지니면서 본인이 근무 중에 얼마나 방사선에 노출되는지 확인하며 근무하게 되어 있어요. 하지만 개원가 혹은 영상의학과 소속이 아닌 곳에서 근무하는 분들은 혹시라도 방사선에 노출되는 시술실에 들어가게 되면 두 가지 방호복(Radiation apron, 갑상샘 보호용 목 보호대)을 꼭 요구하시고, 단순 X-ray 촬영이라 하더라도 환자분이 촬영하는 순간에는 촬영실에서 나와서 대기하시길 바랍니다. 병동에서는 가장 많이 접하시는 X-ray 검사가 Portable 촬영일 거예요. 이 경우는 촬영이 이루어질 때 병실 밖으로 나와 계시는 것만으로도 충분한 방호거리 확보가 가능하답니다.

+ 한 걸음 더 X-ray를 왜 마구 찍으면 안 되나요?

X-ray는 의학에 있어서 중요한 발견이기도 하고, 아주 손쉽게 체내의 상태를 볼 수 있는 장점이 있어요. 하지만 방사선이다 보니 일정 용량 이상 노출되면 발암 물질로 작용하게 돼요. 사실 우리는 우주나 토양에서 나오는 자연 방사선에 항상 노출되어 있지만, 그 정도의 방사선은 우리가 적응하며 살아가고 있어요. 우리가 아주 흔하게 찍는 흉부 방사선은 한 번 촬영에 0.1mSv(미리시버트: 방사선 피폭량의 단위)의 방사선량을 받게 되고, 이는 자연 상태에서 10일 동안 방사선에 노출된 양과 같죠. 환자가 나중에 다른 의학적 필요에 의해서 CT나 연속 X-ray 촬영 등을 할 수도 있는 만큼 의학적으로 꼭 필요할 때 필요한 만큼의 촬영만 이루어져야 해요. ALARA(As Low As Reasonably Achievable, 합리적 수준에서 방사선 피폭을 최소화하는 방사선 방호 최적화)라는 원칙을 방사선 관련 부서에서는 매우 중요한 원칙으로 배우고 있어요.

X-ray는 언제 어떻게 처방되는지 궁금해요.

사실 X-ray의 용도는 너무도 다양하기 때문에 이 좁은 지면에 말하기가 쉽지 않아요. 조금 질문 범위를 좁혀서 입원환자를 기준으로 생각했을 때 다음과 같은 경우에 촬영한다고 볼 수 있을 것 같네요. 병원마다 다르긴 하지만 처방창에는 보통 "[일반영상] Chest PA", "[일반영상] Abdomen erect and supine" 이렇게 처방이 들어가요.

1. 입원 루틴

Chest X-ray(소화기 질환에서는 Abdomen X-ray)를 입원 시에 찍는 이유는 입원 당시에 감염성 질환(폐렴) 내지는 다른 의학적 이상이 없는지를 보기 위해서예요. 또한 입원 기간의 신체 변화에 대해서 책임을 져야 하는 의사는 최초 입원 시의 Reference를 확보한다는 측면에서 촬영을 하게 되죠. 별것 아닌 것 같지만 이렇게 루틴으로 찍은 X-ray에서 폐암이 처음 발견되거나 긴급한 치료가 필요한 병이 발견되는 경우가 생각보다 많아요.

2. 수술·시술 후

외과적 수술이나 침습적인 시술 이후 복부나 흉곽 안에 있어서는 안 될 공기가 남아 있는지를 확인할 때 X-ray를 통해서 간단하게 확인할 수 있어요. 또한 정형외과 수술 등에서는 수술 전의 뼈 모양과 수술 후 위치가 잘 잡혔는지를 확인하는 데 X-ray만큼 정확한 것이 없죠. 특히 뼈를 고정하는 수술 도구 대부분이 금속으로 이루어져 있다 보니 매우 잘 확인할 수 있어요.

3. 소화기관에 문제가 새롭게 생긴 경우

소화가 잘되는지, 배에 가스가 차 있는지, 막힌 부분이 있는지 등을 X-ray로 빠르고 쉽게 확인할 수 있어요. 그래서 과에 상관없이 입원한 환자가 소화기 이상이 있다면, 특히 Obstruction(막힘) 소견이라면 X-ray로 확인하지요. 막힌 구체적인 위치는 CT에서 더 정확하게 확인할 수 있고요.

4. 침습적 시술 이후 관의 위치 확인(삽관, 중심정맥관 등)

사실 이것은 환자 간호에서 가장 필요한 항목이기도 해요. 시술한 관들이 정확한 위치에 잘 위치하지 않으면 환자에게 치명적일 수 있으므로 이를 위한 X-ray 검사도 자주 시행되는데, 이에 대해서는 뒤에서 다시 알아보도록 할게요.

그 외 여러 경우는 Part 2에서 자세히 설명드릴게요.

! 잠깐 X-ray 검사에서 이것만은 꼭 기억해 주세요!

1. **가임기 여성은 무조건 임신 가능성을 확인하세요.** 특히 방사선에 의한 태아의 위험(주로는 기형아 출산)이 임신 초기에 더 치명적이므로 명확하게 확인할 수 있는 임산부가 아닌, 임신 초기일 수 있는(본인도 모르게) 환자에 대한 확인은 정말정말 중요해요. 물론 방사선사 선생님들도 확인하겠지만 이러한 확인은 많으면 많을수록 좋아요. 요즘은 초경 연령이 낮아졌기 때문에 초등학교 고학년이나 중학생에게도 확인하는 과정이 필요해요(다만 사무적이지 않게 조심스럽게 물어봐 주세요).

2. **촬영할 부위에 금속이나 금속은 아니더라도 딱딱하고 큰 재질(단추 등)이 있으면 꼭 벗게 하고 촬영해야 해요.** 특히 여성분들은 브래지어 후크 재질이 대부분 금속이고 심지어는 금속 와이어가 들어 있는 브래지어도 있는 만큼, 대부분 흉부 촬영 시에는 브래지어까지 탈의하도록 하지요. 왜 이것까지 벗어야 하냐고 환자분이 물어보시면 브래지어나 옷에 달린 금속 때문에 입은 상태로는 촬영이 어렵다고 정확하게 설명해 주시면 좋을 것 같아요. 어르신들의 뇌·두경부를 촬영할 때 임플란트가 아닌 탈착 가능한 틀니는 제거하게 하고 촬영하는 것도 같은 원리입니다.

2 CT
(진화된 X-ray)

 CT가 진화한 X-ray라고요? CT 기계의 생김새가 X-ray와는 다른데 어떤 관계가 있나요?

 CT(Computed Tomography, 전산화단층촬영)는 병원에서 근무하는 분들이라면 다 한 번씩은 보셨을 기계예요. 이 사진에 보이는 동그란 통에 사람이 들어갔다 나와요. 그러는 동안에 저 동그란 통 안에 있는 기계가 빙글빙글 돌면서 촬영하는 거예요. 어떤 촬영을 하냐면, 바로 이전 장에서 배운 X-ray예요.

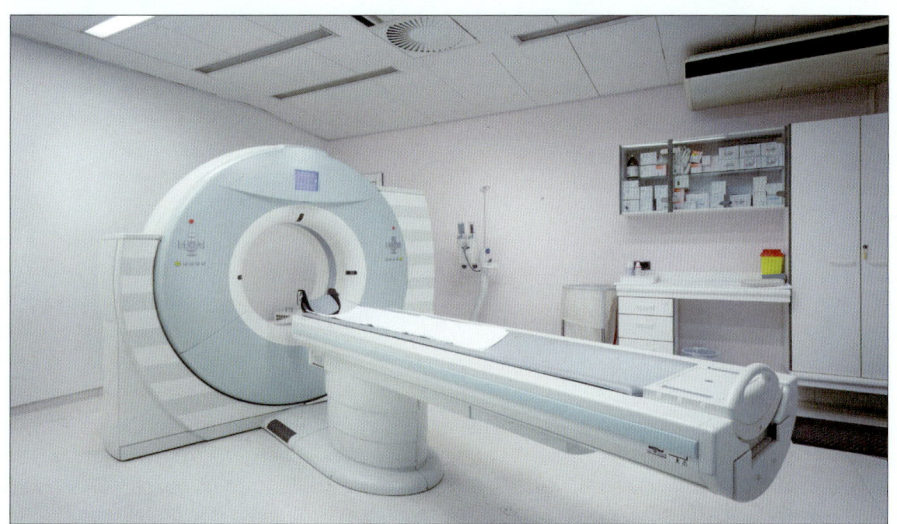

 X-ray를 촬영할 수 있는 부분이 CT 기계의 둥근 부분 안에 들어있나요?

 네, 맞아요. 신체 한 부분을 한 바퀴 돌면서 X-ray로 촬영하고, 그것을 컴퓨터가 합성해서 만든 것이 CT예요. 그래서 CT에 나오는 사진은 뼈는 하얗게, 공기는 검게 나타나는 X-ray의 성질을 기본적으로 따라가죠.

➕ 한 걸음 더   CT는 언제 누가 발명했나요?

CT가 발명되기 전에는, 신체 내부를 확인하는 방법이 매우 제한적이었어요. 오죽하면 진단적 개복술이라는 수술이 있을 정도니까요(사실 지금도 영상검사만으로 확인이 어려울 때는 조직검사를 겸해서 개복술을 시행하기도 해요).

1974년에 최초의 전신용 CT 장비가 개발되었고, 1979년에는 개발자인 앨런 코맥과 고드프리 하운스필드가 노벨 생리의학상을 받았어요. Computed라는 표현에서도 알 수 있지만, 빙글빙글 돌아가면서 찍은 X-ray 정보를 전산화하여 계산한 후 나타냈기에 이렇게 우리 몸을 자른 것처럼 보는 것이 가능해졌어요.

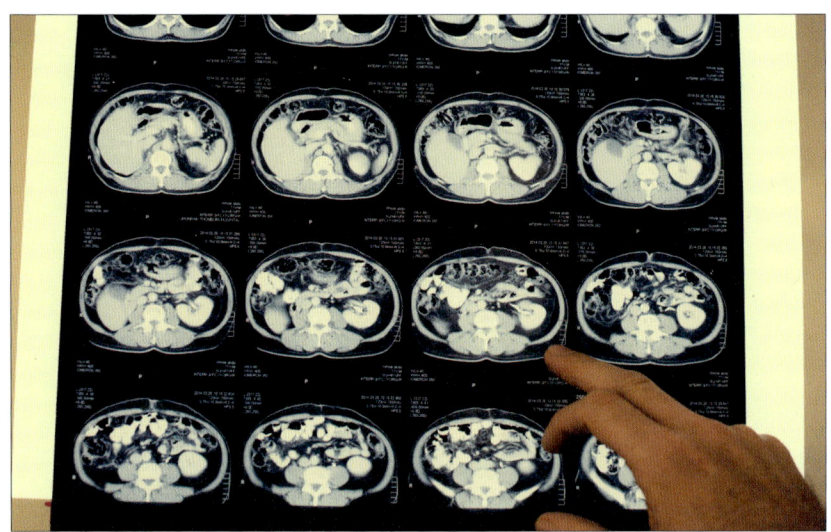

다만 초기의 CT 사진은 그림과 같이 X-ray 필름에 CT를 인쇄하는 식이어서 사용이 매우 어려웠고, 이미지 퀄리티도 별로 좋지 못했어요(오래된 포터블 X-ray로 찍은 사진과 영상의학과에서 찍은 X-ray 정도의 차이랄까요?). 점차 기술이 발전하면서 사진도 매우 정교해졌죠. 무엇보다 CT 영상 정보가 컴퓨터에 들어가면서 마우스 스크롤만으로도 마치 사람을 위아래로 잘라서 보는 것 같은 고퀄리티의 이미지를 볼 수 있게 되었답니다.

 CT로는 어떤 것을 확인할 수 있나요?

 X-ray를 기반으로 만들었다고는 하지만 볼 수 있는 구조는 X-ray와 비교가 안 될 정도로 많아요. 그냥 간단하게 '촬영한 부위의 신체 단면에 있는 모든 것을 볼 수 있다'고 생각하시면 돼요. 다음 그림은 실제 제 흉부 CT 사진이에요.

보시면 검은 것이 폐 실질, 폐 사이의 희끗희끗한 부분이 폐 안에 있는 혈관(빨간 화살표), 그림 가운데 유난히 검은 부분이 기관지(Bronchus)(노란 화살표), 폐를 둘러싸고 있는 주변 조직 중에 아주 하얀 것이 뼈와 근육(검은 화살표), 그리고 회색으로 보이는 부분이 살(파란 화살표)이랍니다. 정말 사람의 신체는 어지간히 다 확인 가능하다는 것을 알 수 있으시겠죠?

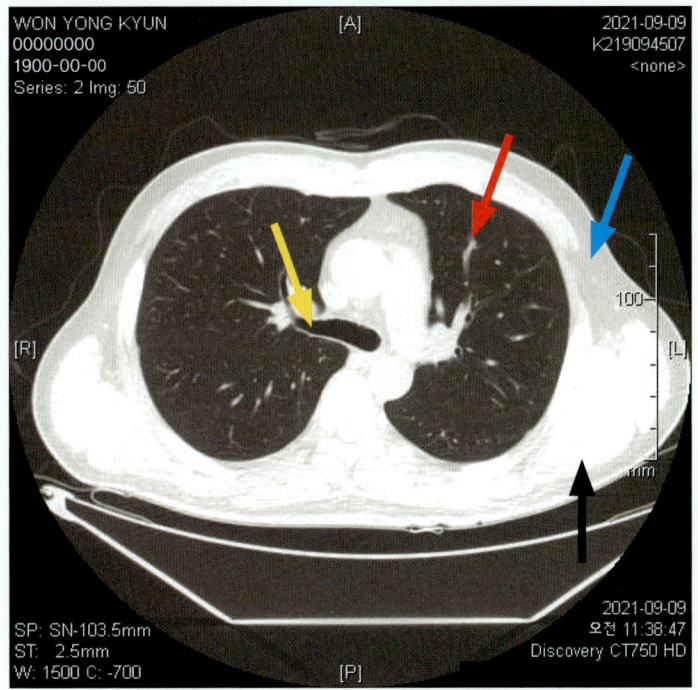

 CT 화면을 보면 이런저런 글자들이 써져 있는데 각각 무슨 뜻인가요?

 CT뿐만 아니라 모든 영상 촬영에 들어가 있는 글자는 다 그 나름의 의미가 있어요. 특히 다른 병원에 영상자료를 복사해 가도 그대로 같이 따라가기 때문에 꼭 필요한 정보를 다 담고 있답니다. 그중 가장 중요한 것이 **좌우구분!** 제 CT 사진을 보면 화면 좌측에 [R], 우측에 [L]이라고 쓰여 있어요. R이라고 쓰인 부분이 환자의 오른쪽이에요. 하지만 모든 CT에서 다 화면 좌측이 R이 아니고 특별한 필요나 목적에 따라서 바뀌기도 해서 그림에서 R을 찾아서 우측을 확인하는 것이 더 적절하지요. 예를 들어 하지 촬영을 위해서 CT 기계에 발이 먼저 들어가게 하여 찍으면 그림의 우측이 R로 바뀌게 돼요.

⚠️ 잠깐 모든 영상검사에서 좌우 확인은 기본!

영상검사 결과를 확인할 때 좌우를 바꿔서 보고 발생하는 의료사고나 Near-miss(근접오류)가 많은 것을 잘 알고 있을 거예요. 그러니 무조건 외우기보다는 그림에서 R 또는 L을 찾아서 좌우를 구분하도록 해요. 이는 X-ray, MRI 등 모든 영상검사에서 동일하답니다.

그림의 좌상단에는 환자 정보가 적혀 있네요.

 네, 맞아요. 환자의 정보인 이름, 병록번호, 생년월일이 들어가요. 주로 대형 병원에서는 환자 등록 정보에 환자의 영문 이름도 받는 경우가 많은데, 특히 해외 비자를 위한 신검 등에서는 영어 철자도 매우 중요하기에 환자가 입력한 그대로 영문 표기를 넣어줘요. 하지만 보통 입력한 한글을 CT 회사에서 정한 철자로 바꾸는 것이 일반적이에요(제 이름을 넣으면 대부분의 CT 회사에서 Yong Gyun으로 나오더라고요).

 그렇군요. 그리고 또 확인해야 할 정보가 있을까요?

 보통 영상검사에 생년월일이 아닌 촬영한 날짜가 적혀 있기도 해요. 이 그림에서는 우측 하단에 있네요. 대부분 영상검사에서 날짜는 꼭 기재하도록 되어 있답니다.

 선생님, 그런데 앞에서 보여주신 CT는 제가 보던 CT랑 달라 보여요. 왜 그런 거죠?

 눈썰미가 상당하신데요? 아마 주로 보시는 CT는 다음과 같은 모습의 CT였을 거예요. 폐가 좀 더 검은 대신에 뼈는 아주 하얗게 보이고 근육이 훨씬 더 어두운 회색으로 나오는 이 그림이 여러분이 일반적으로 알고 계신 CT일 텐데요. 폐를 제외하고는 대부분 이 세팅으로 CT가 촬영되죠. 이 사진은 CT 영상 결과를 확인할 때 마우스로 값을 보정해서 같은 CT 사진을 다르게 볼 수 있게 된 거예요. 한 장의 사진 안에서 내가 필요한 것을 더 잘 볼 수 있게 조정할 수 있다는 CT의 장점이 여기서 드러나죠.

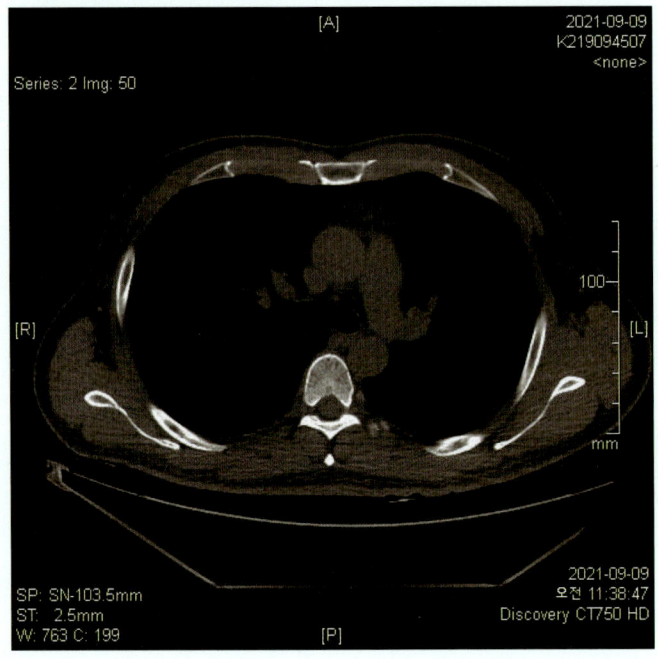

아, 그래서 이전 사진에서는 전혀 구분이 안 되던 뼈와 근육이 명확히 구분되는 거군요!

 그래서 CT가 많이 쓰이고 있는 거랍니다. 하지만 이런 CT도 혈관과 다른 기관(근육, 장기)을 구분하기가 어렵다는 단점이 있죠. 그래서 나온 것이 바로 조영제예요.

 조영제가 뭔가요? 왜 쓰는 건지 궁금해요.

 조영제는 특정한 성분이 들어간 액체로, 혈관을 통해 주사하여 영상 촬영을 하는 동안 혈관이나 혈류를 더 명확히 확인하기 위해 사용해요. 주로는 혈관을 확인하기 위한 경우가 대부분이지만 다음과 같은 여러 이유로 조영제를 쓰고 있어요.

1. **혈관 구조를 정확히 파악**할 수 있어요. 이게 중요한 이유는 혈관이 아닌 곳에 조영제가 가는 것이 확인된다면 그게 바로 출혈 소견이기 때문이에요. 뇌 안에서 갑자기 조영제가 하얗게 보이고 뇌 구조가 밀려 있다면 이런 점을 보고 CT를 통해 뇌출혈을 진단할 수 있죠.

2. 조영제가 퍼지는 시간 차이를 이용해서 동맥인지 정맥인지를 구분할 수 있어요. 또한 조영제가 들어가는 모양과 시간을 통해서 **특정 부위에 암이 있는지도 파악**할 수 있답니다. 암, 즉 악성종양은 피를 많이 필요로 하는 기관이라 다른 종괴와 달리 조영제를 쓰면 밝게 보여요. 암을 구별할 수 있는 아주 중요한 특징이죠.

3. 조영제는 소변을 통해 배출되기 때문에 요로나 요관의 문제를 쉽게 확인할 수 있어요. 다음 그림에서 보면 그림의 좌측에 보이는 우측 신장(그림 좌측의 R 자를 확인하셨나요?)에 유난히 하얀 조영제가 모여 있는 것을 볼 수 있어요. 신장 아래에 있는 요로가 막혀서 우측 신장에서 방광으로 배출이 안 되는 환자의 CT죠. 이런 식으로 조영제는 **비뇨기계 진단에 매우 중요한 역할**을 해요.

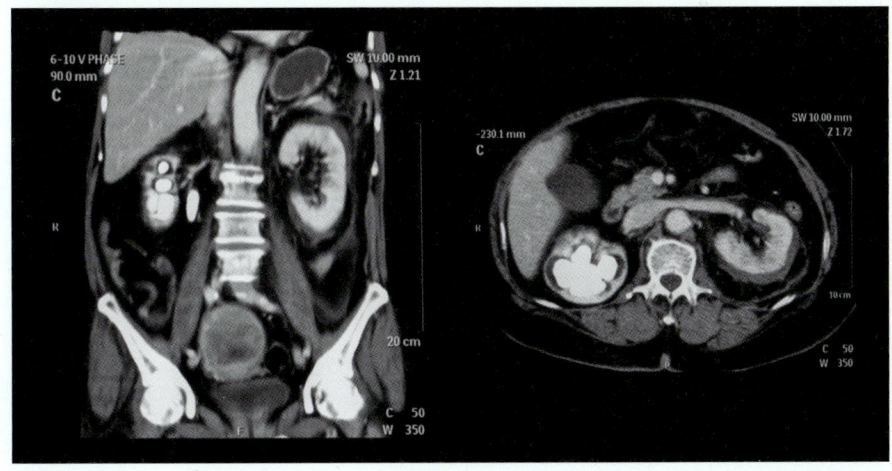

조영제를 쓰는 CT는 다른 CT와 어떻게 다른가요?

 조영제를 쓰는 CT는 처방에 대개 'xxx CT(Enhance)' 또는 'xxx CT(CE)' 이런 식으로 표시가 되어 있고, CE는 Contrast Enhance의 약자예요. 처방 이름을 보고 '아 이 환자가 이제 조영제를 쓸 것이고 그에 따른 준비가 필요하겠구나.' 하고 미리 알 수 있다면 훨씬 수월하게 간호할 수 있어요. 그런데 **조영제는 생각보다 손이 많이 가는 약**이에요. 아주 예외적인 경우를 제외하고는 조영제 사용에 대한 동의서를 받아야 하고, 과거 조영제 검사 이력, 두드러기 이력, 당뇨 여부, 혈중 크레아티닌 수치 등을 확인해야 하죠. 이는 뒤에 나올 MRI에서도 마찬가지예요.

 또 준비해야 할 것은 어떤 것이 있나요?

 앞서 말씀드린 동의서를 받으면 일단 CT실에 촬영 시간을 확인해요. 조영제를 사용하는 검사는 금식이 필요해요. 금식은 병원에 따라 다르긴 한데 예전에는 8시간 금식을 기본으로 하는 병원이 많아서 흔히 "다음 날 오전 촬영 시 Midnight NPO"가 원칙처럼 굳어졌으나, 최근에는 이보다 적은 NPO 시간을 요구하기도 한답니다(저는 4시간 금식이면 CT를 찍어도 좋다고 진행하는 편이에요). 소화기관을 찍는 복부 CT는 음식이 복부에 남아 있으면 사진을 찍기가 어렵기 때문에 조영제와 무관하게 금식해야 하고요. 단, Stomach CT는 촬영 직전에 물 등을 섭취해서 위장을 팽창시키기도 해요.

 이미 수액을 위한 IV line이 확보되어 있는데도 따로 라인을 잡으라고 하기도 하는데 왜 그런 거예요?

 "18게이지 3웨이" 제가 진료를 볼 때 저희과 스테이션 간호사 선생님이 병동에 전화할 때 자주 말씀하셔서 저도 기억하는 내용이에요. **보통 조영제는 점성이 일반 수액보다 높아 끈적하고 촬영 시 초당 2~3cc로 상대적으로 빠르게 주입해야 하기 때문에 두꺼운 바늘이 필요해요.** 물론 혈관이 정말 안 잡히는 등 부득이한 경우에는 예외적으로 20G로 진행하기도 하지만 조영제가 많이 들어가는 검사의 경우는 아예 검사가 불가할 수도 있답니다.

 그렇군요. 그러면 케모포트나 중심정맥관이 있는 환자는 따로 라인을 잡지 않아도 되나요?

 그 경우는 기관마다 운영하는 방식이 조금 다른데 제가 근무하는 병원 기준으로 설명드릴게요. 환자가 80kg 이상이면 조영제 사용량이 많아서 케모포트를 통한 조영제 주입을 하지 않는 것을 원칙으로 하고 있습니다. 또한 Angio CT는 중심정맥관이 있더라도 중심정맥관이 아닌 별도의 Peripheral 18G를 확보하는 것을 원칙으로 하고요. PICC도 Single line이면 조영제용으로 사용하지 않고 별도의 라인을 잡아요.

즉, 케모포트나 중심정맥관이 있다고 해도 무조건 IV line 잡는 것을 잊으시면 안 됩니다. **중심정맥관을 통해 조영제 주입을 해도 되는지에 대해서는 주치의 확인과 영상의학과의 확인이 꼭 필요하죠.**

CT 촬영 예정인 환자의 당뇨약인 메트포르민이 D/C 되었어요. 왜 그런 걸까요?

관찰력이 좋으시네요. **당뇨 환자는 CT 촬영 전 메트포르민(Metformin) 계열 약제의 투약을 중단해야 해요.** CT 조영제의 주성분은 아이오다인, 즉 요오드예요. 그런데 이 요오드가 메트포르민 성분의 약제와 만나면 드물긴 하지만 치명적인 부작용인 메트포르민 관련 유산 산증(Metformin-associated lactic acidosis)을 일으킬 수 있다고 해요. 연간 환자 1,000명 중 0.084명으로 매우 낮은 확률이지만, 나타났을 때의 사망률은 50%로 알려져 있어요. 그래서 식약처에서도 메트포르민과 CT 조영제인 요오드화 조영제를 병용 금기로 지정해서 48시간 이내 병용을 금기하고 있죠.

아, 유산 산증으로 인한 부작용을 막기 위해 메트포르민 성분의 약은 중단해야 하는 거군요.

문제는 이 메트포르민이 당뇨 환자에게 일반적으로 처방하는 1차 중의 1차 약제라는 점이에요. 메트포르민이 포함된 약제는 **다이아벡스, 글루파, 자누메트** 등으로 흔히 들어보신 약제 이름일 거예요. 그래서 당뇨 환자에게 조영제를 사용한 CT가 예정되어 있으면 꼭 각 병원의 투약 중단 시간을 확인해서 투약을 중단하는 게 정말 중요합니다(병원에 따라서는 메트포르민 투약 중단 요구 시간이 다소 다르므로 근무하시는 기관의 지침에 따라 확인해 주세요).

조영제의 또 다른 부작용은 어떤 게 있나요?

조영제 자체의 신독성이 나타날 수 있어요. 명확한 병태생리는 알려져 있지 않지만 조영제 자체가 신독성을 가지고 있는 약제예요. 앞서 설명한 메트포르민을 금지하는 이유가 이 신독성에 플러스 알파로 신독성을 더하기 때문이에요. 병원에 따라서는 신독성을 예방하기 위해 검사 전이나 후에 중탄산염(Sodium bicarbonate)이나 아세틸시스테인(뮤테란, Acetylcystein)을 투여하기도 하는데 사실 이 약제의 효과에 대해서는 다소 논란이 있는 편이라 사용하지 않는 병원도 있어요.

조영제에 신독성이 있다는 걸 잘 알아두고 주의해야겠네요. CT 종류에 따라서 조영제 사용량이 다르기도 한가요?

네. 특히 **인터벤션 시술이나 혈전을 찾는 CT**를 찍게 되면 일반적인 CT 조영제에 비해 몇 배 이상의 조영제를 쓰게 돼요. 그래서 노인분이 혈전 때문에 CT를 찍었다면 소변량이 줄어드는 것부터 시작해서 심하면 AKI(Acute Kidney Injury, 급성 신손상)가 올 수 있으니 미리 대비하는 것이 좋아요(주로 심부정맥 혈전 CT에서의 발생 빈도가 높아요). 또한 투석 중이거나 eGFR(estimated Glomerular Filtration Rate, 추정 사구체 여과율)이 30 이하라면 기본적으로는 CT 조영제 사용은 금기예요. 투석 중인 환자에게 불가피하게 조영제를 이용하는 검사가 필요하다면 CT 촬영 직후에 투석을 시행하는 것이 가장 이상적이라고 해요.

그래서 신장기능이 저하된 환자에게는 CT보다 MRI 촬영이 이루어지는 거군요. CT 촬영 전에 또 어떤 점을 주의해야 하나요?

혹시 조영제를 사용한 CT를 찍어본 적이 있나요? 저는 조영제를 사용한 CT를 찍어봤는데, 이 조영제가 주사로 들어가는 순간, 온몸의 혈관에 뜨거운 무엇인가가 돌아다니면서 몸이 뜨거워지는 요상한 기분이 들더라고요. 그런데 간혹 이런 변화에 과민증상(Hypersensitivity)이 더해져서 아나필락시스까지 호소하시는 분이 있어요. "코드블루, 코드블루, CT실 영상의학과"와 같은 상황은 대부분 이런 이유에서 발생하죠. 그래서 CT실에는 항상 응급 키트가 구비돼 있어야 하고, 무엇보다 **조영제를 사용하는 CT 환자가 있을 때 꼭 이전에 아나필락시스나 과민증상 경험이 있었는지를 확인하는 것이 중요하답니다.**

Case 우리 아이 CT 꼭 찍어야 해요?

2m 높이의 놀이터 미끄럼틀에서 떨어져 바닥에 머리를 부딪힌 5세 남자 환아가 응급실에 내원하였다. 당직 의사가 Brain CT 처방을 냈는데 환아의 부모가 '왜 방사선 피폭이 많은 CT를 찍어야 하냐'며 설명을 요구하고 있다. 어떻게 설명해야 할까?

X-ray에서 방사선 피폭 선량에 대해 설명하면서 가능하면 적게 노출되는 것이 좋다고 했던 것 기억하나요? 사실 CT의 방사선 피폭 선량은 X-ray와 비교했을 때 적게는 수십 배, 많게는 수백 배에 이르러요. 딱 몇 배라고 말씀드리지 못하는 이유는 CT 기계를 만드는 회사에서도 이런 점을 잘 알고 있어서 새로 나오는 모델마다 '방사선 노출을 최소화하고 좋은 화질의 영상을 얻는다'고 광고하고 있고, 또한 각 병원의 기계 관리 상태에 따라 CT가 발생시키는 방사선량의 차이가 크기 때문이에요.

그러면 이 케이스와 같은 상황이라면 보호자에게 뭐라고 설명하는 것이 좋을까요?

"CT의 방사선 피폭 선량이 많은 것은 알고 있지만 현재 환아의 낙상 정도가 심하고, 만약 현재 있을 수 있는 뇌내출혈을 확인하지 않은 채로 귀가할 경우에는 매우 위급한 상황이 될 수 있습니다. 방사선 피폭의 위험보다 미리 병변을 확인하는 이점이 더 크므로 촬영을 하는 것입니다."라고 설명하는 것이 좋아요. (사실 이렇게까지 설명하는데도 거부하면 달리 방법이 없지 않을까 싶네요.)

그렇네요. 이렇게 영상의학 검사의 촬영 이유를 명확히 안다면 보호자에게 더 잘 설명할 수 있을 것 같아요.

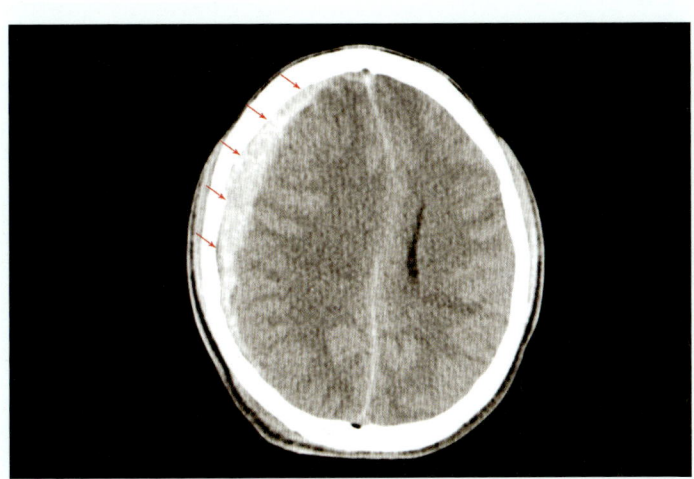

왜 꼭 CT로 뇌출혈을 확인해야 하는지 예시를 더 들어볼게요. 이 사진은 대표적인 SDH(Sub Dural Hemorrhage, 경막하출혈)의 뇌 CT 사진이에요. 빨간 화살표가 가리키는 뇌와 두개골 사이 얇게 펴지는 듯한 공간에 조영제가 가득 찬 소견을 보이고 있어요. 가장 바깥쪽의 하얀 부분이 두개골이고 안쪽에 회색으로 주름진 부분이 뇌 실질인데 그 사이의 공간, 즉 경막하(Subdural) 공간에 피가 차 있는 거예요. 이런 경우, 환자가 바로 지금은 이상 없이 정상 소견을 보이더라도 곧 문제가 생길 수 있는 상태라는 뜻이에요.

CT 검사로만 확인할 수 있는 것이 많은 만큼 방사선 피폭의 위험에도 CT 촬영이 꼭 필요한 상황이 많을 것 같아요.

 맞아요. 제가 진료하는 림프종 환자는 1년에 최소 4번(분기별 1번) 이상 CT 촬영을 하고, 그것도 모자라 PET-CT도 간간이 찍고 있어요. 이 경우에도 방사선 노출보다도 지금 암의 치료가 급하니까 '방사선 노출에 의한 잠재적 위험보다 촬영을 통한 임상적 이득이 크기 때문에' 자주 촬영하는 것이죠.

 CT를 촬영하는 환자에게 확인해야 할 사항은 뭐가 있나요?

 첫째는 가임기 여성의 경우에 임신 여부를 확인해야 해요. 방금 앞서 말씀드린 것처럼 X-ray보다 숫자 뒤에 0을 더 붙인 만큼의 방사선 피폭이 있는 것이 CT 촬영이에요. 그래서 X-ray보다 더 철저히 임신 여부에 대한 확인이 필요해요.

 그렇겠어요. 임신 중에 CT를 찍는 경우도 있나요?

 역시 위험성보다 이점이 클 때, 즉 반드시 병변을 확인해야 하는 경우에는 환자 및 보호자와 충분한 의논을 통해 촬영을 결정하기도 해요. 하지만 특히 1st trimester의 경우, 태아에 미치는 영향이 크기 때문에 가능한 한 피하는 것이 좋지요.

 근래에 많은 검사가 금식을 안 하는 추세로 바뀌고 있는데 CT는 아직 금식인 경우도 많아요. 왜 그런가요?

 앞에서도 설명드렸지만 금식은 대부분 조영제를 사용하는 CT를 촬영할 때 요구되는 준비 사항이에요. 금식의 이론적인 근거는 조영제를 사용하다가 구토할 경우, 토사물이 누워 있는 환자의 기도로 들어가 흡인성 폐렴을 유발하는 것을 예방하기 위해서예요. 소화기 촬영 시에는 위장관에 음식물이 있으면 병변을 보기 어려울 수 있어 조영제를 쓰지 않는 경우에도 금식을 요구하죠.

X-ray처럼 방사선을 투과하여 촬영하는 것이니 금속도 제거해야겠어요.

 맞아요. CT 촬영하는 범위 안에 금속이 위치하면 금속은 CT 촬영을 위해 들어간 방사선을 반사시켜요. 그러면 주변을 하얗게 만들어서 방사선은 방사선대로 환자에게 노출되고 아무런 결과를 얻지 못하는 검사가 돼 버리고 말아요. 다음 그림이 총상을 입은 환자의 뇌 CT 사진이에요. 금속으로 되어 있는 총알 주변에 섬광같이 하얀 부분이 보이나요? 이 하얀 부분은 CT를 찍어도 그 구조를 확인할 수 없게 된 거랍니다.

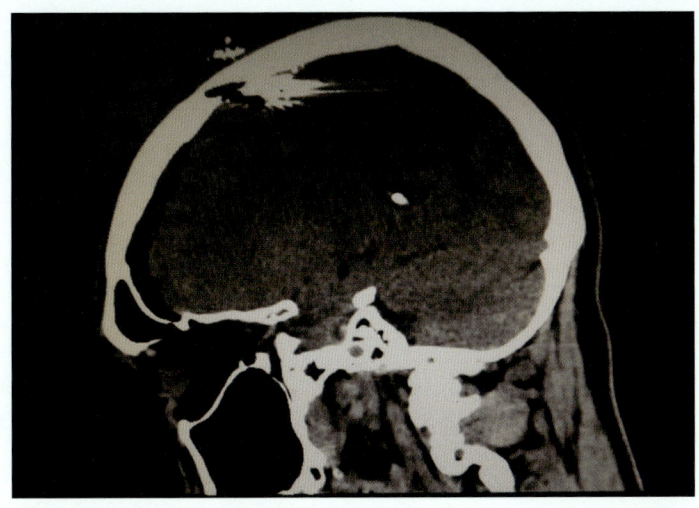

❗ 잠깐 CT 찍기 전 틀니 제거 확인

흔히 CT 촬영 시 깜박하기 쉬운 금속이 노인 환자분의 틀니예요. 특히 확인하고자 하는 부분이 구강 내부나 뇌이면 촬영 시 틀니를 미리 제거하지 않아서 다시 촬영하는 경우도 많아요(물론 잇몸에 이식해 놓은 임플란트는 별수 없이 그냥 촬영할 수밖에 없어요). 기껏 금식시키고 메트포르민을 중단시킨 후 조영제 검사를 시행했는데 이렇게 된다면 의료진뿐만 아니라 환자와 보호자가 크게 문제 제기를 할 수 있는 만큼 꼭 확인하도록 해요.

➕ 한 걸음 더 '아티팩트, 아티팩트' 하는데 그게 뭔가요?

영상의학과에서 쓰는 용어 중에 "아티팩트 때문에 볼 수가 없다."라는 말을 들어보셨을 거예요. 사실 사전적으로 Artifact는 인공구조물이라는 뜻이에요. 보통 앞서 본 CT에서의 총알처럼 어떤 구조물로 인해 그림을 볼 수 없을 경우 "아티팩트로 인해서 판독이 어렵다."라고 판독문에 기재해요. 금속을 최대한 제거하고 CT를 찍는 것은 바로 이 아티팩트를 최소화하기 위함이라고 이해하면 쉬울 거예요.

3 MRI
(현재까지는 영상검사의 끝판왕)

MRI는 왜 MRI인가요?

MRI의 정식 명칭은 Magnetic Resonance Imaging(자기 공명 영상)으로, 이름에서 알 수 있는 것처럼 사람의 몸을 강력한 자기장 안에 들어가게 한 다음에 전파를 쏴서 반향, 즉 튕겨져 나오는 신호들을 측정하여 영상을 얻는 검사 방법이에요. 이렇게 창의적인 아이디어는 사실 화학 실험실에서 하던 핵자기공명에서 발전한 것이라고 해요. 고등학교 화학 시간을 떠올려보면, 모든 물체는 핵과 전자를 가지고 그 숫자에 따라서 원소가 정해지죠? 이때의 핵과 전자, 특히 전자의 위상을 측정하는 기술을 이용한 것이 MRI예요.

아, 그러면 우리 신체 각 부분이 가지고 있는 핵을 측정하는 원리인가요?

맞아요. 특히 우리 몸은 대부분 물을 포함하고 있기 때문에, 물에 포함된 수소 원자의 양성자(핵)를 이용하는 것이죠(물은 H_2O, 즉 수소를 포함하고 있어요). 신체 내에 자기장을 걸어서 신체 내 물 분자, 정확히는 수소 원자에서 반사되어 돌아오는 자기장을 측정하는 거예요. 이런 원리를 적용하면 개별 조직의 분자 구성에 따라 측정되는 신호가 달라져요. 그 신호를 모아서 지도처럼 그려내면 우리가 알고 있는 MRI 영상이 된답니다. CT는 단순히 조직의 밀도에 따라 촬영 결과가 나타난다면, 같은 밀도를 가진 조직이라도 MRI를 통해서는 구분이 가능한 것이지요.

완전히 새로운 개념의 촬영 방법이네요!

네, 맞아요. 앞서 CT도 노벨 생리의학상을 받았다고 했지요? MRI 기술 개발은 두 번의 노벨상을 받았어요. 1952년에는 MRI의 원리를 발견한 것에 대해 펠릭스 블로흐와 에드워드 퍼셀이 노벨 물리학상을 받았고, 이것을 신체에 이용할 수 있도록 개발한 것만 가지고 따로 폴 라우터버와 피터 맨스필드가 노벨 생리의학상을 받았다고 해요.

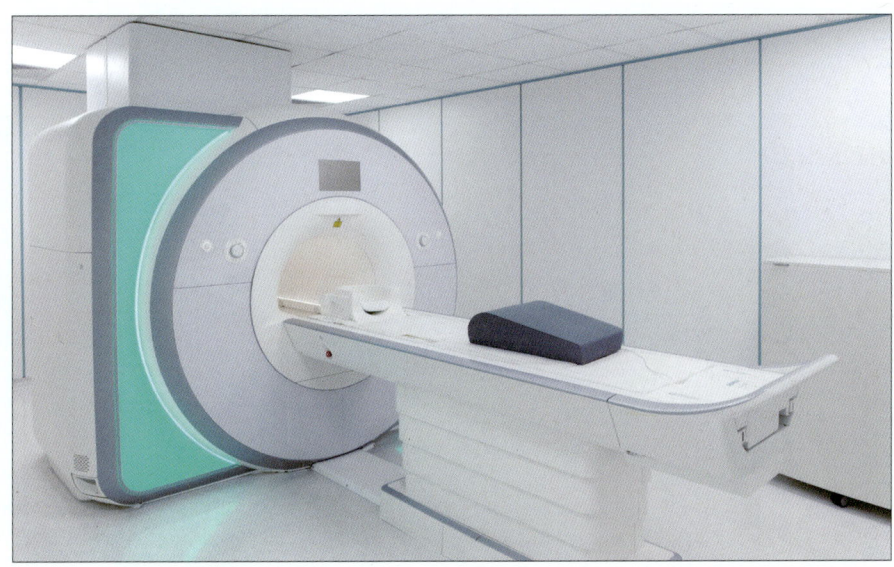

MRI 촬영 이후, 결과 뷰어에서 T1/T2라고 적혀 있는 것을 본 적이 있어요. 인천공항도 아니고 이게 무엇을 의미하는지 궁금해요.

MRI의 촬영 파일을 보시면, T1, T2, T2 Flair, ADC, Diffusion 등 같은 몸을 가지고 이렇게 저렇게 다양하게 찍는다는 것을 알 수 있어요. 앞서 CT에서도 영상을 조절해서 다르게 볼 수 있는 방법을 소개해 드렸는데 MRI는 아예 촬영할 때부터 T1, T2 등에 따라 자기장을 거는 방법을 달리해서 새로운 영상을 얻을 수 있어요. T1과 T2는 공명주파수를 받은 원자핵에서 일어나는 변화에서 어떤 것을 측정하느냐에 따라 신호가 달라지는 것인데 이 부분을 꼭 이해할 필요는 없어요. 다만 가장 기본적인 차이는 다음과 같아요.

- T1: 지방조직·골수 매우 밝게, **물은 검게**, 근육·장기 회색, 석회 및 힘줄·인대 까맣게
- T2: 지방조직·골수 밝게, **물은 밝게**, 근육·장기 회색(T1보다 어둡게), 석회 및 힘줄·인대 까맣게
- T2 Flair: T2와 동일하나 **CSF(뇌척수액) Fluid 등 물 신호를 억제해서 까맣게**

(개략적인 소개이며 Brain, Spine 등 구체적인 부위에 따라서 조금씩 차이가 있습니다.)

알려주신 구분이 실제 MRI 사진에서는 어떻게 보이는지 궁금해요.

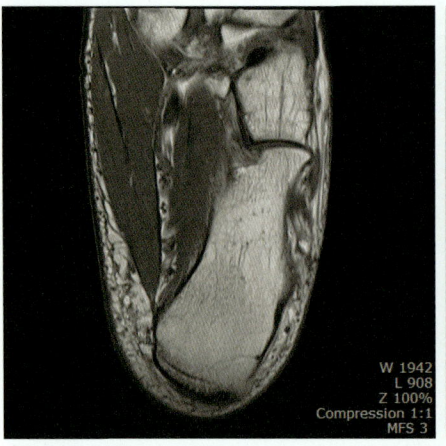 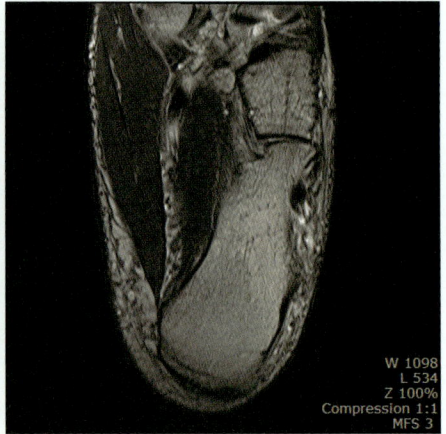

제 발바닥 MRI 사진이에요. 왼쪽이 T1, 오른쪽이 T2이고, 바깥쪽을 둘러싸고 있는 것이 발바닥 지방이며, 가장 크게 보이는 뼈가 Calcaneus(발꿈치 뼈, 종골)예요. 그런데 사실 T2랑 T1이 큰 차이가 없는 것처럼도 보이지요? T1, T2의 경우 근육, 인대, 뼈 등에서는 큰 차이가 없이 보인답니다. 그래서 필요에 따라서는 조작을 가한 촬영을 추가로 할 수 있어요.

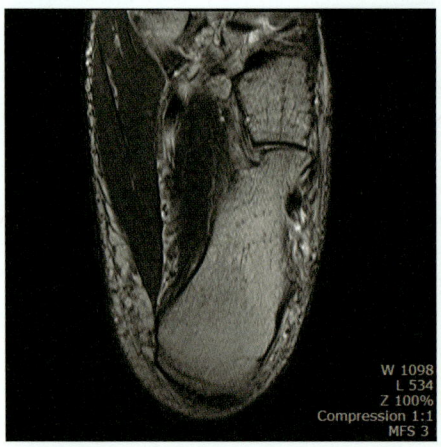 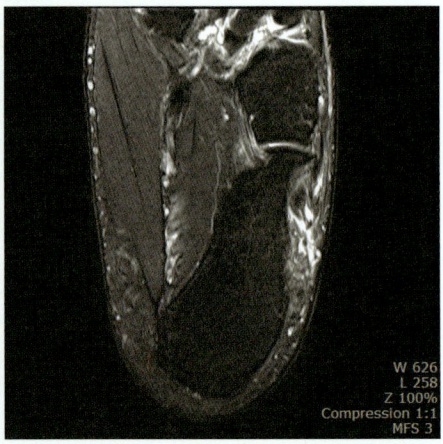

이 사진은 일반 T2와 T2 FAT suppression, 즉 지방을 억제하여 어둡게 만든 사진이에요. FAT suppression은 지방이 주로 위치하는 조직 내에서 발생한 부종이나 감염을 확인하는 것이 목적입니다. 부종이나 감염으로 인한 Fluid accumulation을 잡아내는 데 용이하고 미세 골절 등의 확인에도 도움이 된다고 해요.

CT로도 어지간한 것은 다 볼 수 있을 것 같은데 왜 MRI를 찍나요?

 단순히 X-ray를 피할 수 있어서 MRI를 찍는 것은 아니에요. 앞에서 본 것처럼 **뼈가 아닌 연부 조직을 구분하는 데 있어서 여러 가지 조작을 할 수 있고 그만큼 정확하게 판단할 수 있기 때문에 MRI를 선호**하는 것이죠. 무릎, 어깨, 발목 등 뼈가 아닌 관절의 이상을 확인할 때, 척추에서 추간판탈출증을 정확히 진단할 필요가 있을 때, 단순 출혈이 아닌 뇌의 이상을 확인해야 할 때 등 MRI만이 할 수 있는 진단 방법은 너무나도 많답니다. 이 내용들은 근골격·뇌 Part에서 더 자세히 소개해 드릴게요.

다음 사진은 제가 운동하다가 다쳤을 때 찍은 MRI 사진인데, 빨간 선이 끝나는 부분에서 조금 왼쪽 검정색 선 같은 부위 중 회색으로 약간 보이는 곳이 다친 부분이라는 설명을 들었어요. 이 사진에서도 어렵게 보일 정도로 이렇게 미세한 관절 구조의 손상은 MRI가 아니면 볼 수 없는 경우가 많아요.

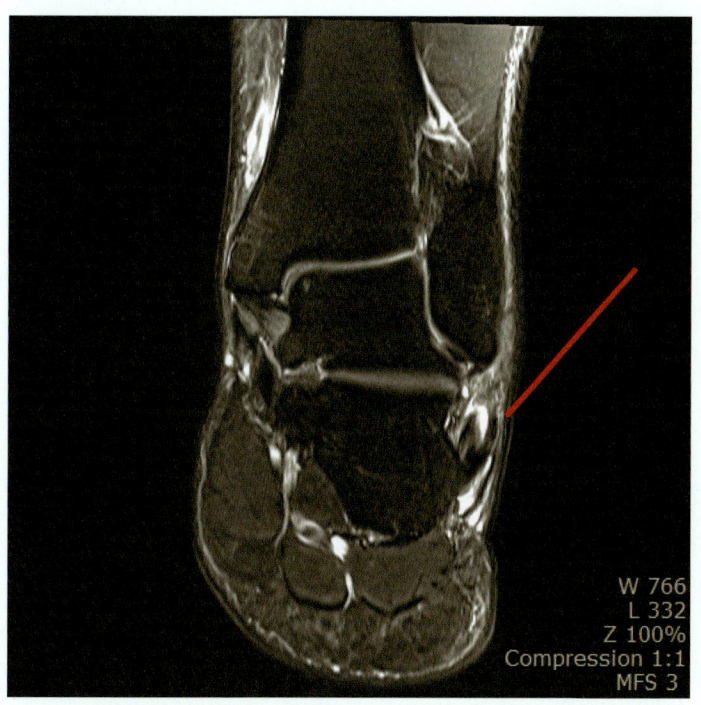

 또 어떤 경우에 MRI 촬영이 꼭 필요한가요?

 무엇보다 암 진단에 있어서 MRI가 반드시 필요한 경우가 늘어나고 있어요. 주로 두경부암, 뇌종양, 간암, 전립선암, 부인암, 유방암 등이에요. 그래서 점차 MRI가 건강보험 급여가 되는 사례가 증가하는 추세랍니다.

➕ 한 걸음 더 MRI는 어떤 경우에 건강보험으로 찍을 수 있나요?

MRI는 촬영 비용이 CT에 비해 훨씬 비싸기 때문에 건강보험에서 급여로 보장해 주기가 어려워서 특정한 기준을 충족할 때에만 급여로 촬영이 가능해요. 구체적인 급여 기준은 1년에 수차례 바뀌기도 하기 때문에 늘 확인하는 것이 중요한데, 일단 2022년 6월 30일 기준으로 설명해 드릴게요. 다음 항목을 읽어 보면 무엇을 보기 위해 MRI를 촬영하는지에 대한 개념을 잡는 데도 도움이 될 거예요.

가. 암
암의 추적관찰

나. 뇌 양성종양 및 뇌혈관질환
두개강내 양성종양(대뇌낭종 포함), 뇌경색, 두개강내출혈(만성기), 기타 뇌혈관질환(뇌지주막하출혈, 모야모야병 등) 타 진단 방법 이후 2차적으로 시행한 경우, 두개골의 양성 신생물, 두개강내출혈(급성기) 등

다. 간질, 뇌염증성 질환 및 치매 등
간질(단순 열성경련, 전형적인 소발작은 제외), 중추신경계통의 탈수초성 질환 및 퇴행성 질환, 다발성 경화증, 중추신경계의 염증성 질환(낭미충증 포함), 경증·중등도 치매, 파킨슨병, 수두증, 신경계의 기타 선천 기형

라. 척수손상 및 척수질환
척수손상, 척수종양(척추강내 종양), 혈관성 척수병증(척수경색 등), 척수에 발생한 탈수초성 질환(급성 횡단성 척수염 등), 척수의 염증성 질환(척수염 등), 척수기형(척수공동증 등)

마. 척추질환
염증성 척추병증, 척추 골절, 강직성 척추염, 퇴행성 질환 외의 척추 탈구, 일부 척추 변형, 척추 또는 척추 주위의 양성종양 등 척추질환자·의심자, 퇴행성 질환자 중 수술이 필요할 정도로 증상이 심각한 환자 (2022년 3월 추가)

바. 관절질환
외상으로 인한 급성 혈관절증, 골수염, 화농성 관절염, 무릎관절 및 인대의 손상(반달연골의 열상 등)

사. 심장질환
심장초음파 검사상 다음의 질환이 의심되어 2차적으로 시행한 경우: 심근병증(심장 이식 후 상태 포함), 복잡 선천성 심기형 또는 심장과 연결된 대혈관 기형을 동반한 선천성 심질환

아. 크론병
크론병 진단 이후 소장 병변, 직장·항문 병변이 의심되어 시행한 경우

MRI와 이름이 비슷한 MRA는 뭔가요? MRI로 시행하는 검사인 것 같은데 왜 이름이 다른가요?

 MR Angio, 즉 혈관을 보기 위한 MRI가 MRA예요. 기본적으로 MRI를 이용해서 하는 검사인 것은 동일하나, 다음 예시 사진처럼 나머지 구조는 싹 다 날려버리고 오로지 뇌 내의 혈관만을 확인하기 위해 촬영하는 것이 MRA랍니다. 혈관에 모든 역량을 집중하는 거죠. 영상검사 중에 기본적으로 MR이 붙은 검사는 MRI 기계를 이용한다고 알고 계시면 좋을 것 같아요.

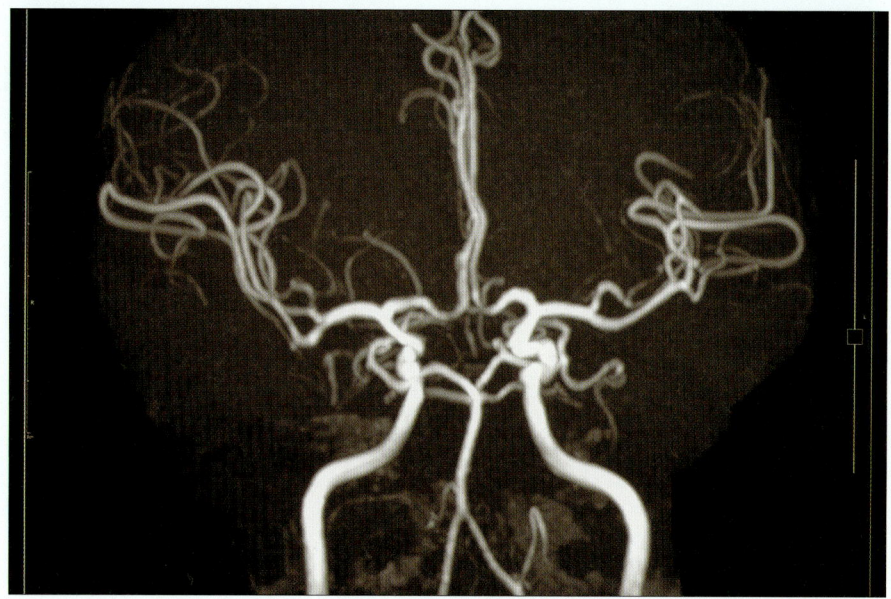

 MRI 검사를 할 때도 조영제를 사용하던데 MRI 조영제는 CT 조영제랑 어떤 점이 다른지 궁금해요.

 정상적인 컨디션의 환자가 충분히 CT를 찍을 수 있는데도 MRI를 찍게 되는 이유 중 하나는 MRI 조영제가 CT 조영제보다 신독성이 적다는 거예요. 그래서 신장기능이 나쁘거나 요오드에 과민반응이 있는 환자에게도 조영제가 필요한 검사를 할 수 있다는 장점이 있죠.

기본적으로 MRI에서 쓰이는 조영제의 역할도 CT와 동일해요. 종양이나 혈관종처럼 혈류가 없어야 되는데 혈류가 있는 곳의 병변과 혈관을 더 잘 확인할 수 있게 하는 역할이죠. MRI에서 쓰이는 조영제는 가돌리늄이라는 성분으로 만드는데, 일반적인 용량으로는 신독성이 나타날 가능성이 매우 낮은 것으로 알려져 있어요. 물론 아주 중증의 신장 장애 환자에게서는 신성전신섬유증(Nephrogenic systemic fibrosis)라는 부작용이 생기기도 하는데 그 확률은 매우 낮아요.

메트포르민은 MRI 촬영 전에도 미리 중단해야 하나요?

MRI 조영제는 메트포르민과의 상호작용이 없기 때문에 당뇨 환자에게 미리 약을 끊어야 한다고 교육할 필요가 없어요. CT에 비해 상대적으로 간호하기 수월하죠?

➕ 한 걸음 더 MRI에 붙는 1.5T, 3T에서 T는 무엇을 의미하나요?

병원 광고 중에 "최신 3T MRI 도입"이라고 적힌 것을 본 분이 계실지도 모르겠네요. 이 T는 바로 Tesla 단위의 약자로 자기장의 세기를 나타내요. 보통 1T, 1.5T, 3T, 이 세 가지가 많이 보급되어 있어요(2022년 기준). 해상도가 높아지면 MRI가 더 선명하게 보이고 무엇보다 촬영 속도도 더 빠르다는 장점이 있죠. 뇌의 병변, 특히 뇌 실질의 미세한 변화(뇌혈관, 해마 등의 뇌 미세 구조)를 확인할 때는 3T가 꼭 필요하다고 해요.

다만 그렇다고 해서 일률적으로 1.5T보다 3T가 최고라는 의미는 아니에요. 요즘은 휴대폰 카메라가 너무 좋아져 많이 쓰지는 않지만 DSLR 카메라를 기억하시죠? DSLR 카메라로 찍은 이미지가 훨씬 좋기는 하지만 촬영 환경만 괜찮다면 일반 디카나 휴대폰 카메라로도 충분히 좋은 사진을 찍을 수 있는 것과 같아요. 특히 로컬 병원 중에서 최근에 3T MRI 기계를 새로 산 병원들이 '3T로만 찍어야 한다'고 열심히 광고를 하는데요, 의료인인 만큼 그런 광고는 조금 걸러서 들을 수 있으면 좋겠어요.

Case MRI를 거부하는 허리 통증 환자

75세 여자 환자가 허리 통증을 호소해 입원하여, L-spine MRI 촬영 예정이다. 그런데 환자가 10년 전 MRI 촬영 당시 폐소공포증을 경험하여 절대 촬영을 하지 않겠다고 한다. 이때 환자에게 어떻게 안내해야 할까?

CT와 달리 MRI는 촬영 시간이 매우 길어요. 그리고 촬영 시간 내내 자기공명을 시키는 "퉁퉁퉁퉁, 드드드드" 이런 소리가 계속 들리기 때문에 촬영 시 귀마개를 착용해 귀를 덮는 경우가 대부분이에요. 공간적인 면에서도 CT는 원형으로 된 고리에 잠깐 들어갔다 나오는 것이지만, **MRI는 매우 긴 통 속에 갇혀 있는 느낌이 들어요.** 그래서 CT에 비해서 압도적으로 많은 환자가 MRI를 찍기 힘들어해요. 제 할머니도 폐암 진단을 받은 후 뇌 전이 여부를 확인하기 위해 뇌 MRI를 촬영하였는데, MRI 촬영 시간을 버티지 못하고 계속 움직이며 소리를 지르셔서 몇 번의 시도에도 촬영에 실패하셨어요. 결국 진정제를 주사하고 수면 상태에서 촬영하셨죠.

MRI는 촬영 시간이 길다고 하셨는데 보통 얼마나 걸리나요?

 MRI는 기본적으로 촬영 시간이 최소 15분 이상이고, 부위에 따라서는 1시간이 넘는 경우도 종종 있어요. 특히 척추 전체를 찍는 MRI의 경우가 그렇죠. 이 Case의 경우처럼 L-spine MRI 라면 일단 촬영 시간이 꽤 길다는 것을 고려해야겠지요? 검사 시간이 얼마나 걸리는지 잘 모르겠다면 MRI 촬영실에 문의해서 대충의 예상 시간을 미리 확인하고 환자와 보호자에게 설명하면 돼요.

 만약 MRI를 찍는 동안에 움직인다면 어떻게 되나요?

 MRI는 통 안에 들어 있는 시간 내내 움직이지 않는 것이 매우 중요한데요, 검사하는 동안 움직인다면 다음 사진처럼 어디를 찍었는지도 알 수 없는 MRI가 나오게 돼요. 앞서 예시로 보여드린 MRI와 같은 발목 MRI 사진인데 아마 제가 재채기를 했을 때 찍힌 사진인 것 같네요.

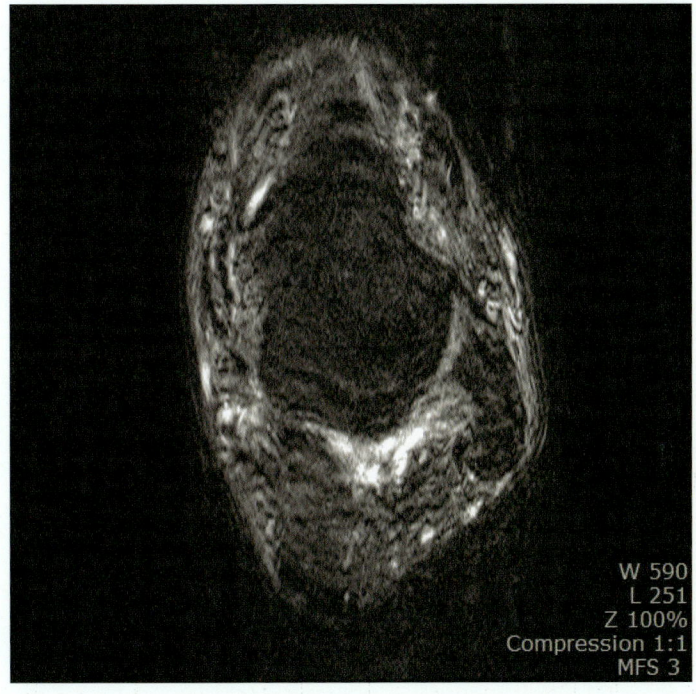

 설명해 주신 것 말고도 환자에게 어려움을 주는 것이 또 있는지 궁금해요.

 또 하나, 환자를 불편하게 하는 것이 MRI 촬영실의 온도예요. 대개 MRI 기계는 과열되면 안 되기 때문에 대부분 일반 실내 온도보다 낮은 온도(20℃ 정도)를 유지해요. 이런 곳에 환자복만 입고 있으면 많이 추울 수 있죠. 이런 점도 평상시에는 문제가 되지 않겠지만 검사하는 통 속에 갇혀 있는 환자에게는 참기 힘든 고통이 될 수 있어요.

그러면 어떻게 해야 환자가 편안하게 MRI 촬영에 임할 수 있을까요?

 억지로 통에 들어가시게 해봐야 결국 촬영에 실패할 확률이 높으니 필요시 적극적인 진정요법이 필요해요. 5분, 10분이야 어떻게 버틴다 할지라도 1시간을 버티기는 어려울 수밖에 없어요. 그러니까 이럴 땐 혼자 고민하지 마시고 처방의에게 상황을 알려서 필요한 진정요법을 받게 하거나, 경우에 따라서는 촬영을 보류하는 것도 하나의 방법이 될 수 있어요.

 MRI 환자에게서 시행되는 진정요법에는 어떤 것이 있나요?

 앞서 소개해 드린 MRI 검사의 특성 때문에 MRI 검사 시에는 CT에 비해서 압도적으로 진정요법 시행 빈도가 높아요. 그래서 최근에는 MRI 검사 동의서에 아예 진정요법 시행에 대한 동의서를 함께 받는 형태로 동의서 서식을 변경하는 병원이 많아졌죠.

진정요법은 병원마다, 과마다 선호하는 방법이 달라요. IV Midazolam을 선호하시는 분도 계시고, 경도의 수면제 처방으로만 하시는 분도 계시죠. 소아에게도 흔히 쓰는 포크랄(클로랄하이드레이트)과 미다졸람, 케타민 등 여러 약제가 고려되고요. 이 중에서 어느 쪽을 선호하는지 주치의나 병원에 따라 다른 부분이 있으니 각 병원의 진정 운영 지침을 따르면 돼요. 다만 MRI는 다른 시술에 비해서 검사 시간이 길어지는 경우가 종종 발생하기 때문에 촬영 중 환자 모니터링 계획도 함께 세워야 한다는 것도 알고 계세요.

 MRI 조영제 촬영 시 IV line은 어떻게 준비하면 되나요?

 이는 각 병원의 프로토콜이 다를 수 있는데, 제가 근무하는 병원 기준으로 말씀드릴게요. MRI는 20G 라인으로도 조영제 검사를 시행할 수 있고, 몇몇 부위는 24G로 시행하기도 해요. 그리고 중심정맥관 사용을 피하고 별도의 라인을 잡는 것이 일반적이랍니다. 또한 특징적으로 몇몇 부위의 MRI는 IV line을 잡는 부위가 정해져 있기도 해요. 저희 병원에서는 유방 MRI의 경우, 촬영하고자 하는 쪽의 손등에 IV line을 확보하는 것을 프로토콜로 하고 있어요.

 검사별 IV 위치에 대해서도 확인해 봐야겠네요. 그런데 MRI는 왜 맨날 밤늦게 찍나요?

 대학병원급 이상에서, 특히 수도권 대형 병원에 근무하신다면 MRI실이 24시간 3교대로 돌아가는 것을 자주 보셨을 거예요. MRI는 CT와 달리 환자 한 명 촬영에 필요한 시간이 매우 긴데, 기계 가격이 매우 비싸서(최근 3T MRI는 최소 20억 이상) 기계를 많이 사기가 어려워요. 그래서 보통 외래는 낮 시간, 입원환자는 밤 시간, 이렇게 운영되기 때문에 입원환자 대부분이 심야 시간에 촬영하게 되는 경우가 많죠. 그래서 입원환자를 간호할 일이 많은 간호사 선생님들께서는 'MRI=밤 촬영'으로 생각하기 쉬우실 거예요.

그렇군요. 그런 특징 때문에 제가 주의할 점이 있다면 무엇인가요?

 MRI는 늘 대기가 많다 보니 취소되는 환자가 생기거나 앞선 촬영이 일찍 끝나면 응급으로 촬영하게 되는 경우가 많아요. 이렇게 유난히 On-call, 즉 자리가 비는 대로 찍는 경우가 많다는 점 때문에 검사 전 간호를 준비하기가 어려울 수도 있어요. 처방이 나는 순간부터 IV 라인이나 금식에 대해서 미리 준비를 하고, 다음 근무하실 선생님께 어디까지 준비되었는지를 잘 인계하는 것이 중요하죠.

❗ 잠깐 MRI에서 가장 중요한 것, 금속 제거

앞서 MRI가 자기공명영상의 약자라고 했죠? **이 자기, 즉 자석에 가장 강하게 반응하는 것이 뭘까요? 바로 금속이에요.** 2021년 10월경 모 병원에서 환자가 MRI 촬영실에 철제로 된 산소통을 가지고 들어갔다가 MRI 기계에 산소통이 날아 들어가 환자를 압박해서 환자가 사망한 적이 있어요. 뉴스로 보도되기도 했고요. MRI 기계는 촬영을 하지 않는 동안에도 늘 켜져 있기 때문에, 그 수십kg이나 되는 산소통도 MRI실에 들어가면 정말 말 그대로 날아 들어갑니다. 제가 인턴 때 급히 환자와 MRI실에 들어가 환자 모니터링을 하는데 갑자기 입고 있는 가운이 강하게 기계 쪽으로 당겨지는 느낌이 들더라고요. 뭔가 했더니 드레싱 가위였죠. 그 작은 철제 가위가 80kg이 넘는 제 몸을 당길 정도로 어마어마한 자성을 띠는 곳이 MRI 촬영실이에요.

환자를 MRI실로 보내기에 앞서, **혹시라도 금속 재질의 물건을 몸에 지니고 있지 않은지 꼭 확인해 보시고, 있다면 반드시 병실에 두고 가실 수 있도록 해주세요.** 예를 들어 Infusion pump뿐만 아니라 안경이나 환자복에 꽂아둔 옷핀, 철제 핀이 붙어 있는 머리망 등도 다 미리 제거하는 것이 좋아요. 과거에는 심박동기(Pacemaker)도 금속 소재로 이루어져 있어 MRI 촬영의 금기였으나, 최근에는 MRI 촬영이 가능한 Pacemaker를 이식한 환자들도 있어서 MRI 촬영이 예정되어 있다면 미리 확인해 주세요. 놓치기 쉬운 것 중 하나가 파킨슨병에서 사용되는 Deep Brain Stimulator(DBS)인데 이 경우에도 MRI 촬영이 가능한 모델인지 아닌지에 대한 확인이 필요하고, 그 외에 인공와우 등도 MRI가 가능한 모델인지를 확인해야 해요.

4 초음파
(가장 안전하고 편하게 신체 내를 알아볼 수 있는 검사)

 초음파는 어떤 검사인가요?

 정확하게는 초음파를 이용해 획득하는 영상검사를 초음파 검사라고 해요. 신체에 파장을 보내 그 메아리가 돌아오는 신호를 영상화하여 마치 몸속을 들여다보는 것 같은 효과를 볼 수 있는 영상검사죠. 아쉽게도 초음파는 뼈처럼 딱딱한 물체를 통과하지 못하기 때문에 뇌 내부는 확인하기 어렵지만 뼈가 없는 부위인 복부 내 구조물을 확인하는 데는 아주 효과적입니다. 특히 이 초음파의 장점은 기계가 상대적으로 싸고 또한 방사선이 전혀 발생하지 않는다는 점이에요. 그래서 X-ray처럼 행정관청에 신고하거나 감독받아야 하는 번거로움이 없어 개원가에서도 많이 활용하죠.

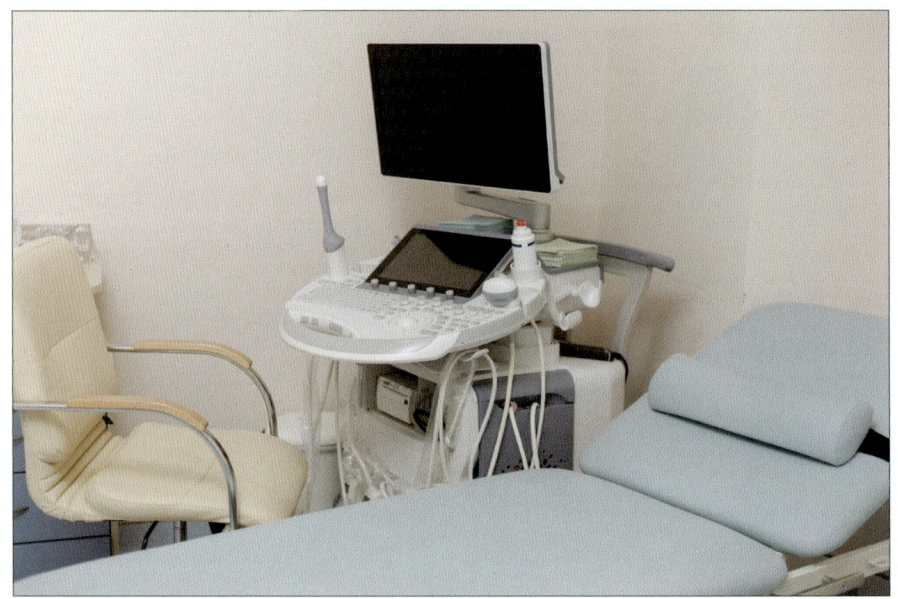

 임신했을 때 초음파로 아기를 확인하는 것을 본 적이 있어요. 초음파는 또 어떨 때 사용할 수 있는 검사인가요?

 맞아요. 방사선의 걱정 없이 태아의 발달 상태를 볼 수 있기 때문에 임신 시의 표준검사로 자리 잡았지요. 그리고 비슷한 원리로 복부 안의 장기(간, 담도, 신장 등)를 보는 복부 초음파가 많이 시행되고 있어요. 전립선이나 자궁, 난소를 확인하는 데에도 초음파가 유용하게 쓰이고 있죠. 복부 외에는 관절의 특정 위치(관절낭, 인대 등)에 주사를 놓을 때 정확한 위치를 찾는 데도 큰 도움이 돼요. 바늘이 딱딱한 금속 재질이어서 초음파에서 매우 잘 보이기 때문에 더욱 그렇답니다.

다른 영상검사에는 없는 초음파만의 특징이 궁금해요.

 이 사진에서처럼 초음파만이 할 수 있는 기능은 바로 실시간으로 물체의 흐름을 볼 수 있다는 점이에요. 그래서 심장 기능을 확인하는 데 가장 중요한 검사가 바로 심초음파 검사죠. 심장 초음파에는 흉부 위에서 시행하는 심장 초음파와 초음파를 심장 가까운 식도에 넣어서 보는 경식도 초음파(Transesophageal echocardiography)가 있어요. 심장 초음파 검사로는 단순히 구조물의 위치뿐만 아니라 심장에서 나가는 혈류량도 정확히 측정할 수 있기 때문에 심장의 기능을 가장 정확히 확인할 수 있죠. 경동맥 초음파도 같은 원리로 시행되고 있어요.

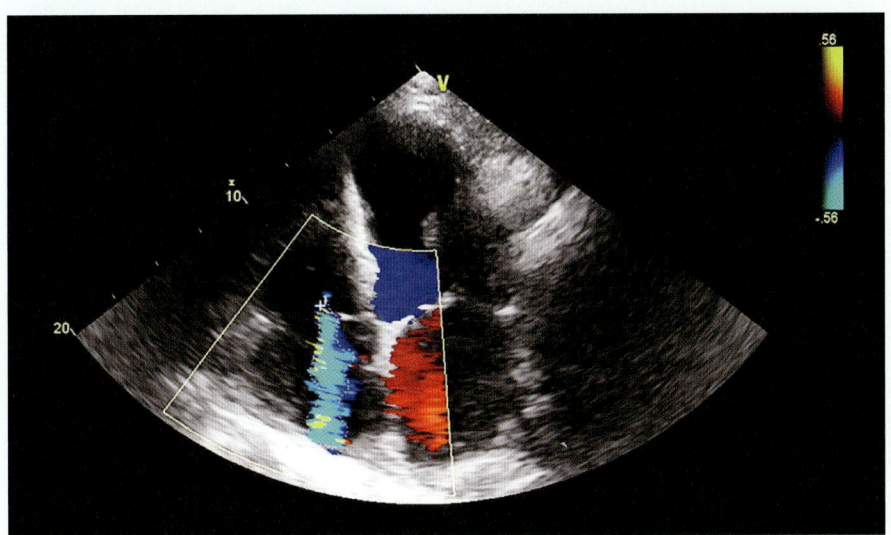

➕ 한 걸음 더   초음파를 찍는 방은 왜 그렇게 늘 어두운가요?

초음파뿐만 아니라 모든 영상의학 검사를 하는 방은 늘 어두운데, 그래야 화면이 더 잘 보이기 때문이에요. CT, MRI, 초음파 모두 어두운 배경에서 밝게 나타나는 신호를 확인하는 검사이기 때문에 최대한 어두운 환경에 있어야 아주 작은 신호라도 잘 확인할 수 있어요. 멀리 갈 것도 없이 영화관에 불을 켠 것과 끈 것 중 어느 쪽이 더 화면이 잘 보이는지 생각하면 간단히 이해할 수 있겠죠?

 초음파 촬영 전에 주의할 사항은 무엇인가요?

 소화기관, 특히 담낭을 보기 위한 초음파 검사는 공복 시에만 가능해요. 식사 이후에는 소화 효소가 배출되어 담낭이 쭈그러들어서 확인이 어렵기 때문이에요. 이 외에 특별한 주의 사항은 없어요. 초음파 프로브(초음파를 촬영하는 막대기 같은 물체)가 닿을 부위에 특별한 물질이 없도록만 하면 다른 큰 준비는 필요 없고, 이것이 초음파의 가장 큰 장점이기도 하죠.

5. 핵의학적 영상검사(PET, Bone scan)
(신비한 동위원소의 세계)

핵? 의학? 도대체 이 검사들은 어떤 검사인가요?

핵의학적 영상검사는 엄밀히 말하자면 CT로(드물게는 MRI도 이용) 찍은 이미지 위에 사람의 체내에 주사한 **방사성 동위원소가 발생하는 신호를 별도로 측정**해서 합성한 이미지를 말해요. 기본적으로는 CT를 시행하기 때문에 환자분은 CT 촬영과 동일한 주의 사항을 따르게 되지요. 이 핵의학적 검사는 영상의학과에서 하지 않고 따로 '핵의학과'라는 과에서 촬영해요. 핵의학의 정의는 '방사성 동위원소를 이용한 진단과 치료를 하는 의학 분야'라고 되어 있는데, 여기에서 진단 분야가 바로 핵의학적 영상검사랍니다.

핵의학적 영상검사에는 어떤 것이 있나요?

사실 종류가 너무 많아서 한 번에 다 소개하기 어렵지만 대표적인 2가지 검사를 소개해 드릴게요.

가장 대표적인 영상검사부터 알고 싶어요.

핵의학적 영상검사 중 가장 대표적인 검사로는 PET-CT가 있어요. PET은 Positron Emission Tomography(양전자 방출 단층촬영)의 약자이고, 이 촬영을 CT에 붙여서 결과를 내기 때문에 PET-CT가 된 것이죠. 검사에서 주로 18F-FDG라는 물질이 많이 쓰이는데 이 물질이 포도당과 비슷하기 때문에 우리 몸에서 포도당(에너지)을 지속적으로 사용하는 기관에 가서 그 위치에 남아 있게 되고(이하 Uptake), 핵의학 기기가 그 위치를 찾는 것이랍니다.

주로 암환자분께 PET-CT 처방이 났던 것 같아요.

맞아요. PET-CT 검사의 주요 목적은 대사를 하지 않아야 하는 위치에서 대사가 나타나는 부분을 찾는 것이라서 암을 찾아내는 데 매우 뛰어난 성능을 보여줘요. 암은 지속적으로 대사하며 성장하고 있어서 Uptake가 나타나는 경우가 많기 때문이지요. 우리 몸에서 뇌, 심장(특히 좌심실), 간 등에는 원래 약간의 Uptake가 있는데, 이 부위가 아닌 곳에서 Uptake가 발견된다면 암일 가능성이 높아요. PET-CT는 다음 사진에서처럼 가장 우측의 Uptake 이미지를 좌측의 CT에다가 입혀서 위치를 확인해요. 이 사진에서는 검정색 화살표로 표시된 부분, 곧 있으면 안 되는 부위에 Uptake가 있는 것이 보여요.

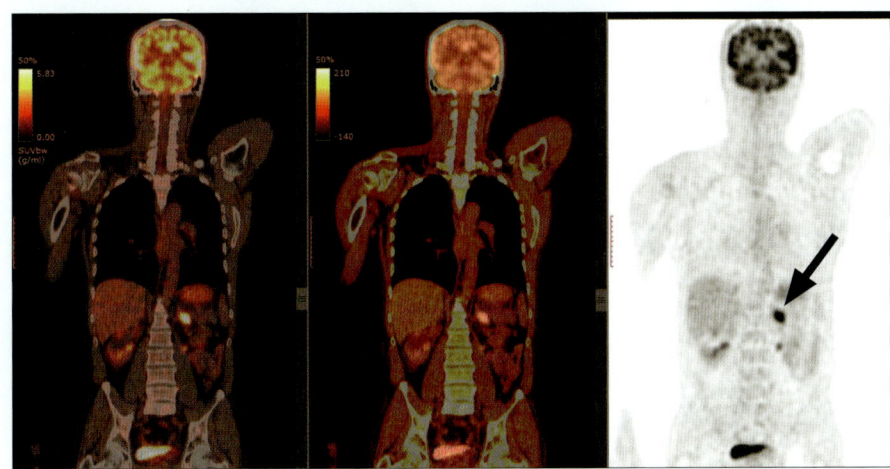

이미 CT도 MRI도 찍은 환자에게 PET-CT 처방이 나는 경우가 많더라고요. 환자에게 설명하기도 힘든데 왜 이렇게 나중에 처방이 추가되나요?

PET-CT를 촬영하는 경우는 크게 두 가지로 나뉘는데, 환자 본인이 어딘가에 암이 있는지 보고 싶어서 스스로 돈을 내고 찍는(비급여) 경우와, 암이나 뇌질환 등이 최초에 진단되었을 때 전이 여부의 판별 및 악성 여부 판정을 위해서 추가 촬영하는 경우예요. 첫 번째 경우는 사실 환자가 원해서 찍는 거라서 대부분 불만이 없죠. 그런데 후자의 경우는 사실 내가 환자라도 다소 의아할 수 있는 촬영 순서이기도 해요. 사실 CT나 MRI도 암을 찾는 데 도움이 되지만, 임파절의 전이 여부를 확인할 때는 PET의 도움을 받는 것이 필수적입니다. 특히 림프종은 횡경막을 기준으로 상하 전체를 촬영해야 병기(Ann Arbor stage)가 결정되고 CT에서는 잘 보이지 않던 작은 임파절에도 전이가 있는 경우에는 자세히 찾아야 하기 때문에 아주 응급한 경우가 아니라면 촬영·판독 후에 본격적인 치료를 시작해요.

아, 그러면 CT와 MRI로 암을 확인해야만 PET-CT를 찍어야 할지가 결정된다는 거네요?

네, 맞아요. CT·MRI 촬영→조직검사→암 확진→치료 전 전이 여부 확인. 순서상 마지막 단계에서 PET-CT를 찍는 것이기 때문에 꼭 CT, MRI 촬영 후에 또 찍을 수밖에 없어요. 저는 환자분께 설명드릴 때 "암이 있는 것은 확인했는데 이게 임파절까지 진행되었는지, 몸 안 다른 곳에는 없는지 확인하려면 이 검사밖에 없어요."라고 말씀드리고 있답니다.

다른 핵의학적 영상검사에는 무엇이 있나요?

다음으로 알려드릴 뼈 스캔(Bone scan) 검사는 뼈의 생리적인 변화, 골절 내지 감염 그리고 관절염의 범위 등을 볼 수 있는, 오로지 뼈와 관계된 검사예요. 뼈를 만드는 세포인 조골세포(Osteoblast)만을 보는 것이라 뼈가 다쳐서 다시 재생이 일어나는 곳에 특정하게 Uptake되는 것을 측정해요. PET-CT에 비해서 상대적으로 비용이 적게 들기 때문에 좀 더 넓은 범위에서 활용되지요. 암환자에게서는 PET-CT와 뼈 스캔이 상호 보완적이라 어느 쪽이 더 우월하다고 설명하기는 어려워요. 뼈 스캔에서는 테크네슘-99m이라는 원소를 주로 쓰는데, 참고로만 알아두세요. 다음의 뼈 스캔 사진에서 환자는 우측 무릎 아래에 병변이 있는 것으로 보이네요. 이 외에도 여러 핵의학적 검사가 있는데 그것은 다음 파트에서 알아보도록 할게요.

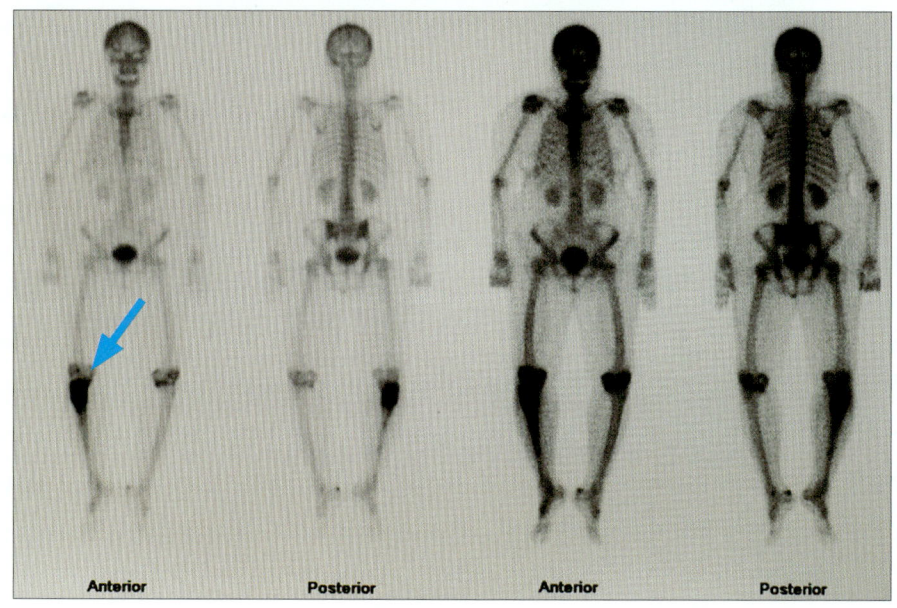

핵의학 검사를 받는 환자에게서 주의할 점은 무엇인가요?

적은 양이긴 하지만 방사성 동위원소를 신체에 직접 주사하거나 섭취하는 검사라서 촬영 동안에는 환자에게서 방사선이 직접 방출돼요. 그래서 다른 영상의학 검사와 달리 **촬영 이후에도 일정 시간 다른 사람과의 접촉을 피하고 다른 방에서 있도록 안내**되죠. 특히 앞서 소개한 뼈 스캔 검사는 경우에 따라서 지연 영상(Delayed phase, 주사 후 6시간 뒤에 얻는 영상) 촬영이 있을 수 있는데, 그러면 그때까지 대기실에서 기다리게 해야 해요.

화장실도 따로 써야 한다고 배웠어요.

맞아요. 동위원소는 대부분 소변을 통해 배출되는데, 특히 배출의 패턴 자체를 확인하는 것도 중요하기 때문에 검사 전에 물을 많이 마시게 하고 촬영 직전에 반드시 소변을 보도록 해야 합니다. **이때 핵의학 검사를 받은 환자분이 사용하는 화장실을 따로 마련하도록 되어 있는데, 그 이유는 소변에서 방사성 동위원소의 방사능이 배출되기 때문이에요.** 그래서 소변을 볼 때 옷에 묻지 않도록 주의시켜야 해요. 검사가 완료된 후에도 일정 시간까지는 소변을 볼 때 묻지 않도록 주의하며 별도의 화장실을 사용하도록 하고요.

PET-CT를 찍을 때는 금식뿐만 아니라 먹는 양의 조절도 필요하다고 들었는데요, 특별한 주의 사항이 있나요?

PET-CT 촬영은 말씀드렸듯이 당(Glucose)을 측정하는 검사예요. 혈당이 150mg/dL(병원에 따라서는 200mg/dL로 제한하기도 해요.) 이상이 되면 PET-CT에 쓰는 의약품(18F-FDG)이 Uptake가 잘되지 않아서 암이 있는데도 검사 결과에는 없는 것처럼 위음성으로 나타날 수 있어요. 그래서 검사 전 6시간 금식과 충분한 물 섭취를 권장합니다. 금식은 오전 촬영 시 Midnight NPO를 하면 되므로 다른 조영제 검사와 큰 차이는 없는데 검사 안내문에 보면 생수는 가능하다고 되어 있어요. 그런데 환자분이 생수가 가능하다고 하니 액체는 모두 괜찮다고 생각하고 주스나 콜라 등 당이 들어간 음료를 마시는 경우가 적지 않아요. 이러면 검사가 불가능하니 주의해야 해요. 오후에 검사한다면 오전에 가볍게 식사하고 이후에는 동일하게 생수 이외의 음료의 섭취를 금해야 합니다. 제가 근무하는 병원에서는 오전에 죽 1/2를 주고 이후 금식으로 안내하고 있어요.

'당을 조절하기 위해 검사 전 생수 외에는 금식'이라는 걸 기억해 두었다가 잘 교육해 드려야겠어요. 당이 포함된 수액은 어떻게 하면 되나요?

수액 중에서도 Dextrose 제제나 TPN은 포도당이 들어갈 수 있기 때문에 보통 검사 6시간 전에는 중단시켜야 해요. 당뇨 환자는 별도의 간호가 필요한데요, 인슐린은 Glucose 대사에 영향을 줄 수 있기 때문에 원칙적으로는 검사 전 12시간 이상은 투여하지 않으나 혈당이 너무 높은 환자는 초속효성 인슐린을 쓰기도 해요. 이 부분은 핵의학과에 물어보고 진행하시면 돼요. 당뇨약은 병원에 따라서 그냥 드시라고 하는 곳도 있고 끊으라고 하는 곳도 있는데, 이 부분은 근무하시는 병원의 프로토콜을 확인해 주세요. 아울러 체내 방사선이 발생하는 만큼 환자가 임신 중이거나 임신 가능성이 있는지 반드시 확인해야 하죠. 또한 수유부는 수유 재개가 언제 가능한지 확인해야 하고요.

환자분은 하루에 여러 검사를 빨리 진행하기 원하시는데, 핵의학 검사는 하루에 한 번밖에 못한다고 들었어요. 왜 그런 거죠?

 핵의학 검사에 사용되는 동위원소의 종류는 모두 다른데, 한 번에 하나씩만 몸 안에서 측정할 수 있기 때문이에요. 그리고 동위원소는 반감기라는 것이 있어 체내에서 배출되고 소멸되는 데에 일정 시간이 필요해요. 그래서 대부분 하루에 한 종류만 검사가 가능합니다. 또한 다른 영상의학적 검사(초음파, CT, MRI)가 있으면 핵의학 검사를 가장 마지막에 하도록 하고 있어요. 동위원소가 몸에 있는 상태에서 병원 내의 여러 곳을 돌아다니는 것도 위험하고, 초음파 검사는 초음파를 촬영하는 선생님이 환자 체내에 남아 있는 동위원소에 노출될 위험도 있기 때문이에요. 그래서 **핵의학 검사는 검사들의 순서도 매우 중요합니다.**

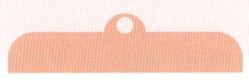

MEMO

PART 2

신체 부위별로 꼭 알아야 할 영상의학 소견

1) **뇌(Brain)** (우리 몸의 사령탑) • 52
2) **두경부** (가장 복잡한 구조, 그에 맞는 다양한 촬영법) • 67
3) **흉부(Chest)** (가장 많은 촬영이 이루어지는 곳) • 74
4) **복부(Abdomen & Pelvis)** (정확한 영상 판독이 환자의 치료 방침과 예후를 결정) • 108
5) **하복부(Genitourinary & Pelvic cavity)** (생식기능과 배출기능을 하는 비뇨생식기) • 150
6) **유방(Breast)** (여성에게서 암이 가장 많이 발생하는 곳) • 179
7) **근골격계** (가장 흔하게 다치고 자주 검사하는 부위) • 191

1 ▶ 뇌(Brain)
(우리 몸의 사령탑)

이번 파트부터는 우리가 병원에서 환자를 간호하는 데 꼭 필요한 기본 지식이 되는 내용을 하나씩 짚어보고자 해요. 단순히 해부학적 구조에 대한 소개나 정상 소견에 대한 내용보다는 주로 어떤 검사를 시행하는지, 긴급하게 조치가 필요한 응급에 해당하는 소견에는 어떤 것이 있는지 등 실제 환자 간호에 중요한 내용을 배워 볼게요.

제가 영상검사 결과를 확인할 때 어떤 점을 주의해야 할까요?

꼭 말씀드리고 싶은 것은 환자 진료에 필요한 확실한 소견은 **영상의학과에서 공식적으로 올리는 판독을 기다리는 것이 기본**이 되어야 한다는 거예요. 저도 치료방사선 파트에서 매일 암 환자의 CT를 보지만 똑같은 CT에 대한 다른 영상의학과 전문의 선생님의 의견을 들으면서 부족함을 느낄 때가 한두 번이 아니에요. 이상하다고 생각한 소견이 알고 보면 드물지만 실제 있는 해부학적 변이인 경우도 자주 겪었고요. 무엇보다 영상검사는 오늘 찍은 영상의 소견만 보는 것이 아니라 이전의 자료와 지금의 자료를 비교하는 것도 중요하기 때문에 더더욱 그렇죠. 따라서 여기서 알려드리는 내용은 영상검사 이미지를 보고 **'여기는 조금 이상한 것 아닌가?'라고 Impression을 얻는 정도에서 활용하시기를** 부탁드려요.

네, 선생님! 처음으로 알려주실 신체 부위는 어디인가요?

우리 몸의 사령탑인 뇌에서 출발해 볼게요. 뇌는 영상의학적 소견을 통해서 응급 상황을 빨리 확인해야 하고, 특히 Hemorrhage의 경우에는 **치료의 골든타임이 존재하기 때문에 영상의학적 검사가 매우 중요한 분야**예요. Case를 중심으로 중요한 소견을 배워보도록 해요.

1 뇌 CT

Case 낙상으로 내원한 환아

4세 남자 환아가 응급실로 내원하였다. 2시간 전 동네 놀이터의 2m 높이 미끄럼틀에서 우레탄 바닥으로 떨어졌다고 한다. 머리를 바닥에 부딪쳤다고 하는데 크게 아파하거나 어지러워하지는 않고 환아의 CT는 다음과 같았다. 이 환아는 어떤 상태일까?

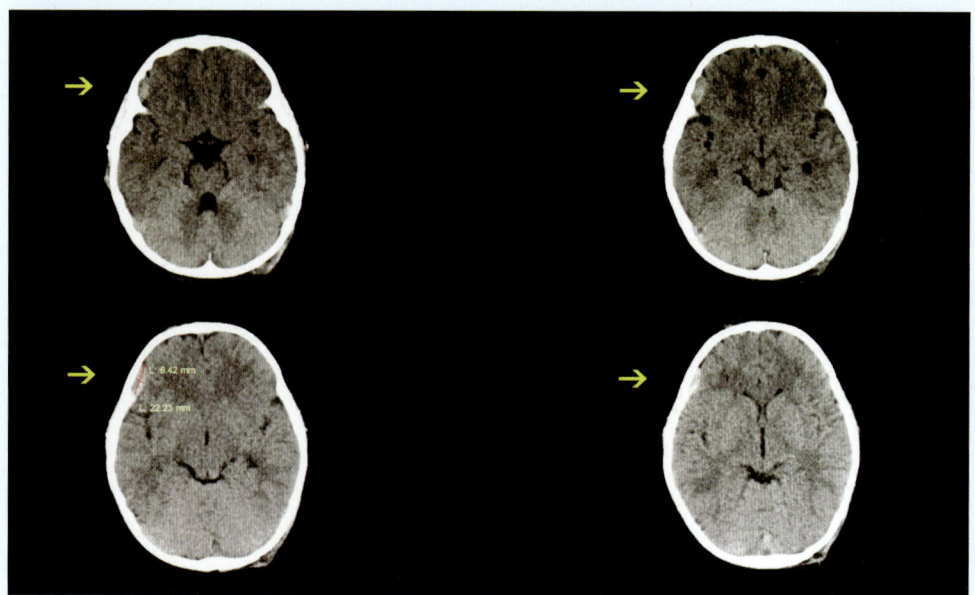

- 판독

  High density lesion in Rt skull (Arrowed), Suspicious intracranial hemorrhage

 Case 환아는 어떤 상태인가요? CT 사진을 봐도 잘 모르겠어요.

 사실 이 환자는 화살표가 없으면 제가 응급실에서 바로 영상을 확인했더라도 놓쳤을 수 있을 정도로 매우 찾기 어려운 소견이네요. 화살표 표시가 있는 부위 Skull 바로 안쪽으로 하얗게 보이는 부분(영상의학적 용어로는 High density로 나타나는 병소)이 있는데, 그곳이 바로 외상으로 발생한 출혈이 있는 부위예요. 판독지도 그렇게 설명하고 있네요. 뇌를 둘러싸고 있는 두개골의 하얀색보다는 덜 하얀 듯한 하얀색으로 보이는데, 사실 이 부분은 늘 그렇지는 않아서 하얀색이 보이면 무조건 뇌출혈로 봐야 된다고 말씀드리기는 어려워요.

그러면 원래 혈관이 있어야 하는 부위를 제외하고 저렇게 CT에서 하얗게 보인다면 출혈 소견으로 의심할 수 있나요?

그런 모든 경우가 출혈은 아니지만 출혈의 가능성이 있는 것은 사실이에요. 이 Case 사진을 소개해 드리는 이유는 이것을 찾아야 한다는 뜻이라기보다는 이렇게 실제로 출혈이 있음에도 잘 안 보일 수 있다는 걸 알려드리기 위해서예요. 그래서 **뇌 외상 환자에게 '지금은 정상일 수 있으나 지연성 출혈이 72시간 이내에 나타날 수 있음과 심한 두통 등의 증상이 있으면 꼭 병원에 바로 내원해야 함'을 설명하는 것이 중요**해요.

저도 예전에 이와 아주 비슷한 Case를 본 적이 있어요. 아이가 머리가 먼저 떨어졌다고 해서 CT를 찍었는데 당시엔 별다른 소견이 없어 보여서, 앞서 말한 것과 같이 보호자에게 설명하고 귀가시켰어요. 그런데 다음 날 낮에 신경외과에서 다시 CT를 찍으니 뇌내출혈이 있다고 해 바로 근처 3차 병원으로 보냈었죠. 이후에 다시 전날 찍은 CT를 자세히 보니 Rt temporal 쪽에 아주 작은(2cm) 출혈 소견이 있었고 그것이 다음 날 3.5cm으로 커져 있었답니다.

정상 뇌 CT의 모습도 궁금해요.

다음 사진은 제 아이가 자전거에서 넘어지면서 찍었던 CT입니다. 조영제를 쓰지 않았어도 하얗게 보이는 외부 두개골과 짙은 회색으로 보이는 뇌 사이에 공간이 없는 것이 잘 확인되네요. 정상 뇌 소견에서는 좌우가 대부분 대칭적인 소견을 보이는 것이 특히 중요해요. 물론 성장기의 외상 이력이나 사는 습관에 따라서 성인, 특히 노인은 두개골의 좌우 모양 자체가 다른 경우가 있을 수 있어요. 그렇지만 좌뇌와 우뇌를 나누는 뇌량(Corpus callosum)과 소뇌의 위치에서 뇌간(Brainstem)은 뇌의 정중앙에 위치하는 것이 일반적이에요. 이 중심선이 밀리는 것을 Midline shifting이라고 하고, 뇌 영상검사에서 매우 중요한 소견입니다.

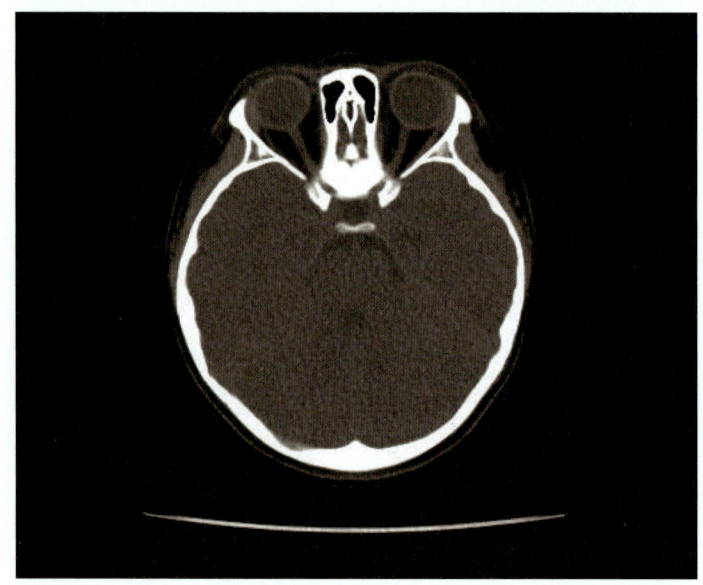

학교에서 공부할 때 뇌에 나타날 수 있는 출혈에는 여러 종류가 있다고 배웠어요.

 뇌내출혈에는 여러 종류가 있지만 우리가 흔히 볼 수 있는 소견은 다음과 같아요.
①**EDH(EpiDural Hemorrhage, 경막외출혈)**: 경막을 뚫지 못하고 생긴 혈종으로, 주로 볼록 렌즈 모양
②**SDH(SubDural Hemorrhage, 경막하출혈)**: 경막을 뚫고 뇌에 침범한 혈종으로, 주로 초승달 모양

경막이라는 해부학적 구조를 이해하는 것이 두 출혈의 양상을 이해하는 데 도움이 되실 것 같네요. 기본적으로 경막(Dura)은 두개골 바로 아래에 있어요. 원래는 두 층의 겹으로 이루어져 있으나 뇌에서는 대부분 융합되어 있고 몇몇 곳에서는 분리되어 그 사이에 정맥동이나 신경이 위치하죠.

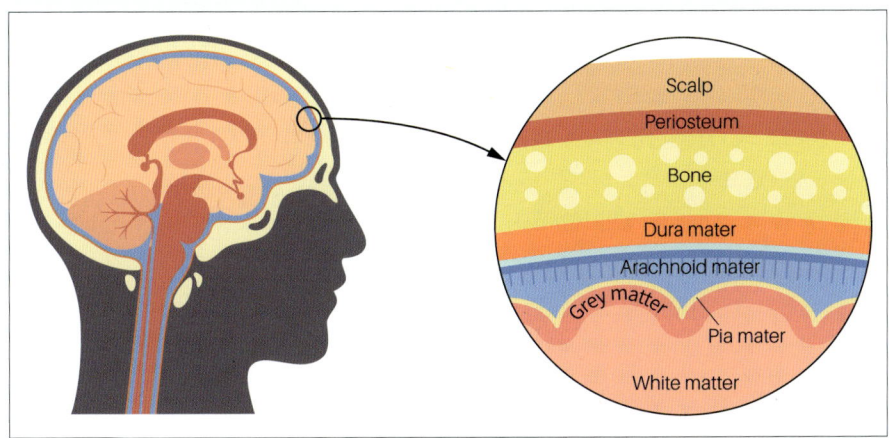

 그 경막을 기준으로 출혈의 종류가 나뉘는 거군요.

 네. 경막과 두개골 사이의 공간에 생기는 출혈이 바로 EDH예요. 딱 붙어 있는 뼈와 경막 사이에 위치하기 때문에 출혈 부위가 옆으로 퍼져 나가기보다는 이미 출혈이 발생한 부분에서 점점 부풀어 오르는 형태가 되기 쉽습니다. 이에 비해서 경막을 뚫고 뇌의 영역으로 들어간 출혈(혈종)은 상대적으로 여유로운 공간인 경막(Dura) 아래에 위치해서 혈종이 옆으로 잘 퍼지고요. 이 두 종류의 뇌내출혈은 외상에 의해서 많이 생겨요.

이 뇌내출혈이 영상검사에서는 어떻게 보이나요?

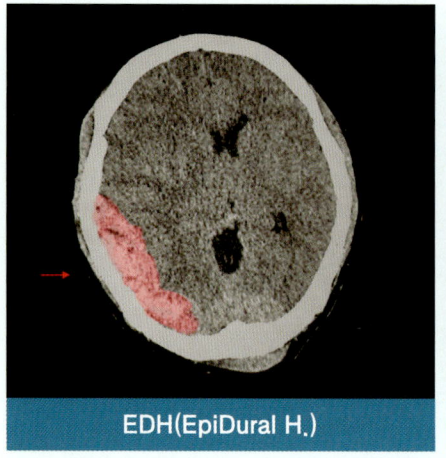
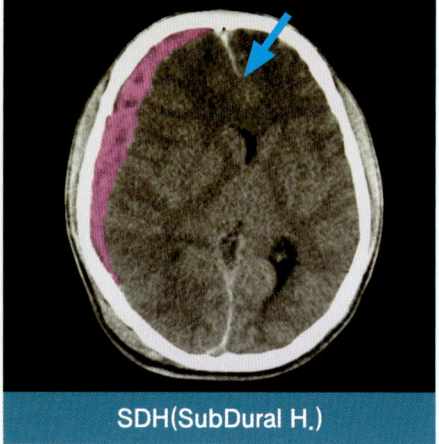

EDH(EpiDural H.)　　　SDH(SubDural H.)

보통 EDH는 볼록렌즈 모양, SDH는 초승달 모양이라고 얘기하지만 비정형적인 병변도 많아요. 즉, **임상 현장에서는 이 두 개를 구분하는 것보다 이러한 출혈 소견을 놓치지 않는 것이 더 중요해요!** 사실 이러한 뇌내출혈 소견 중 놓쳐서는 안 될 것이 바로 앞서 말씀드린 Midline shifting의 유무예요. SDH 사진의 화살표처럼 뇌 중앙 라인이 옆으로 밀리는 소견이 새롭게 관찰되면 이는 가장 대표적인 뇌압 상승의 소견이기에 증상의 유무와 관계없이 신속한 의사의 조치가 필요해요.

다른 종류의 뇌내출혈에 대해서도 알고 싶어요.

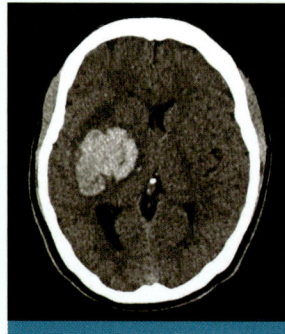
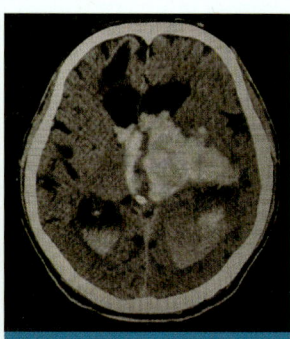
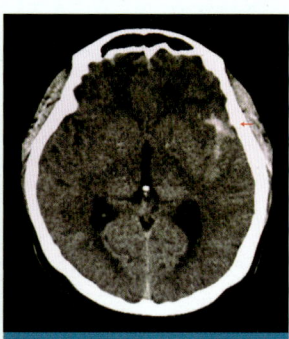

ICH(IntraCerebral H.)　　IVH(IntraVentricular H.)　　SAH(SubArachnoid H.)

③ICH(IntraCerebral Hemorrhage, 뇌내출혈): 뇌실질 내에 생긴 혈종으로, 고혈압성 뇌출혈이 많음

④IVH(IntraVentricular Hemorrhage, 뇌실내출혈): 뇌실 내에 생긴 혈종

⑤SAH(SubArachnoid Hemorrhage, 지주막하출혈): 뇌 피질의 윤곽 형태를 갖춘 혈종

이 세 가지 소견은 외상에서도 나타날 수 있지만 주로 출혈성 뇌졸중(Hemorrhagic stroke)에서 나타나는 경우가 많아요. 이 부위가 점점 커지는 출혈이 지속될 때 적절한 치료(뇌혈관 인터벤션 시행 혹은 개두술로 출혈 부위를 찾아 결찰 등)가 없으면 환자를 잃을 수 있기 때문에 매우 위급한 소견에 해당해요. 사실 이 종류를 외우고 찾는 것에 너무 얽매이지 않으셔도 되는데, 그 이유는 영상의학과에서 CT에 대한 판독을 다신다면 "Impression: IDH" 이런 식으로 구체적인 언급을 해주는 것이 일반적이기 때문입니다.

다시 한번 강조할게요. **종류를 구분하는 것보다도 출혈의 유무를 파악하는 것이 더 중요하고, 그림을 기다리기보다는 Glasgow Coma Scale(GCS) 같은 임상 양상의 변화를 파악하는 것이 우선**입니다. 또한 **당장은 출혈이 보이지 않더라도 환자가 두부 외상 병력이 있다면 환자와 보호자에게 지연성 출혈에 대해서 설명**을 꼭 하는 것이 제일 중요해요!

 뇌출혈만큼 무서운 것이 뇌경색이라고 하던데 이때는 어떤 검사를 시행하는 게 좋은가요?

 네, 사실 우리가 이렇게 열심히 검사하는 이유는 결국 뇌졸중(Stroke) 상태를 빨리 파악하고 피하기 위함인데 뇌졸중의 두 가지 원인이 바로 뇌출혈과 뇌경색이에요. 실제로 뇌졸중이 의심되어 응급실에 올 때 MRI보다는 CT를 빨리 찍어 보는 경우가 많아요. 저명한 뇌경색의 경우에는 다음 CT처럼 명확하게 허혈성 부위가 확인돼요. 좌측 대뇌(그림에서 오른쪽)에서 검은색에 가까운 짙은 회색으로 보이는 부분이 허혈성 뇌경색이 나타난 위치예요.

문제는 허혈이 발생하고 24시간 이내에는 경색 부위가 보이지 않아 아무 이상이 없는 것처럼 보이기도 한다는 점이에요. 그래서 CT가 정상이라 하더라도 명확하게 뇌경색이 의심되면 MRI를 권고하게 되지요.

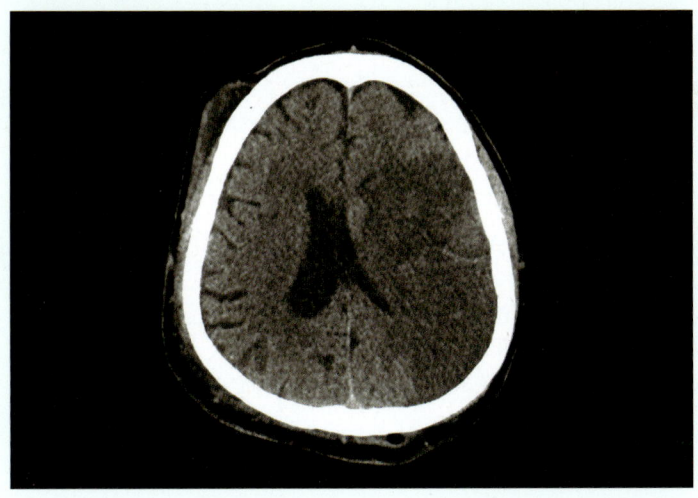

 뇌경색의 진단에는 MRI가 큰 역할을 하는군요.

[PART 2] 신체 부위별로 꼭 알아야 할 영상의학 소견

네. 뇌경색 환자에게서 MRI는 지금 허혈성 손상을 입고 있는 부위를 매우 명확하게 나타내주고 이는 조영제를 쓰지 않아도 잘 보여요. 특히 MRI는 여러 시퀀스(T1, T2, Diffusion 등)를 통해서 매우 작은 뇌경색 병변도 CT보다 더 정확하고 빠르게 찾을 수 있답니다.

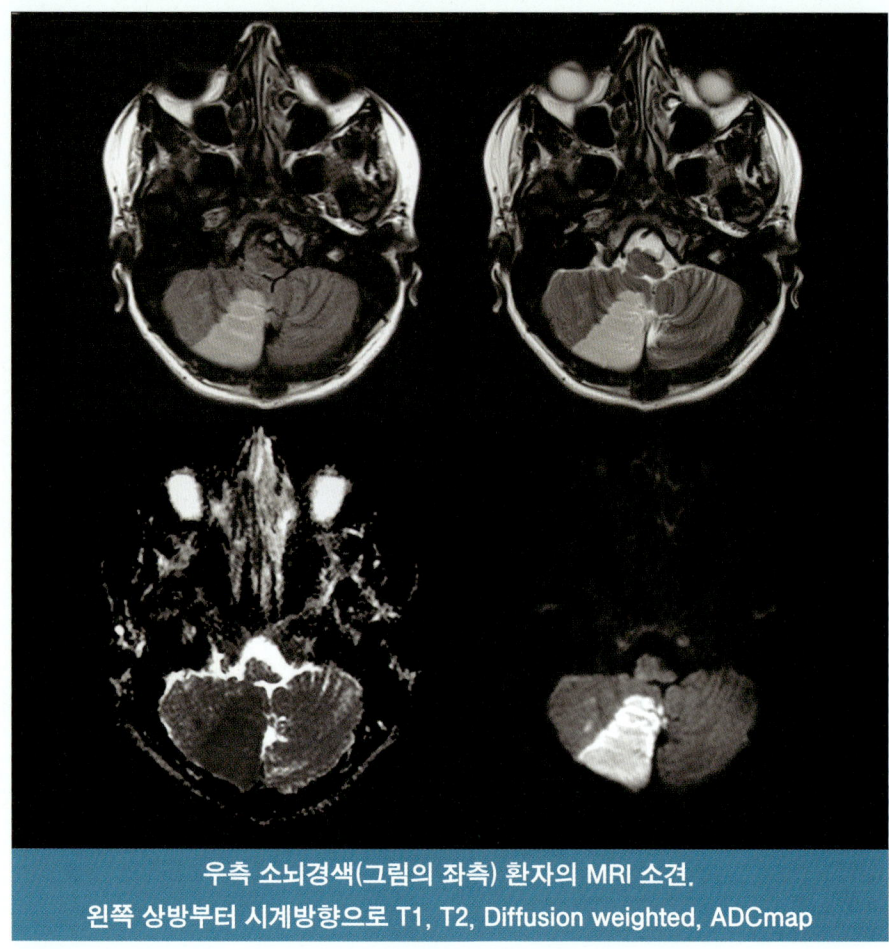

우측 소뇌경색(그림의 좌측) 환자의 MRI 소견.
왼쪽 상방부터 시계방향으로 T1, T2, Diffusion weighted, ADCmap

➕ 한 걸음 더 R/O? DDx? 알쏭달쏭한 판독지를 잘 해석하는 방법

- PET-CT 판독 결과

  1. Newly developed, Suspicious brain metastasis in Lt. parietal lobe with skull invasion.
     - DDx) Skull metastasis with brain invasion.
     - Rec) Brain MRI correlation.
  2. Known residual esophageal cancer. (MaxSUV 5.71→6.77)
     - with inflammation in upper thoracic esophagus.
  3. R/O Lt. adrenal gland metastasis. (2.74)
     - DDx) Hyperplasia.

실제 제가 근무하는 병원의 PET-CT 판독지를 가져와 보았습니다. 현업에서 근무하시다 보면 영상의학과 판독지에 생각보다 많은 양의 정보가 적혀 있고, 무서운 질환명이 쓰여 있기는 한데 그 병이 맞는지 알쏭달쏭한 경우가 많아요. 사실 이 부분은 병원에 따라 그리고 선생님에 따라 형태가 많이 다르기 때문에 특정 병원의 판독지를 예시로 들면 사실 다른 병원에서 근무하는 선생님들은 '어, 이런 판독지도 있어?'라고 생각하실 수도 있어요. 그러므로 대부분의 경우에 통용되는 몇 가지 법칙을 설명해 드릴게요.

- 가장 먼저 본인이 확인한 특정한 소견을 적는데, 상당히 긴 내용이 나열되기도 해요. 이런 판독지의 경우 끝에 Imp) 내지는 Impression) 바로 뒤에 판독 의사가 생각하는 질환을 적습니다.
- 최근에는 특정 소견을 나열하지 않고, 바로 "Conclusion) 소견 1번: 예상 질환, 소견 2번: 예상 질환" 이렇게 정보를 제공하는 경우도 있어요.
- 조직검사나 다른 검사로 확진이 되기 전까지는 아무리 명확하게 해당 질병 같다고 하더라도 "이 병이다"라고 하지는 않고, Highly suspicious, Most likely, Strongly recommended처럼 "이 병이 매우 많이 의심된다."라고 적는 것이 일반적이에요.
- R/O
  : Rule Out의 약자로 원래는 '이 질환을 Rule out 해 봐라', 즉 이 질환에 대해서 감별해 보라는 뜻인데, 가장 의심되는 추정 진단 앞에 R/O를 적는 경우가 일반적이에요. 가장 의심되는 질환이지만 위의 Highly suspicious 같은 표현보다는 다소 다른 병의 가능성이 남아 있는 상태라고 생각하시면 돼요. 따라서 R/O lung cancer이면 덜컥 환자분께 "폐암 같다."라고 전달하시면 안 되죠.
- DDx. 또는 D/Dx
  : 감별진단의 영어 단어인 Differential Diagnosis의 약자예요. 위의 R/O도 감별이고 DDx.도 감별인데, DDx는 R/O에 비해서는 다소 가능성이 떨어지는 경우에 기재하지요. 예를 들어 "1.5cm size lymph node: R/O metastatic LN D/Dx benign inflammatory lesion"은 "1.5센치미터의 임파절이 보이는데, 임파절 전이 가능성이 조금 더 높고, 단순 염증성 병변일 가능성도 감별해야 한다."라는 정도로 해석하시면 됩니다.
- Recommended
  : 본인이 판독한 검사로 완전한 정보를 얻기 힘들 때 마지막에 Recommended라고 적고 다음에 하면 좋을 검사를 적어 주시는 경우가 점차 늘어나고 있어요. 환자 간호 측면에서는 주치의 선생님이 다음 검사로 이것을 할 가능성이 생긴다고 보시면 됩니다.

2 뇌 MRI

Case 노인 환자의 MRI

요양병원에 새로 입원한 60세 환자의 Brain MRI를 보다가 다음과 같은 소견을 발견하였다. 이 소견은 무엇일까?

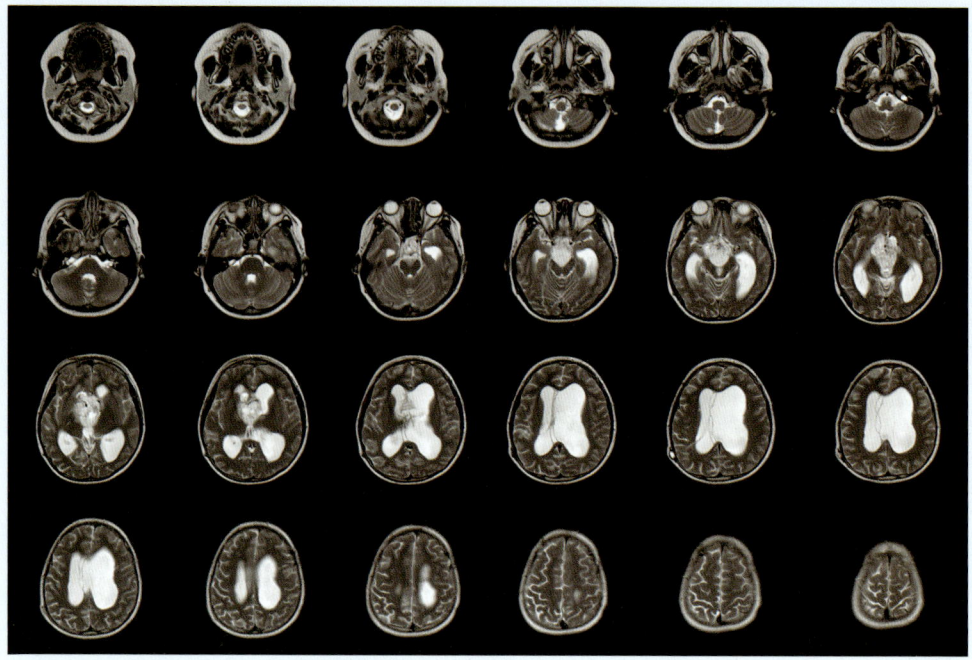

*힌트: 하얀색으로 보이는 나비 모양 부위의 면적

 Case는 수두증(Hydrocephalus)의 소견이에요. 그런데 이 수두증이 반드시 모든 경우에 증상을 동반하는 것은 아니에요. 앞으로 계속 말씀드리겠지만 영상의학적 검사에서 중요한 점은 눈에 보이는 소견 외에도 **이전과 비교해서 어떻게 달라졌는지를 꼭 확인해야 한다는 거예요.**

 수두증으로 뇌실이 커져 있다면 환자에게 어떠한 증상이 나타날 것 같은데, 아닌가요?

 대개 나이가 들면 젊은 사람에 비해서 뇌실(Ventricle)이 다소 커지기 때문에 Case 환자처럼 뇌실이 상당히 커졌는데도 불구하고 기능에는 문제가 없을 수 있어요. 그럴 때 가장 최근에 찍었던 영상 소견과 비교하면 큰 도움을 받을 수 있답니다. 만약 직전에 찍은 영상에서도 뇌실의 크기에 큰 차이가 없었다면 큰 문제가 없지만 다음 그림의 왼쪽과 같이 정상의 모습이었다가 짧은 시간 안에 오른쪽처럼 바뀐 거라면 뭔가 문제가 있는 거예요.

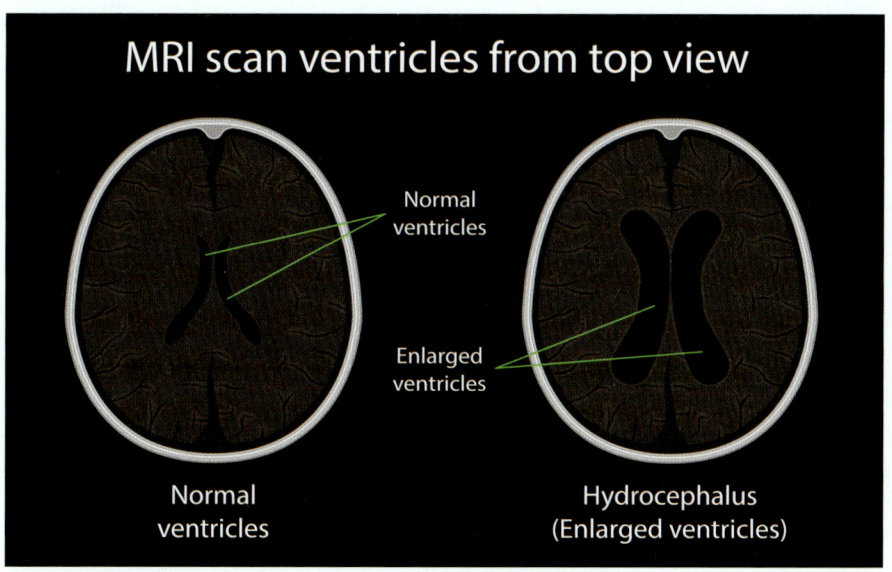

그렇군요. 수두증 환자 중에는 VP shunt를 갖고 계신 분도 많던데, VP shunt에 대해서도 알려주실 수 있나요?

수두증은 뇌실 안의 뇌척수액이 빠져나가는 구멍이 막혀서 발생하는 경우가 많아요. 그럴 때 강제로 뇌척수액을 복강으로 빼주는 관을 만드는 것이 VP shunt(VentriculoPeritoneal shunt)예요. '그냥 뇌척수액을 빼주는 관만 꽂으면 되는 게 아닌가?'라고 생각할 수도 있겠지만, CSF(CerebroSpinal Fluid, 뇌척수액) space는 외부와 차단된 채로 유지되어야 해요. 그래서 무균상태로 체외 노출이 없는 복강 내부와 연결되어야 하기 때문에 VP shunt의 삽입은 수술실에서 마취하에 이루어져요. VP shunt를 통해 뇌실의 뇌압을 확인하고 밸브를 조작해서 뇌척수액을 복강 내로 흘려보내 뇌실 내 압력을 조절하죠.

다음 그림에서 보시면 X-ray에서 노란색 원 안에 관이 위치하는 것을 확인할 수 있어요.

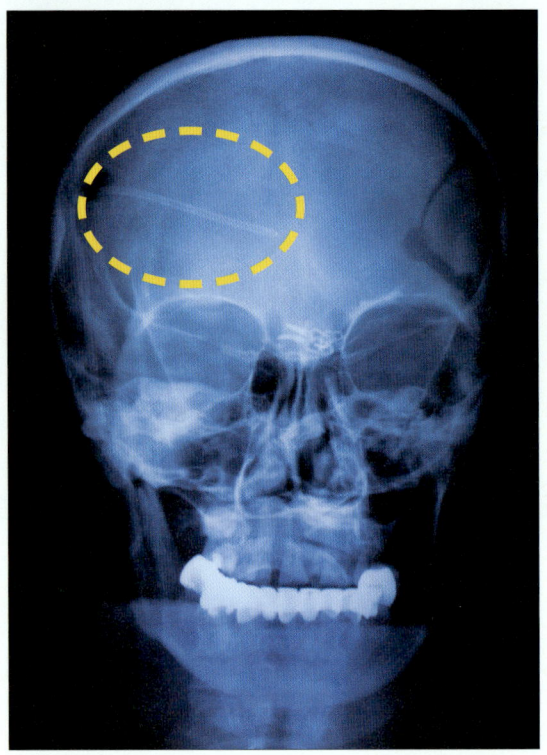

 오마야 리저버도 VP shunt와 비슷한 게 맞나요?

 네, 오마야 리저버에 대해서 들어보신 적이 있군요. Ayub. K. Ommaya라는 신경외과 의사가 개발한 오마야 리저버는 머릿속에 심는 케모포트라고 생각하면 이해가 쉬울 것 같아요. 뇌실 내에 관을 넣는 것과 수술실에서 무균상태로 진행해야 되는 것은 같은데 VP shunt와 달리 반대편 끝이 두피와 두개골 사이에 위치한 케모포트 같은 리저버 장치에서 끝납니다. 이 케모포트에 다시 도관을 연결해서 뇌압 조절을 위한 밸브를 다는 경우도 있어요. VP shunt를 심을 때도 위와 같은 밸브를 함께 달아 관리하는 경우가 많아요. 하킴(Hakim) 밸브라는 밸브가 바로 이 장치이고 이 밸브의 관리도 중요해요. 복막염 등 복강으로 연결이 어려운 경우에는 VP shunt 외에 VA shunt(Ventriculo-Artrial 뇌실-심방)를 시행할 수 있다는 것은 알고 계시죠?

위의 X-ray처럼 VP shunt가 복강 내부에 연결되어 있는 것도 영상검사로 확인할 수 있겠네요.

 네, 다음 그림과 영상검사를 보면 VP shunt의 끝이 복강 내에 위치한다는 것을 확인할 수 있죠. 간호에 있어서 VP shunt가 중요한 영상의학적 이유는 **VP shunt의 밸브 부위가 일부 금속으로 되어 있기 때문에 MRI 촬영 시 불가피하게 금속 구조가 MRI에 노출**된다는 거예요. MRI 검사 시 자기장으로 인해 밸브의 수치가 변동되었는지, 밸브의 위치에는 문제가 없는지를 꼭 확인해야 하죠.

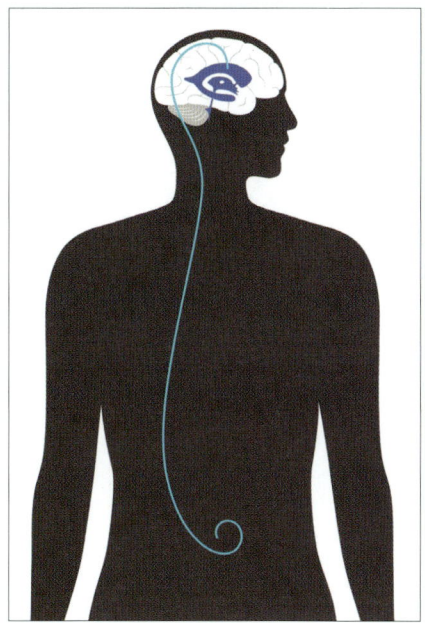 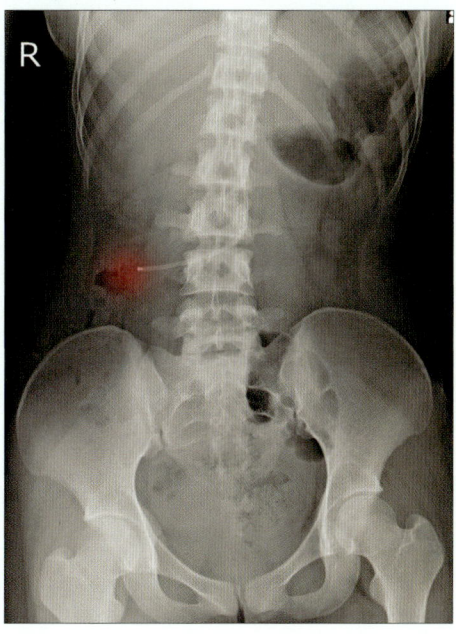

 MRI 말고 MRA를 찍는 환자는 왜 MRA를 시행하는 건지 알고 싶어요.

 MRA는 뇌 안에 있는 혈관을 중점적으로 보기 위해 찍는 사진이에요. MRA는 MRI의 한 종류로 MRI로 찍은 Angiography(혈관조영술)라고 생각하면 돼요. 원래 Angiography라는 용어는 '혈관을 찍은 그림'이라는 용어이므로 어디라도 가져다 붙일 수 있어요. CT에 하면 CT angiography 이런 식으로요. MRA는 기본적으로 **뇌혈관의 모양을 확인해야 할 때** 시행해요. 원인 모를 두통이 있을 때나 고혈압, 당뇨, 혈전 등 뇌혈관 질환 위험인자가 있는 경우, 혹시라도 있을지 모르는 뇌동맥류나 기타 위험한 부분을 선제적으로 찾을 때 MRA 검사가 유용하죠.

혈관을 찍는다면 조영제를 써서 검사하나요?

 사실 MRA는 조영제 없이도 촬영이 가능해요. MRI에서는 멈춰 있는 물이 아닌 흐르는 물의 신호를 별도로 잡아서 이미지로 만들 수 있거든요. 그래서 다음 사진과 같이 똑같은 액체인데도 불구하고 뇌실은 모두 제외하고 혈관만 예쁘게 뽑아내서 영상으로 재현할 수 있어요.

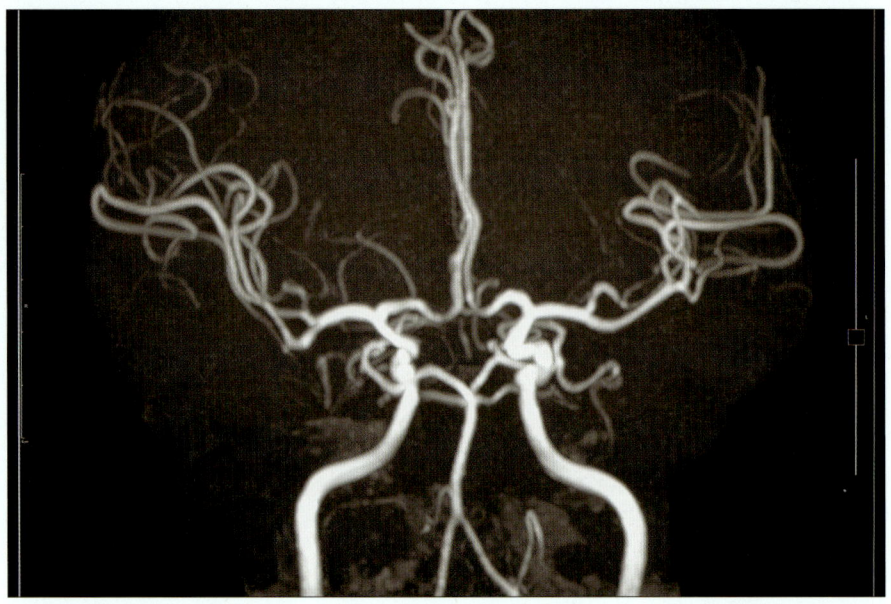

 그러면 뇌 MRI에서 조영제를 쓰는 경우는 언제예요?

 정말 어려운 질문인데요, 사실 조영제를 쓰는 부분은 임상 의사에 따라서 조금씩 달라요. 그렇지만 대체적으로 뇌종양이 의심되는 경우에는 대부분 조영제 MRI를 촬영하게 돼요. 종양에는 혈관이 많아서 조영제를 쓰면 다른 조직에 비해 잘 보이는 특성이 있기 때문이에요. 또한 조영제의 확산 양상을 통해 혈류를 더 자세히 봐야 하는 경우에도 조영제가 이용됩니다.

 조영제를 사용하는 뇌 검사에서 IV line 준비는 어떻게 해야 하나요?

 Part 1에서 소개해 드린 것처럼 CT는 보통 18G 정도의 굵은 바늘을 이용해요. Angio 시술의 경우 특이하게도 IV line을 우측 팔에 확보하는 것을 선호하는데 이것은 모든 Angio 시술에서 마찬가지예요. 그 이유는 우측 팔에 주사를 하면 조영제가 더 잘 들어가기 때문이라고 알려져 있어요. MRI 검사도 물론 굵은 바늘 라인을 선호하기는 하나 기관에 따라서는 20~24G도 괜찮은 경우가 많답니다.

3 뇌 관류 SPECT

 뇌에 시행하는 핵의학적 검사도 있나요?

 앞서 소개한 PET-CT가 전신적인 핵의학 검사라면 국소적인 핵의학 검사 중에 가장 빠르게 발전하는 분야가 바로 이 뇌 분야예요. 뇌는 기본적으로 두개골로 둘러싸여 있기 때문에 초음파 등으로 내부를 확인하기가 어렵고 개두술 자체도 개복에 비해 환자에게 주는 부담이 커요. 그래서 뇌의 현상을 영상의학적 기술로 파악하고자 하는 의학적인 요구가 많아서 지금도 많은 방법이 개발되고 있죠.

 그렇군요. 어떤 검사가 있나요?

 가장 대표적인 것이 Brain perfusion(뇌 관류) SPECT라는 검사예요. 99mTC-ECD라는 방사성 의약품을 주사하면 그 방사성 물질이 뇌에 도달하여 기능하는 뇌 부위에서 높은 신호를 나타내고, 이것을 촬영해서 뇌 안에서의 기능적 등고선을 그려요. 혹시라도 혈관의 어디가 막히면(뇌협착, 뇌혈전 등) 그 혈관에서 산소를 공급받는 부위의 신호가 약해질 것이고, 치매 등이 있는 경우에는 막힌 부위 없이도 해당 부위의 신호가 약하게 나오는 원리를 통해 질환과 그 질환의 위치를 진단할 수 있답니다.

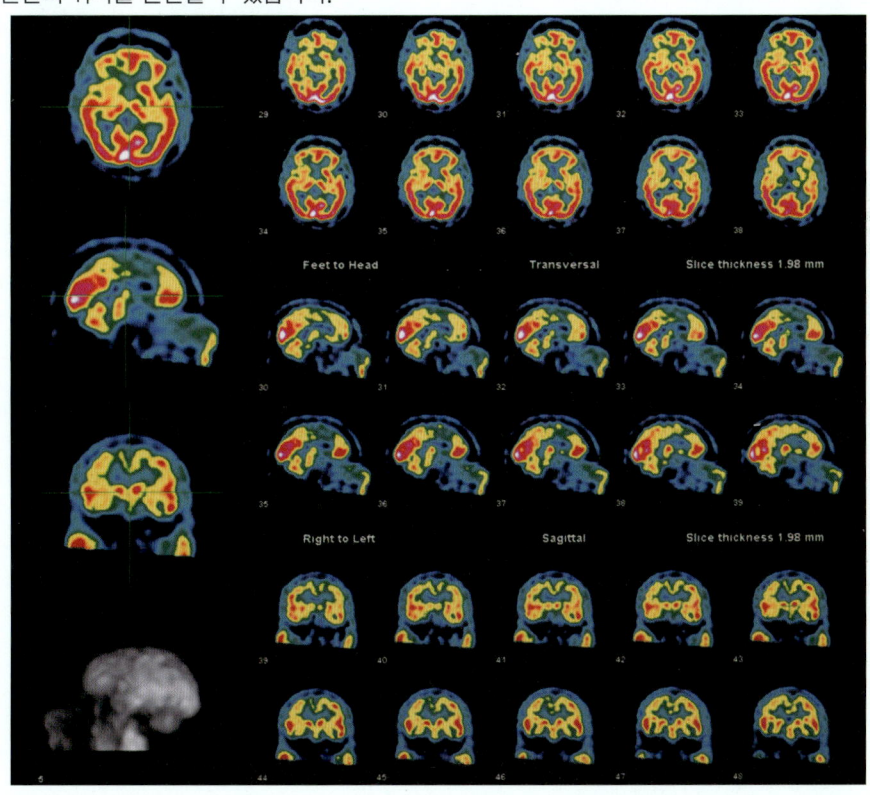

SPECT 검사를 시행하는 환자의 촬영 준비는 어떻게 하나요?

 앞으로 나올 모든 핵의학 검사에서도 말씀드리겠지만 핵의학 검사는 조영제를 쓰는 영상 촬영보다 준비할 내용이 더 복잡해요. **단순히 NPO만 하는 것이 아니라 검사 전날 밤부터 카페인이 함유된 차와 식품, 약품, 알코올의 섭취를 금지해야 하는데, 의외로 이 부분을 환자분이 잘 안 지키는 경우가 있어서 교육을 잘 진행해야 해요.** 전날부터 금연하셔야 하는 것도 이 검사의 특징이고요. 또한 확장제로 인해 소변이 자주 마려울 수 있어 검사 직전에 반드시 소변을 보고 검사를 받게 하고, 검사 중 혈관 확장제가 들어가기 때문에 일시적으로 혈류가 늘어 두통이 발생할 수 있다고 교육해야 해요. **당연히 임신부에서는 가급적 검사를 피해야 하고, 모유수유도 일정 기간 중지해야 한답니다.**

2 두경부
(가장 복잡한 구조, 그에 맞는 다양한 촬영법)

뇌의 바로 아래에 위치하고 있는 얼굴과 목 부위까지를 '두경부'라고 해요. 이 부위에는 매우 여러 가지 기능을 가진 신체 구조(눈, 코, 귀, 입), 작고 큰 뼈와 수많은 근육이 모여 있어요. 대부분 옷 밖으로 드러나 있는 만큼 크고 작은 외상에도 특히 잘 부러지고 다치는 부위이기 때문에 영상의학적 검사를 통해 응급으로 치료 방침을 결정할 일도 많은 부위이죠.

1 두경부 X-ray

Case TA 외상 환자

오토바이를 타다가 넘어진 25세 남자 환자가 응급실에 내원하였다. 헬멧을 착용하고 있었으나 앞으로 넘어지면서 안면부에 다수의 찰과상을 입었다. Vital sign은 Stable하다. 피를 흘리고 있는 환자는 아파 죽겠는데 X-ray를 수십 장 촬영했다고 불만을 표시하고 있다. 환자에게 어떻게 설명해야 할까? (심야 시간이라 CT는 촬영이 어려운 상태이다.)

앞에서 CT는 골절을 확인하는 데 매우 효과적이라고 말했었는데요, 특히 얼굴 부위는 CT를 찍을 수 있다면 X-ray보다 훨씬 효과적으로 골절이나 구조적인 손상을 확인할 수 있어요. 하지만 모든 병원이 24시간 CT를 편하게 찍을 수 있는 시설을 구비한 건 아니죠. 이런 상황에서도 외상이나 교통사고 환자는 정확한 진단이 꼭 필요해요. 그래서 얼굴 쪽 X-ray에는 "○○○ view"라고 이름 붙여진 다양한 촬영법이 있고, 각 View별로 확인하고자 하는 뼈의 위치가 달라요. 또한 지금은 괜찮은 것 같아도 Odontoid process나 Zygomatic arch 등 골절 자체가 큰 위험이 되는 경우도 있기 때문에 이에 대한 확인은 꼭 필요하죠.

그러면 환자에게 지금은 괜찮아 보여도 위험해질 수 있는 골절의 확인이 꼭 필요하고, X-ray마다 보는 뼈의 위치가 다르다고 설명하면 되나요?

맞아요. 물론 우리가 두경부에 적용하는 X-ray 촬영 방법의 모든 것을 다 알 수는 없지만 몇 가지 대표적인 View를 알아보도록 해요.

① **Caldwell view, Waters view**
두경부에서 가장 흔하게 겪는 질환인 만성 부비동염(축농증) 감별에 매우 중요한 View로, 좌측이 Caldwell 우측은 Waters예요. 화살표로 표시된 위치가 사진처럼 어둡게 보이는 것이 정상 소견인데 이 부분에 뭐가 차 있는지를 보기 위하여 X-ray를 촬영해요.

두 View는 어떤 차이점이 있나요?

 Caldwell은 빨간 화살표로 표시된 전두동(Frontal sinus: 전두엽 앞의 두개골에 존재하는 비강)의 염증 유무를 확인하기 좋고, Waters view는 노란 화살표 위치인 상악동(Maxillary sinus)의 염증 유무를 확인하는 데 적합해요. 참고로 Caldwell은 이 촬영 방법을 고안한 영상의학과 의사 Eugine Caldwell에서, Waters도 Charles A. Waters라는 영상의학과 의사의 이름에서 따 왔답니다.

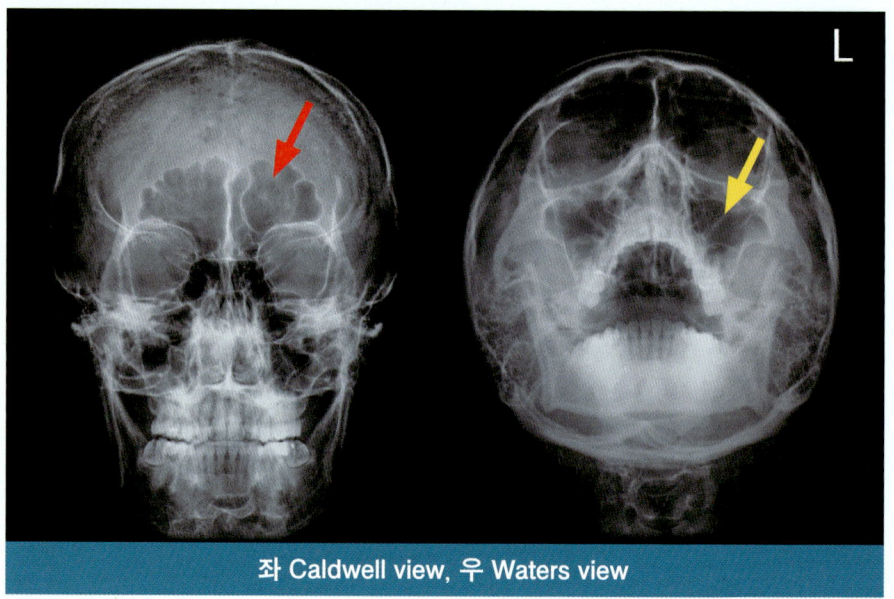

좌 Caldwell view, 우 Waters view

 만성 부비동염이 있으면 영상에서 어떻게 보이는지도 궁금해요.

 다음 그림을 보시면 빨간 화살표가 보이는 우측 상악동(안와 아랫부분)이 좌측과 다르게 하얗게 관찰되고 있어요. 이것이 바로 전형적인 Sinusitis의 소견이에요. 이렇게 X-ray를 통해서 부비동의 어느 곳이 문제가 되는지 쉽게 확인할 수 있어요. 요즘은 CT가 대세라고는 하지만 로컬 이비인후과 의원 등 CT 확보가 어려운 병원에서는 여전히 유용하게 활용되고 있지요.

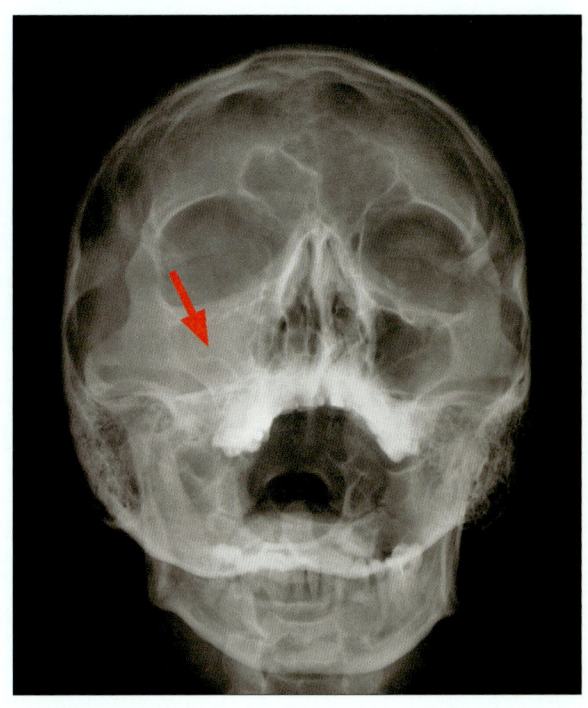

② **Zygomatic arch view**
　응급실에서 많이 볼 수 있는 View 중 하나로, 환자의 고개를 뒤로 젖힌 상태에서 턱 쪽에서 머리 쪽으로 촬영하는 방법이에요.

보통 어떤 골절을 확인하기 위한 방법인가요?

광대뼈 골절을 확인하는 특수한 X-ray 촬영법으로, 촬영하면 다음과 같은 모습의 사진이 나와요. 화살표로 표시된 부분에 반대편과 다르게 골절이 있다는 것 보이나요? 이러한 검사를 통해 광대나 상악의 골절을 확인할 수 있어요. 하지만 요즘은 응급실이 있는 규모의 병원에는 대개 CT가 구비돼 있기 때문에 응급으로 광대나 상악골의 골절을 확인하기 위해 X-ray를 사용하는 경우는 많지 않아요.

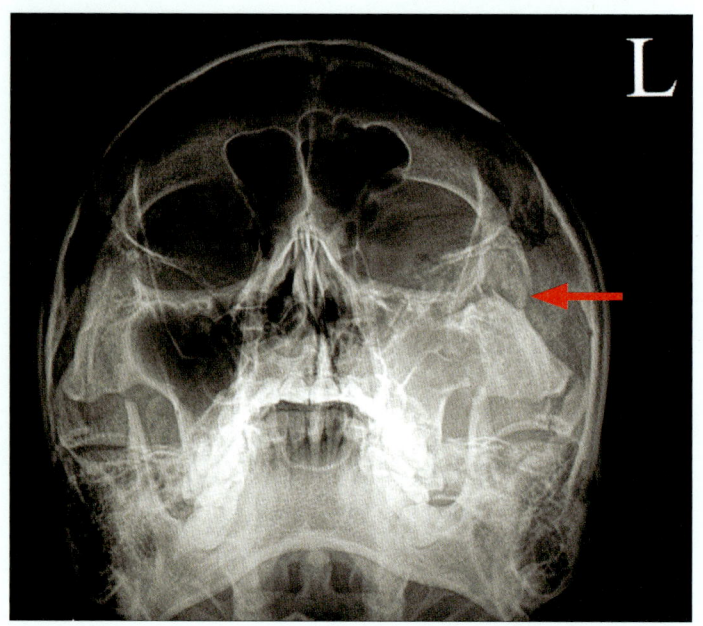

Odontoid process 골절이 특히 위험할 수 있다고 하셨는데, 어떤 방법으로 확인할 수 있나요?

③ **Open mouth view**

잠깐 해부학 공부할 때의 기억을 떠올려 볼까요? C1-C2 spine은 머리를 좌우로 돌리는 관절의 가동 범위를 확보하기 위해 Odontoid process라는 특이한 돌기가 C2에서 C1 쪽으로 올라와 있고, C1 spine은 환형(고리 모양)으로 생겼던 것이 살짝 생각나실 거예요.

이 튀어나온 뼈, 치아돌기(Odontoid process)가 외상으로 인해 손상(골절 또는 탈구)되었는지를 확인하기 위해서 필요한 것이 바로 Open mouth view예요. 그냥 "아" 라고 하고 앞에서 뒤로 사진을 찍으면, 위/아래 치아 사이로 화살표로 표시한 것과 같이 Odontoid process를 확인할 수 있어요. 특히 이 C1-C2는 탈구만 되어도 척수손상 확률이 100%에 육박하기 때문에 외상 직후에 꼭 확인이 필요해요.

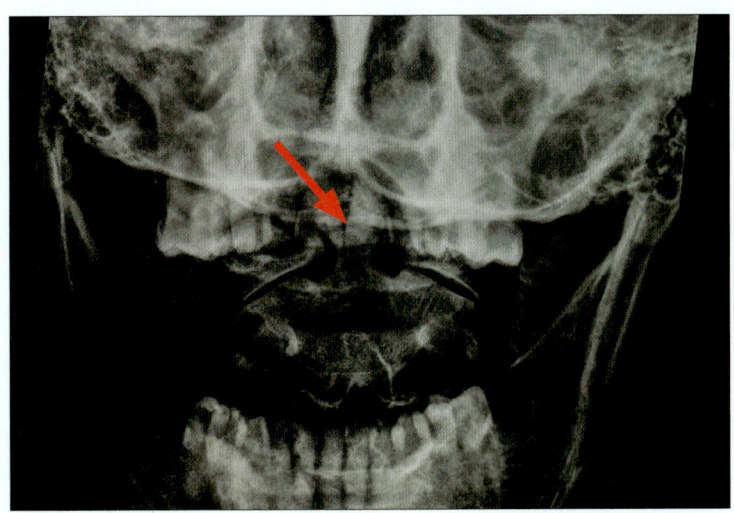

➕ 한 걸음 더 병원에 CT 없이 MRI만 있을 수도 있나요?

그런 병원은 아마 정형외과, 그중에서도 관절·척추 중심의 병원일 것 같네요. 사실 외상성 골절을 볼 것이 아니라면 만성 관절질환(어깨, 무릎, 척추 등)은 MRI로 확인할 수 있는 것이 훨씬 많아요. 그리고 비급여인 MRI를 촬영하면 병원 수입이 많아지는 경제적인 이유도 CT보다 MRI를 먼저 사는 병원이 나타나는 이유예요. 그런데 역설적으로 이런 병원일수록, 앞서 소개드린 고전적인 X-ray 촬영법을 시행하는 것을 더 자주 볼 수 있을 거예요. MRI와 비교한다면 오히려 전통적인 X-ray가 미세 골절 등을 확인하는 데는 더 좋은 검사 방법이기 때문이에요.

2 두경부 CT, MRI

Case 음식을 삼키기 힘든 환자

1개월 전부터 음식물을 삼키기 어렵고 왼쪽 볼이 붓고 아프다는 55세 여자 환자가 내원하였다. 환자의 두경부 CT는 다음과 같다. 환자에게 우측 편도에 큰 종물(Mass)이 있다고 설명하려는데 갑자기 MRI 촬영 처방이 났다. 왜 이 환자에게서 MRI가 필요할까?

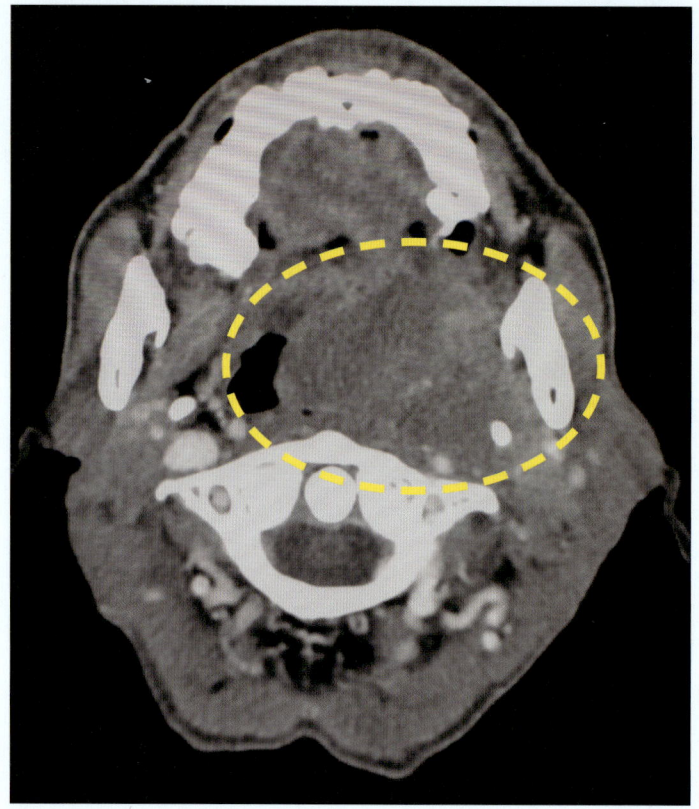

· 판독

About 3.3x5.2cm sized enlarged mass at Lt tonsil, R/O Malignancy, DDx. Hemorrhagic cyst., Rec) Neck MRI

아마도 CT상 왼쪽 편도 기원의 추정 종양이 있어서(Spine 모양을 보았을 때 경추 1번 근방의 사진으로 보여서) MRI가 처방 난 것 같네요. 단순히 뭐가 있다고만 설명할 거라면 더 이상의 검사가 필요 없지만 이 덩어리가 구체적으로 어느 조직에서 기원했고 경계가 어디인지를 알기 위해서, 즉 악성 여부의 확인을 위해서는 MRI가 반드시 필요하답니다. 환자에게도 이렇게 설명해 주면 되겠죠?

MRI를 처음부터 찍으면 비급여라서 CT를 먼저 찍은 건가요?

맞아요. 그리고 두경부는 CT로 상당히 많은 것을 알 수 있어요. 특히 외상 환자에게 이런 뷰 저런 뷰 찍지 않고 한 번 긁으면(CT나 MRI 같이 기계 안에서 환자가 움직이면서 찍는 촬영을 '긁는다'고 많이 표현해요) 많은 부위의 골절을 확인할 수 있기 때문에 CT가 선호되고 있죠. 만약 CT를 찍은 후에 MRI가 추가로 처방된다면 뼈가 아닌 '연조직에서 덩어리가 발견된 경우'라고 볼 수 있어요.

CT나 MRI 처방을 보면 엄청나게 종류가 많은데, 막상 사진을 보면 다 비슷한 것 같기도 해요. 왜 이렇게 세부적으로 나눠져 있나요?

X-ray도 무슨무슨 View가 엄청 많은데, CT도 CT zygoma, CT PNS, CT mandible 이렇게 처방 종류가 엄청 많지요? 그런데 사진을 보면 CT 촬영 범위는 대개 비슷한 경우가 많아요. 그렇지만 이렇게 나뉘는 이유는 특정 부위를 더 잘 보기 위해서 CT에서 나오는 신호나 세팅값을 다르게 하기 때문이에요. 이것은 모든 병원이 똑같지는 않고, 병원마다 기계와 영상판독 의사 및 임상과의 선호에 따라 상당히 다양하게 세팅되어요. MRI도 비슷해요. 일단 MRI neck, MRI PNS 같은 큰 처방이 있고, 특정 장기에 집중하기 위해서 다른 이름의 처방을 별도로 세팅하게 됩니다. 이름만 다른 것이 아니고 찍는 설정값 자체도 다른 촬영이라는 점을 알아두면 좋겠네요.

그런데 두경부 쪽에 있는 장기 중 갑상샘은 CT를 찍는다는 얘기를 잘 못 들어본 것 같아요.

우리 목에 있는 특수한 장기 중 하나가 갑상샘이에요. 특히 갑상샘은 건강검진에 갑상샘 초음파가 많이 포함되어 있고 이로 인한 암 조기 발견이 많다 보니 의료인인 여러분에게 가족이 종종 문의하기도 할 거예요. **갑상샘은 방사선 노출이 없고 해상도가 CT보다 훨씬 좋은 초음파를 우선 사용**하고 있어요. 갑상샘 암이 있는 것을 확인한 후에는 CT를 사용하여 추가 검사를 하게 되죠. 초음파 영상을 보는 방법까지 알기보다는 왜 CT보다 초음파가 선호되는지만 알고 계셔도 충분할 것 같아요.

3 흉부(Chest)
(가장 많은 촬영이 이루어지는 곳)

단일 검사 중에 가장 많이 이루어지는 영상의학 검사가 무엇인가 생각해 보면, 아마도 흉부 X-ray 촬영일 거예요. 기본적인 건강검진부터 시작해서 채용 검진, 병원에 입원할 때, 입원 도중에 루틴하게 이루어지는 촬영이 바로 흉부 X-ray 촬영이에요. 아마도 우리나라 성인 중에 이 흉부 X-ray를 단 한 번도 안 찍은 사람을 찾는 것이 어려울 정도가 아닐까 생각해요.

흉부 X-ray는 왜 이렇게 많이 촬영하게 되나요?

흉부 X-ray는 아주 간단하게 폐의 상태와 심장비대 등의 이상 소견을 빠르게 확인할 수 있기 때문에 보통 입원할 때 찍어요. 이후에 설명드리겠지만, 폐결핵이 다른 국가에 비해서 많은 우리나라의 특징적인 환경도 입원 시 흉부 X-ray를 찍는 이유죠. 흉부는 몸의 엔진 같은 장기인 심장과, 산소가 들고 나는 기관지가 위치하고 있는 만큼 문제가 생기면 바로 초응급상황이 발생하게 돼요. 그래서 단순한 진단을 위한 영상 촬영 외에도 인터벤션을 위한 촬영, 조직 생검 등 영상의학과에서 시행하는 여러 시술이 이루어진답니다.

1 흉부 X-ray

Case 입원 후 찍은 첫 X-ray

오늘 있을 척추 수술을 위해서 어제 오후에 입원한 74세 남자 환자의 입원 시 촬영한 흉부 X-ray 사진이다. 흉부 X-ray를 보니 오른쪽 위(빨간색 원)에 뭔가가 보인다. 이 부분은 무엇이고, 간호사는 환자에게 어떻게 설명해야 할까?

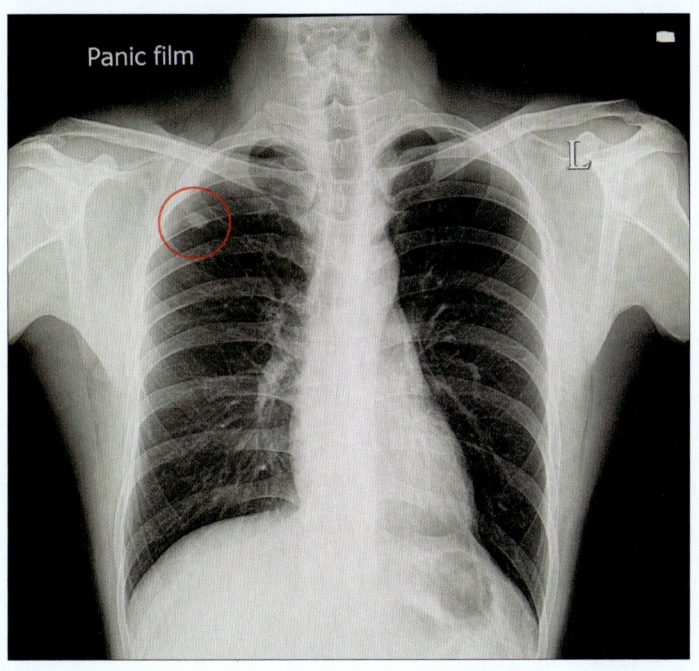

일단 정답은 '정식 판독을 확인한다!'입니다. 영상의학과 의사나 영상을 볼 수 있는 다른 의사의 검토 후에 추가 검사를 진행하거나 환자에게 해당 소견이 전달되어야 하기 때문이에요. 빨간색 원 안의 병변이 예전부터 있었던 병변일 수도 있고, 이미 치료가 완료된 폐암의 잔존 병소일 수도 있어요. 그렇기 때문에 이 X-ray 소견은 다른 의무기록과 함께 검토되어야만 비로소 그 진짜 의미를 알게 되지요. 하지만 이 X-ray에서 이 소견을 찾는 것이 의미가 없다는 것은 절대 아니에요! 몇 년 후에라도 이때 이 X-ray 한 장이 환자의 진단에 엄청난 도움이 될 수 있거든요. 왜 그런지 이제 배워 볼까요?

네, 선생님. 우선 흉부 X-ray가 어떤 검사인지 알고 싶어요.

[PART 2] 신체 부위별로 꼭 알아야 할 영상의학 소견

가장 기본적인 흉부 영상검사는 바로 흉부 X-ray, 그중에서도 서서 찍는 Chest PA(흉부 X선 후전 사진)예요. 아주 간단한 한 번의 촬영을 통해 폐와 종격동, 연조직, 뼈의 이상을 평가하고, 카테터나 L-tube 등의 인공물도 쉽게 찾을 수 있는 매우 중요한 검사죠.

이 사진은 제 Chest PA예요. 사실 저는 갈비뼈 아래쪽이 비정상적으로 넓은데, 이는 소아 비만이었던 사람의 큰 특징이라고 하네요. 그리고 우측(사진에서 왼쪽) 횡격막이 비정상적으로 올라와 있는 해부학적 변이를 가졌어요. 이러한 모든 정보가 이 사진 하나에 쉽게 나타난답니다. 사실 이 사진에서 더 중요하게 봐야 할 정보는 뼈 모양이 아니라 기관지와 종격동의 위치 그리고 횡격막의 위치와 모양 등이에요.

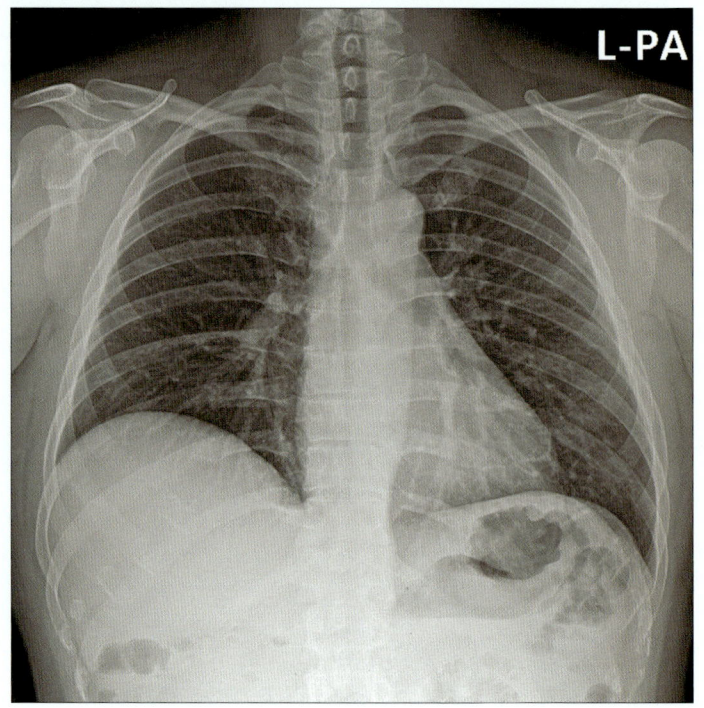

 그렇군요. 흉부 X-ray 사진에서 꼭 확인해야 할 주요한 구조물은 어느 위치에 어떤 모양으로 있나요?

 사진을 보면서 하나씩 알아볼게요. 먼저 파란색으로 표시된 부분이 바로 ① 기도(Airway)입니다. 특히 상부 기관지는 심장이나 대동맥 등과 겹치지 않아서 매우 쉽게 확인이 가능해요. 분홍색으로 표시된 부분은 심장의 가장자리(Cardiac border)예요. 대개는 이 심장의 ② 좌측 가장자리가 ③ 우측 가장자리보다 더 튀어나와 있는 것이 정상이며, 이 심장 크기가 너무 커진다면 심장 이상을 의심할 수도 있어요. 초록색 선은 바로 ④ 횡격막(Diaphragm)이랍니다. 특히 이 횡격막이 양측 갈비뼈랑 만나는 부분을 Costophrenic angle, 다른 말로 CP angle(늑골횡격막각 또는 갈비가로막각)이라고 해요. 그리고 ⑤번은 대동맥궁(Aortic arch)이에요.

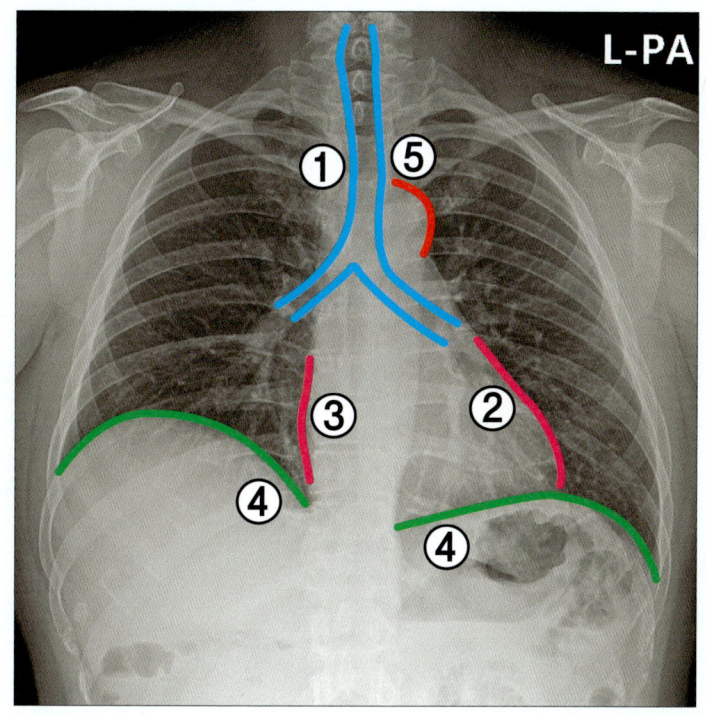

 제가 병원에 가면 지정된 곳에 서서 턱을 받친 다음에 숨을 참고 뒤에서 앞으로 X-ray를 찍는 것 같아요. 이건 AP인가요? PA인가요?

 대부분 X-ray를 찍을 때는 일어선 상태로, 촬영 판에 배를 대고 엑스레이 기계가 내 뒤에서 앞으로 하는 촬영을 겪어보셨을 거예요. 이것을 PA라고 해요. PA란 환자의 Posterior에서 Anterior, 즉 뒤에서 앞으로 촬영을 했다는 뜻이랍니다. 입원하신 분 중 거동이 어려워 Portable X-ray를 찍는 환자는 침대에 누워 있고 방사선사 선생님이 기계를 환자 위에 위치시킨 상태에서 촬영하는 것을 보셨을 텐데요, 이건 앞에서 뒤로 찍는 거라 AP예요.

 사진에서는 두 가지 방법을 어떻게 구분할 수 있나요?

 이 X-ray 우상단에 보시면 L-PA라는 글자가 쓰여 있어요. L이 쓰여 있는 쪽이 환자의 왼쪽이라는 뜻이고, 검사 방법에 따라 X-ray 검사 필름(촬영 결과물)에 PA인지 AP인지를 함께 기재해 놓아요.

[PART 2] 신체 부위별로 꼭 알아야 할 영상의학 소견 77

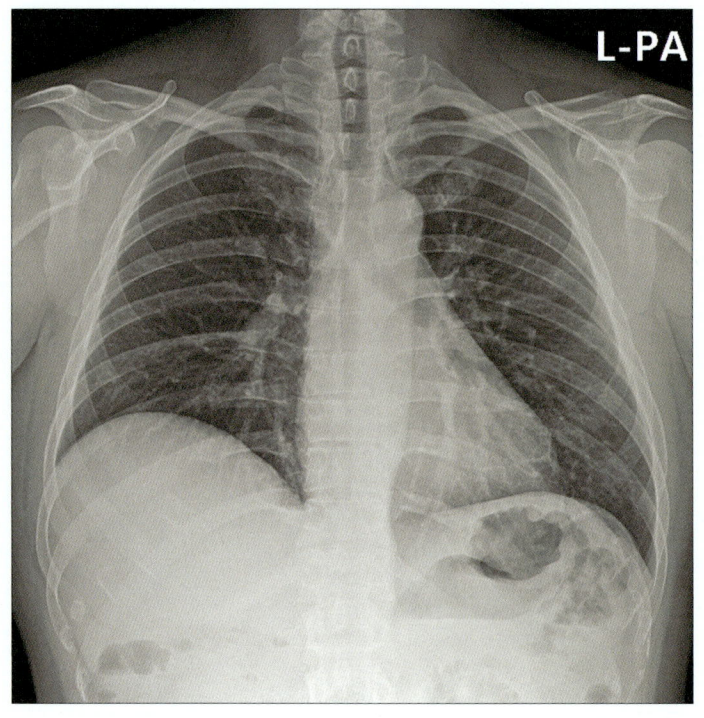

영상검사에서 확인할 수 있군요. 두 방법에 큰 차이가 있나요?

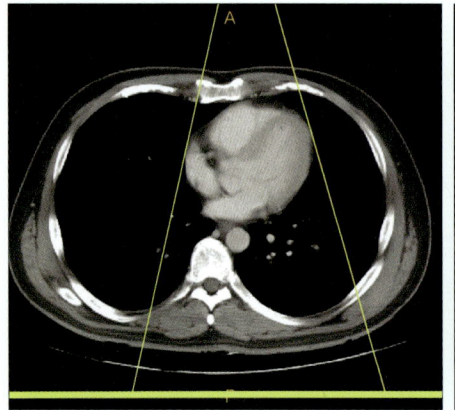
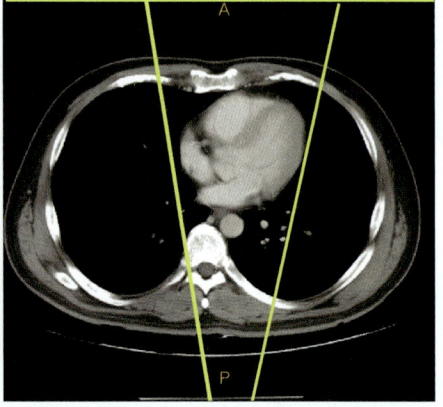

보통 뒤에서 앞으로 찍는 것을 선호하는데, 그 이유는 사진과 같이 심장의 그림자가 화면에서 차지하는 영역 차이 때문이에요. 흉부 X-ray에서 심장이 가리는 부분은 폐 실질을 X-ray로 확인하기가 어려워요. 이 부분이 앞에서 뒤로(AP, 왼쪽 사진) 찍을 때 더 넓게 찍히고 뒤에서 앞으로 찍으면(PA, 오른쪽 사진) 그나마 조금 덜 차지하기 때문에 PA를 찍어서 최대한 확인할 수 있는 범위를 극대화하는 것이랍니다. 따라서 **흉부 X-ray 처방을 확인하실 때 Chest PA와 AP는 같은 것이 아니라는 점을 알고 있어야 해요.** 만약 환자의 전신 수행 능력이 너무 나쁜데 PA 처방이 났다면 촬영이 가능한지를 한번 확인해 보는 것이 낙상 예방 등에 도움이 되겠죠?

➕ 한 걸음 더   흉부 X-ray의 판독

흉부 X-ray를 판독하고 해석하는 것은 의사 국가고시 중 실기시험의 한 과목이었을 정도로 영상의학과 전공이 아니더라도 의사에게는 기본 소양과도 같은 항목이에요. 시험에서는 X-ray 사진을 주고 이에 대해서 설명하라고 해요. 좌우 확인과 사진이 적절하게 찍혔는지 품질 확인부터 하고 종격동, 심장, 폐, 골격 모두를 언급하는 것이 모범 답안이지요.

하지만 임상 현장에서는 흉부 X-ray의 촬영 양도 엄청나게 많고, 최근에는 AI의 도움을 받는 경우가 많아 판독지 자체는 조금씩 짧아지고 있답니다. 흉부 X-ray 판독에서 많이 볼 수 있는 몇 가지 예문을 설명해 드릴게요.

- No interval change (Since last exam), No new lesion
  : 말 그대로 이전 촬영과 차이가 없다는 뜻입니다. 병소가 있더라도 지난 촬영에서 언급되었고 별 차이가 없으면 이렇게 기재될 수 있어요.

- No active lung lesion
  : 이런 표현은 폐에 별다른 병소가 없는 것을 의미해요.

- 크기가 아주 조금 늘어나거나 줄어든 것은 "Increased", "Decreased"를 기재하지 않기도 합니다. 그 대신 영상의학 선생님이 직접 측정한 실제 장경(크기)을 기재해 주기도 해요. X-ray는 CT와 달리 촬영 시마다 차이가 있을 수 있기 때문에 육안으로는 크기가 다소 다르게 보이더라도 그것으로 병변 크기가 바뀐 거라고 단정하기는 어렵거든요.

- 증상은 없더라도 일반적인 소견과 다르면 언급합니다. 우측 횡격막이 비정상적으로 올라간 해부학적 변이를 가진 제 경우도 늘 X-ray 판독지에 "Rt. diaphragm elevated"가 적혀 있어요. 해부학적 변이인 만큼 언급은 해야 하기 때문에 작성하지만 임상적인 의미가 있는지 없는지는 별도의 판단이 필요하지요.

- [Recommended]가 판독 마지막에 있는 경우
  : 이 경우가 사실 중요한 소견인데, X-ray에서 어떠한 소견이 있지만 X-ray만으로는 알 수 없기에 추가 검사를 하라고 강력히 권고하는 거예요. Recommended 뒤에 적혀 있는 검사가 곧 처방이 날 가능성이 높아요.

 제가 근무하는 병동에서는 대부분의 환자분이 X-ray를 1주일에 2회 촬영하는데 어떤 환자는 매일 찍기도 해요. 왜 이런 차이가 있나요?

 입원환자의 X-ray 촬영 횟수는 사실 병원에 따라 달라요. 제가 근무하는 병원에서는 월·목요일에 입원환자 X-ray를 찍는데, 환자의 상태 변화에 따라 매일 촬영이 필요한 경우가 발생합니다. 모든 예시를 다 적을 수 없으므로 몇 가지만 소개해 드릴게요.

- ICU에 있는 환자, 특히 호흡곤란이 있는 경우
- 흉막 삼출(Pleural effusion), 혈흉(Hemothorax), 기흉(Pneumothorax)이 급성으로 발생한 경우, 특히 이를 제거하기 위한 장치(흉관, 피그테일)가 있거나 이뇨제를 다량 사용하는 환자
- 기관내삽관 중이거나 중심정맥관(Chemoport, C-line), L-tube, Chest tube 등을 삽입하였는데 매일 위치 확인이 필요한 환자

특히 이러한 환자분 중에 튜브나 장치가 삽입되어 있는 경우 그 위치 확인이 매우 중요해요. 더군다나 아주 큰 변화가 없으면 이런 장치의 위치 변화는 판독지에서 언급이 잘 안되기 때문에 병동에서 신경 써서 확인해 주시는 것이 정말 중요하죠.

➕ 한 걸음 더 우리나라는 여전히 결핵 위험이 높은 나라

지금은 많이 낮아지기는 했지만 사실 우리나라는 다른 선진국에 비해 비정상적으로 결핵 유병률이 높은 나라예요. 다른 나라에 비해서 유난히 흉부 X-ray를 중요하게 여기게 된 배경이라고 할 수 있어요. 결핵 발병률은 2017년 기준 10만 명당 70명 정도로 OECD 국가 중에 압도적인 수치로 1위였어요(2위는 32명, 3위가 22명). 심지어 미국의 간호사 시험 문제 중에 Tb(결핵) 고위험군 족보 중 하나가 Korean people이라고 하네요. 혹시 학생 때 식당에서 아르바이트를 하신 경험이 있으실지 모르겠는데, 식당 종사자는 채용 건강 검진 항목에 흉부 X-ray가 들어갑니다. 결핵을 비롯한 감염성 질환 때문이죠.

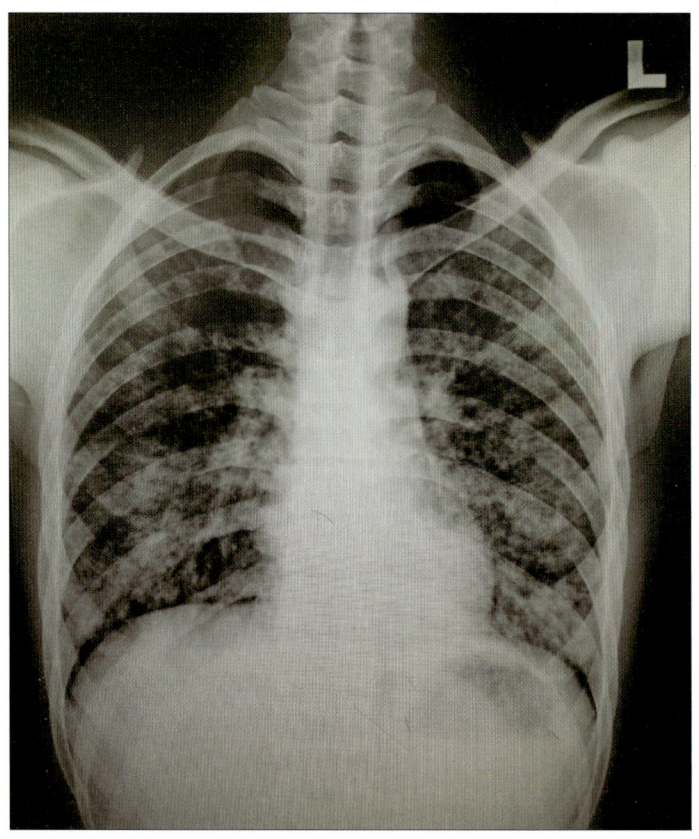

활동성 결핵은 이 사진처럼 매우 특징적인 X-ray 소견을 보여요. 의사들 사이에서는 거의 폐에 눈이 내린다고 할 정도로 다수의 병변이 보이는 특징을 나타내죠. 또한 우리나라는 어렸을 때 결핵을 앓았는지도 모르고 지나간 경험이 있는 분이 너무도 많아서 폐 CT 등을 찍을 때 폐에 결절이 보이는 경우가 많아요. 그래서 때로는 이 결절이 폐암이 아닐까 의심하게 되는 경우도 많죠. 이처럼 결핵은 여전히 우리나라에서 쉽게 접할 수 있는 병이기 때문에 결핵의 발견 때문에라도 흉부 X-ray는 여전히 중요한 검사법이라고 할 수 있어요.

Case 단순 교통사고 환자에게서 갑자기 나타난 X-ray 이상 소견

2일 전 오토바이를 타고 가다가 넘어져 팔목 골절 소견으로 수술 후 3일, 입원 후 4일 된 40세 남자 환자가 갑자기 숨이 차고 피부가 차가워져서 급히 촬영한 Chest PA 소견이다. 이 환자에게 가장 의심되는 소견은 무엇이고, 간호 시 특히 주의해야 할 점은 무엇일까?

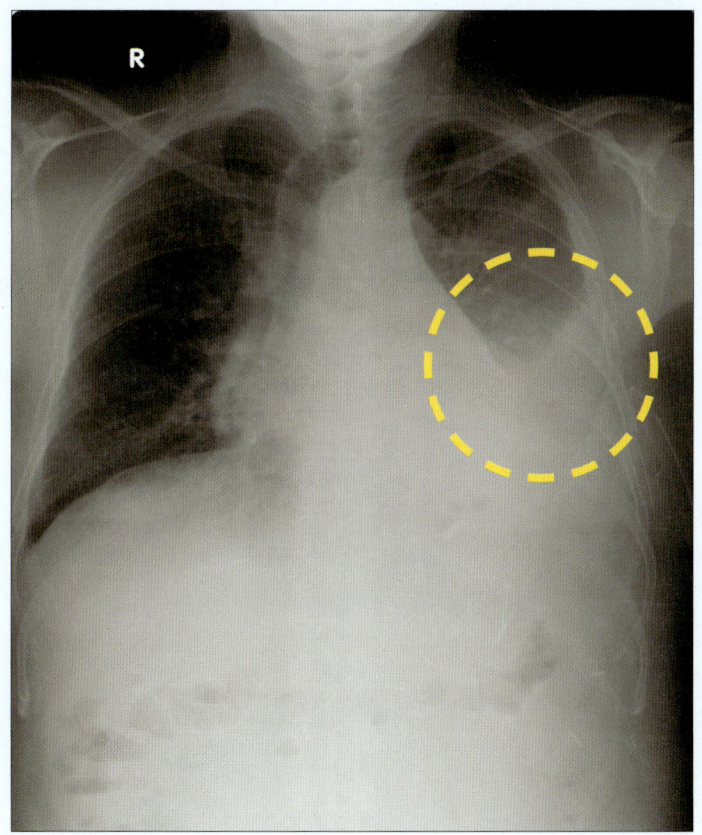

· 판독

Lt. Costophrenic angle blunting, Otherwise no specific findings

환자의 양쪽 폐의 모양이 많이 다르다는 것은 바로 보이는데, 또 어떤 것을 봐야 하나요?

노란색 원으로 표시된 부분이 원래는 좌측처럼 검게 보여야 하는데 하얗게 보인다는 것은 공기가 아닌 다른 뭔가가 차 있다는 뜻이에요. 이 부분은 피일 수도 있고 물이 찬 것일 수도 있죠. 피가 차 있다면 아마도 교통사고 외상으로 인한 혈흉(Hemothorax)일 확률이 높고 물이 찼다면 흉막 삼출일 텐데, 사실 환자의 병력상 혈흉의 가능성이 더 높습니다. 소량의 혈흉은 스스로 흡수되어 자연 소실되기도 하지만 저 정도라면 흉관을 삽입해서 빼 줘야 할 필요가 있어 보이네요. 이런 경우 흉관을 통해서 빼낸 액체를 검사해서 혈흉 또는 드물지만 농흉(Empyema)이나 유미흉(Chylothorax)인지 확인할 수 있어요. 어떤 종류의 액체라 하더라도 환자의 호흡수, 산소포화도 그리고 관이 삽관되었다면 배액량 등을 집중해서 살펴봐야 하죠.

이처럼 양이 많은 Case가 아니더라도 폐에 물이 찼다는 것을 X-ray로 알 수 있나요?

네. 흉부 X-ray에서 CP angle이 날카롭게 보이지 않을 경우 흉막 삼출(Pleural effusion)을 의심할 수 있으므로 흉막 삼출을 확인하기 위해서 X-ray를 많이 촬영하게 돼요. 참고로 흉막 삼출은 폐 악성종양(폐암), 폐 감염, 폐 색전증 등 폐기능이 나쁠 때뿐만 아니라 심부전, 간경변 등 여러 원인에 의해 발생하고 임상에서 흔하게 볼 수 있는 현상이죠. 그 원인이 무엇이었든지 흉막 삼출이 많아지면 호흡곤란이 발생하고 환자의 상태가 나빠지기 때문에 꼭 확인이 필요해요.

그런 경우에 실제 흉부 X-ray는 어떤 모습인가요?

다음 사진은 흉막 삼출로 인해 변화가 나타난 가장 전형적인 모습이에요. 환자의 왼쪽과 오른쪽을 비교했을 때, 화살표로 표시되어 있는 환자의 왼쪽 폐 하부(사진에서는 오른쪽 아래)에 Pleural effusion이 있어요. 이 CP angle이 옅어진(Blunting) 모습이 흉수가 차 있는 흉부 X-ray 모습이죠.

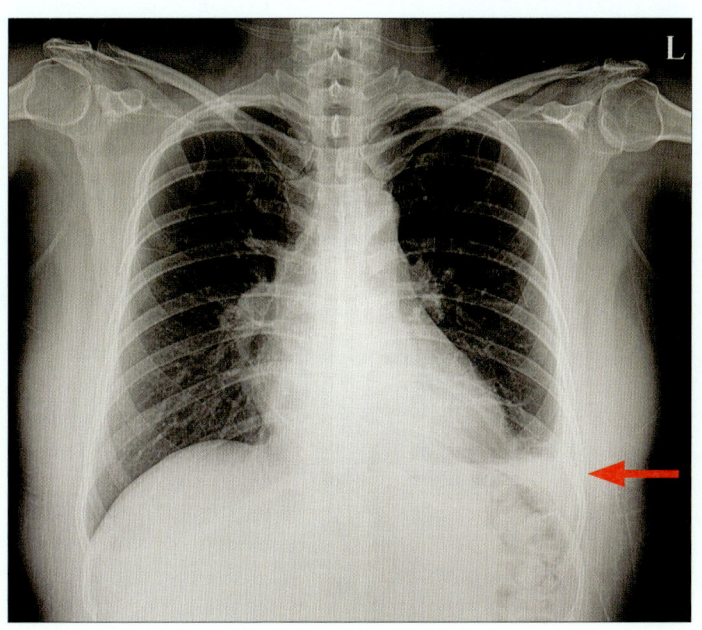

흉수가 있는지를 볼 때는 PA가 아니라 Decubitus로 찍는다고 들은 적이 있어요.

X-ray는 기본적으로 공기는 그냥 투과해 버리기 때문에 사진을 찍으면 검게 보여요. 그래서 다른 장기와 달리 폐가 검게 나타나는 거예요. 또한 X-ray는 고체와 액체를 구분하지는 못하고 밀도에 따라서 음영이 나타나게 돼요. 살이 많고 복강 내 장기까지 꽉 차 있는 간 부위는 많이 하얗게 나타나고, 폐 주변 겨드랑이 부위는 덜 하얗게 보이는 이유가 밀도의 차이 때문이지요.

이런 이유로 X-ray에서 액체를 구분하기 위해서 별도의 촬영법이 필요한데 그것이 바로 Decubitus 촬영입니다. 아예 환자를 옆으로 눕혀서(Decubitus) 사진을 찍으면 다음 사진처럼 흉수가 아래쪽에 고인 것을 확인할 수 있어요. 빨간 선이 흉수(하얗게 보이는 아래쪽)와 정상 폐(검게 보이는 부분)의 경계선이에요. 흉수는 폐 속에 들어 있는 것이 아니기 때문에 중력의 방향에 따라 움직이게 되죠. 그래서 이와 같이 X-ray만으로도 흉수의 유무와 양을 확인할 수 있답니다.

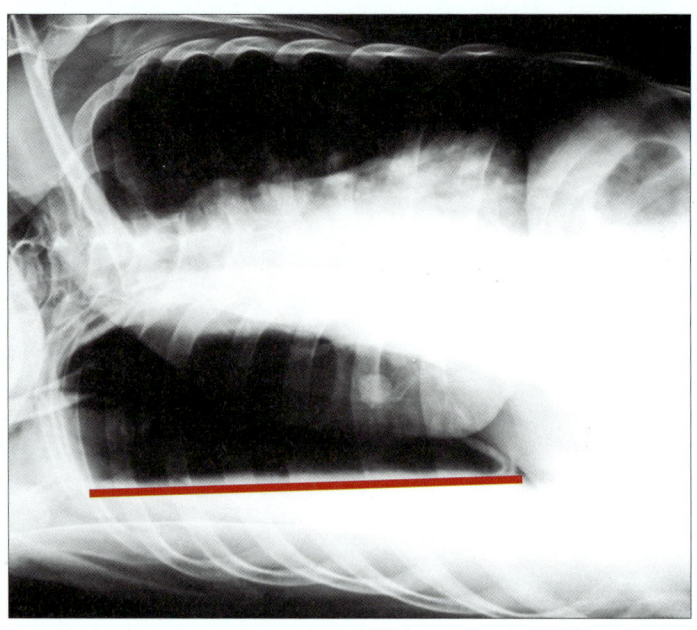

흉관을 삽관하는 경우에 X-ray로 확인하라고 하는데 어떻게 확인할 수 있나요?

그림에서처럼 Chest tube(흉관)는 X-ray에서 끝의 Tip 부분이 하얗게 보이고, 관에도 라인이 그어져 있어 위치를 잘 확인할 수 있어요. 빼내야 할 액체의 양이 많으면 이 흉관이 어디에 있어도 잘 배액되지만 액체가 특정 부위에 몰려 있다면 흉관의 Tip 위치가 해당 부위와 멀 경우에는 배액이 잘 안 될 수도 있어요. 이처럼 **신체 내부에 삽관하는 관 대부분은 X-ray로 확인이 가능한 소재로 제작되어 있어서 X-ray로 위치를 확인할 수 있답니다.**

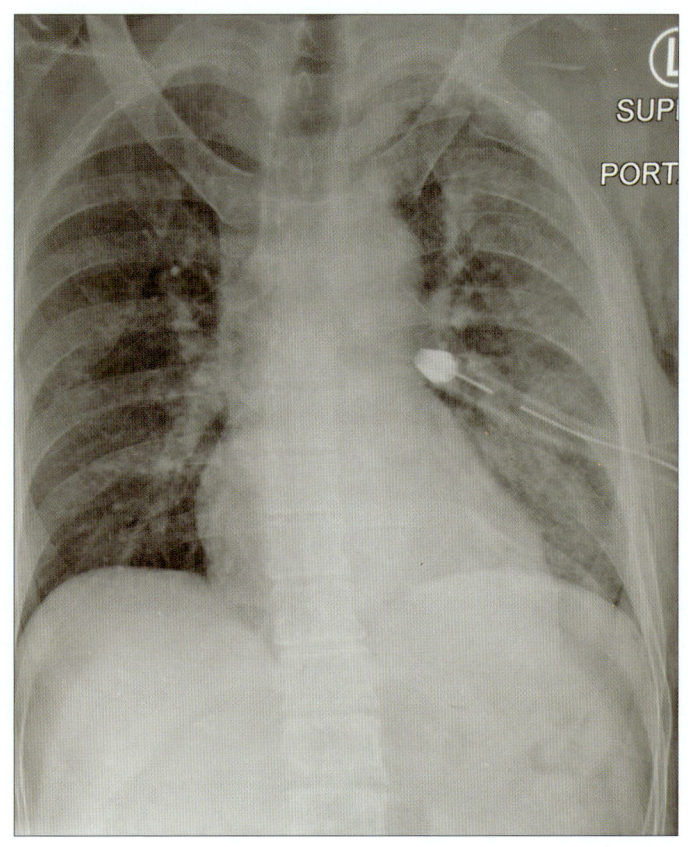

간혹 장기 입원하신 분이 X-ray를 자주 찍는다고 불평을 하시는데, 그럴 때는 어떻게 설명해 줘야 하나요?

먼저, 입원 상황은 환자가 병원에 머물면서 병을 치료하는 과정이기도 하지만 다인실이 대부분인 우리나라의 특성상 병원 내에서의 감염 가능성도 있어요. 오죽하면 Nosocomial infection(원내 감염)이라는 단어가 따로 있을 정도니까요.

그러면 원내 감염이 발생하지는 않았는지 보기 위해서 X-ray를 주기적으로 찍는 것이겠군요.

맞아요. 흉부 파트의 맨 처음 부분에서 **X-ray는 그 한 장으로만 평가되는 것이 아니라 여러 기록과 비교를 했을 때 그 진정한 가치가 드러난다**고 말씀드렸죠. 병원에서는 입원 중 흉부에 새롭게 염증성 질환이 발생했는지를 확인하기 위해서 입원 기간 중 반복적으로 흉부 X-ray를 촬영하게 돼요. 보통 종합병원급 의료기관에서는 주 1회 이상은 흉부 X-ray를 촬영하는 것이 보편적이에요. 특히 입원 시 촬영했던 X-ray와 비교했을 때 입원 시에도 있었느냐 그렇지 않느냐에 따라 Nosocomial infection(원내 감염)인지 Community acquired infection(지역사회 감염)인지를 구분하고, 이에 따라서 초치료 항생제가 바뀌기도 합니다.

다음 사진을 볼까요? 사진에서는 좌측 상부, 환자에게서는 우상엽에 국한된 폐렴(빨간 화살표)이 있을 때의 폐 X-ray 소견을 볼 수 있어요. 항생제 등으로 치료하면 이 부분이 사라지는 것을 X-ray를 통해 실시간으로 확인할 수 있기 때문에 X-ray를 자주 찍는 것이랍니다.

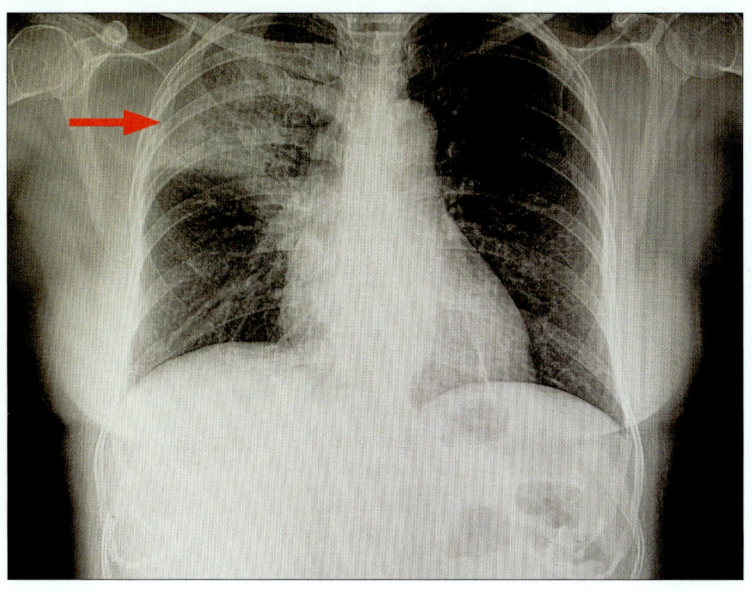

 기흉도 흔히 나타난다고 하던데 기흉은 어떻게 진단하나요?

 기흉은 흉막 사이에 공기가 들어가서 그 공기로 인해 폐가 쪼그라들어 여러 증상이 나타나는 질병이에요. 공기가 조금 들어간 경우에는 증상이 위중하지 않으나 만약 공기가 많이 들어가서 심장까지 밀어낼 정도가 되면 응급 상황이 발생할 수 있죠. 이 기흉 진단의 Gold standard가 바로 X-ray입니다.

기흉은 자발성 기흉과 이차성 기흉이 있는데 자발성 기흉은 다른 외상 없이 환자의 내부적인 상태에 의해서 발생하는 기흉이고, 입원 중에 많이 보는 기흉은 시술에 의한 이차성 기흉의 경우가 많아요. 폐 조직검사, 간 조직검사, 간 RFA 등 조금이라도 흉곽을 통과하는 침습적 검사를 하게 되면 그 직후에 기흉의 가능성이 높아져요. 검사 직후에 X-ray 촬영을 하는 이유도 그래서이지요.

 앞서 폐도 공기가 차 있기 때문에 검게 보인다고 하셨는데 같은 공기인 기흉과 어떻게 구분할 수 있나요?

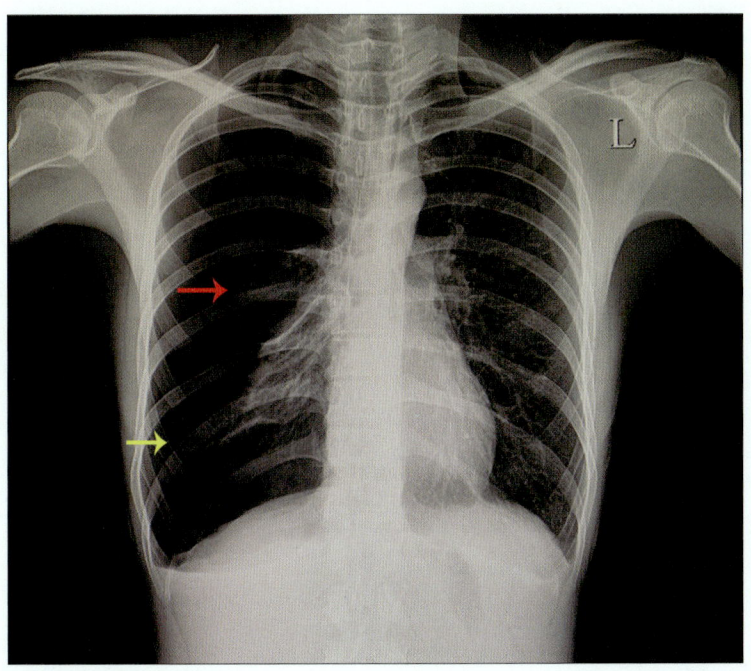

이 그림을 보면 환자의 우측 폐(그림의 좌측)가 반대쪽과 큰 차이가 없어 보이기도 하지만 자세하게 보면 빨간색 화살표를 기준으로 왼쪽과 오른쪽이 약간 다릅니다. 화살표를 경계로 오른쪽에는 약간의 얼룩덜룩한 부분이 있는데, 왼쪽은 갈비뼈를 제외하고는 새까맣게 보이지요. 바로 이 새까만 부분이 기흉이에요. 반면 척추와 가까우며 검지만 뭔가 얼룩덜룩하게 보이는 부분은 바로 쭈그러진 폐입니다. 이 정도 그림이면 Rt. lung은 무기폐(Atelectasis) 중에서도 전폐허탈(Total collapse)에 가까운 소견이에요. 사실 Total collapse에 가까운 극심한 기흉보다는 다음 그림처럼 아주 조금 폐가 줄어들어 기흉과 폐의 경계가 적색 화살표처럼 보이는 경우가 더 흔하지요.

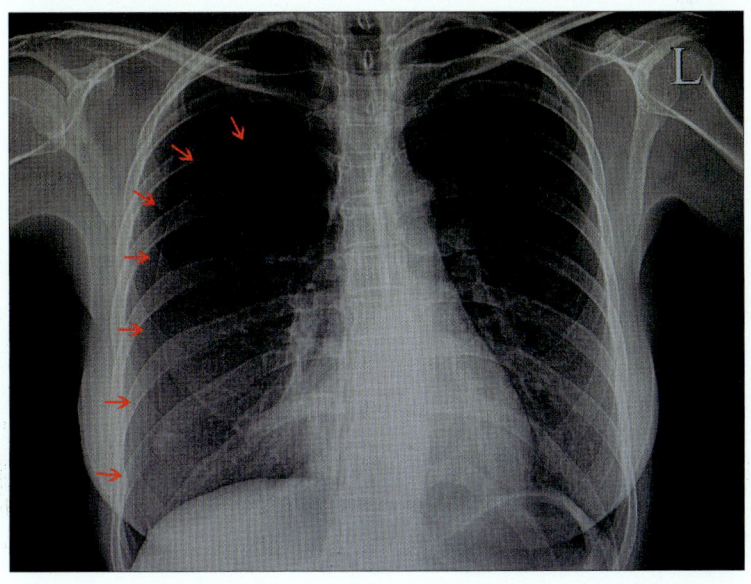

[PART 2] 신체 부위별로 꼭 알아야 할 영상의학 소견

아직은 봐도 봐도 똑같아 보여요. 어떻게 구분을 해야 되나요?

 저도 폐암을 주로 보는 의사인데도 흉부 X-ray를 완벽하게 판독하기에 어려운 부분이 있어요. 앞에서도 말씀드렸지만 흉부 X-ray를 영상의학과 전문의가 아닌 의료진이 함부로 평가하거나 판독하는 것은 피해야 해요. 다시 말해 꼭 구분해 내려고 너무 노력하지 않으셔도 된다는 의미입니다.

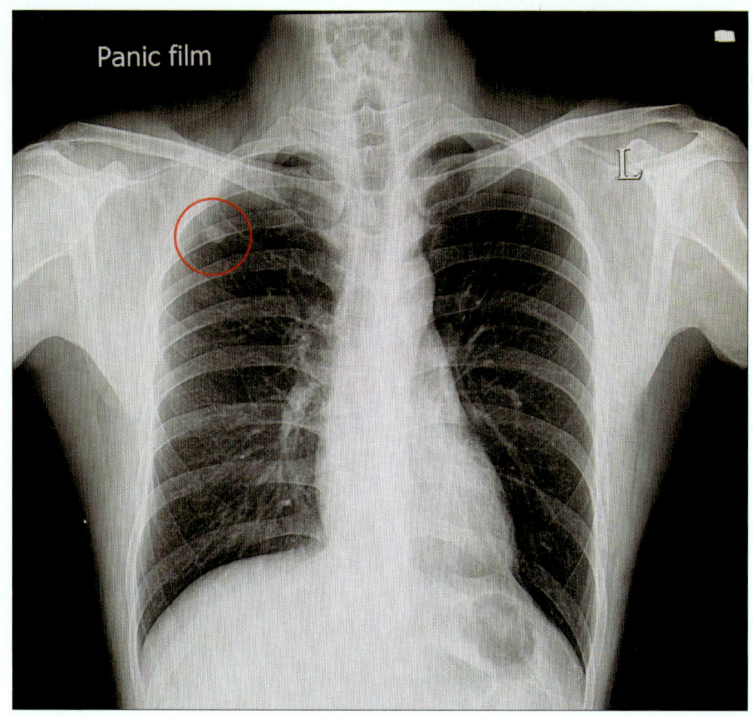

다시 이번 흉부 파트의 처음에 소개해 드렸던 케이스를 소개해 드릴게요. 여기 보시면 빨간색 원으로 표시된 부분에 있으면 안 될 것 같은 병변이 있는데, 이것은 폐암일까요? 아닐까요? 정답은 **'이 사진 하나만 보고는 알 수 없고 종합적으로 고려해야 한다'**입니다.

 어떤 의미인가요? 조금 더 자세히 설명해 주세요.

 이런 경우에 이 환자가 몇 년 전에라도 찍은 X-ray가 있다면 어떤 병변인지 쉽게 알아낼 수 있을 거예요. 만약 이전에 찍은 X-ray에서 이 병변이 그대로 있었다면, 이것은 과거에 폐결핵 내지는 다른 질환에 의해서 생긴 Scar lesion이겠죠. 만약 이전에는 없었는데 생겼다면 폐암을 강하게 의심해 볼 수 있어요. 사실 저도 폐 우상엽에 X-ray에서는 보이지 않지만 CT에서는 보이는 1cm 미만의 작은 결절성 병변이 있어요. 병변이 있지만 그래도 안심하고 지낼 수 있는 이유는 지속적으로 촬영해 봤는데 아직까지 크기 변화가 없기 때문이랍니다.

이전 검사 결과와 비교해서 보고, 앞으로도 어떤 변화가 있는지를 잘 살펴야 한다는 거군요.

 입원 중 X-ray 촬영 이유에서 말씀드렸던 것처럼 폐암을 비롯한 다른 암이나 감염성 질환도 이전과 어떻게 달라졌는지를 통해서 많은 것을 알 수 있어요. 따라서 **흉부(특히 폐)의 영상 사진을 100% 이해하고 판독하는 것보다는 이전과 비교해서 크게 바뀌어 있는 부분을 중심으로 환자를 파악**하실 수 있다면 환자 간호 업무에 있어서 큰 도움이 되실 겁니다.

➕ 한 걸음 더   의학 AI의 최전선 흉부 X-ray

자율주행, ChatGPT, OpenAI 등 인공지능이 점점 발전하고 이미 일부 기술은 상용화되어 우리의 삶에 들어오기 시작했어요. 사실 의학에서 이 AI를 가장 먼저 연구하고 적용하기 시작한 것이 바로 흉부 X-ray의 판독이에요. X-ray 사진과 기본적인 정보(나이, 성별 등)를 제공하면 이 사진이 정상인지 비정상인지, 병이 의심되는 부분이 어디인지 등을 컴퓨터가 분석해서 결과를 알려주죠.

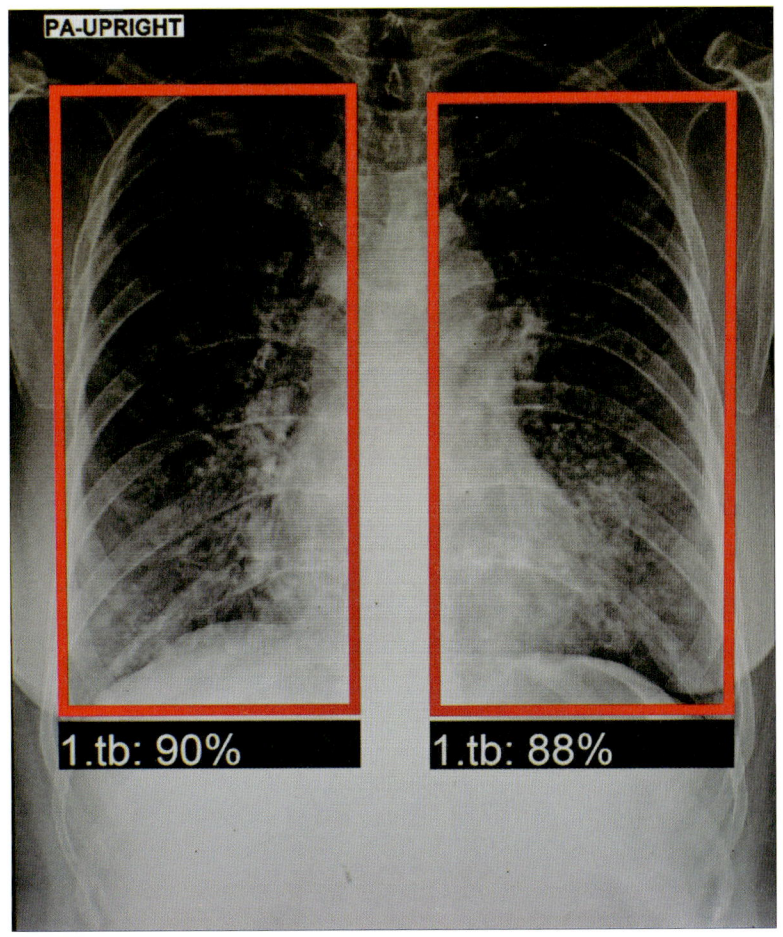

이 사진이 가장 간단한 예시인데요. X-ray를 분석해서 Tb(결핵)가 있을 확률을 계산해 "우폐 90%, 좌폐 88%"와 같이 결과를 제시한 것이랍니다. 예전에는 기존 정보를 가지고 단편적으로 정보를 제공하는 정도에 그쳤다면 이제 이 AI가 딥 러닝, 즉 계속 X-ray를 분석하면서 점점 똑똑해지며 정확도를 높이고 있어요.

물론 이러한 AI의 X-ray 분석이 100% 다 맞는 것은 아니고 이 툴을 사용하는 방법이 익숙지 않아서 사놓고 안 쓰는 병원도 있다고 해요. 또한 아직까지 영상의학과 의사의 판독을 완전히 대체하는 것은 아니고 보조하는 수단이라 AI가 판독을 했더라도 마지막 승인은 영상의학과 의사가 해야 하죠. 그래도 아주 중요한 폐암 같은 소견은 놓치지 않고 알려 줄 수 있어서 영상의학과 선생님의 판독을 빠르게 구하기 힘든 환경의 병원 진료 현장에서는 도움이 될 것으로 기대돼요.

우리나라에서는 Lunit(루닛), Vuno(뷰노), Deepnoid(딥노이드) 등이 이 영상 AI의 선두를 이루고 있는 회사예요. 이미 많은 간호사 선생님이 전문 지식과 병원에서의 경험을 바탕으로 제약회사, 임상시험 대행사 등 병원 밖의 많은 곳에서 일하고 계시는 것으로 알고 있는데요, 이런 영상 AI 회사들도 앞으로 크게 성장할 것 같아요. 혹 병원 밖에서의 근무를 고민하시는 선생님들이라면 관심을 가져 보는 것도 좋을 것 같네요.

2　흉부 CT

Case　처음 보는 처방

> · **처방**
> [정규] LDCT Chest

간질성 폐질환으로 입원한 65세 남자 환자의 처방 중에 LDCT라는 처방이 있었다. 심지어 이 환자는 지난주에 응급실에서 CT Chest(CE)를 찍은 이력이 있다. 이 LDCT 검사는 무엇이고 왜 하는 것일까?

LDCT가 뭐예요? 이것은 보통 CT와 무엇이 다른가요?

LDCT는 Low Dose CT라는 뜻으로 폐를 촬영할 때만 존재하는 독특한 CT 촬영법이에요. 말 그대로 Low dose, 방사선량을 줄여서 폐를 촬영한다는 뜻이죠. 사실 이러한 저선량 CT가 가능하게 된 이유에는 크게 2가지가 있어요. 첫째는 바로 Multi detector, 즉 CT를 구성하는 X-ray 영상을 한 번에 여러 개를 획득하여 합성할 수 있게 되어서예요. 둘째는 CT에서 얻은 이미지를 재현하는 프로그램이 발전하면서 더 적은 횟수의 방사선 촬영으로도 마치 여러 번 찍은 것 같은 신호를 얻을 수 있기 때문이고요.

Detector가 무엇인가요?

 CT의 내부 사진을 보시면 9시에서 11시 방향(좌측)에 보이는 부분이 Detector예요. Multi detector CT라는 것은 이 Detector 부분이 잘게 잘려져서 한 번에 여러 범위의 신호를 얻을 수 있다는 뜻이에요. 2022년 기준 64채널(64개의 Detector) CT가 많이 보급되어 있답니다. 한 번 방사선을 쏴서 더 많은 수의 영상을 얻을 수 있다면 방사선을 쏘는 횟수가 줄어들겠죠? 이 Multi Detector CT(MDCT)로 인해서 CT 촬영에 들어가는 방사선량을 획기적으로 줄일 수 있게 되었어요.

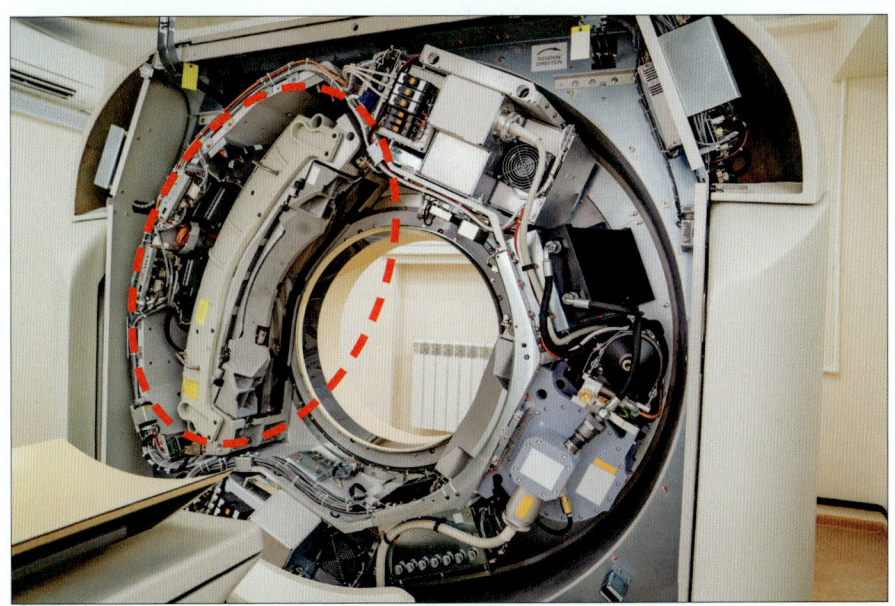

 한 번의 방사선으로 더 많은 영상을 얻게 되면 검사 시간도 줄어들겠네요.

 네, 이렇게 CT를 찍으면 같은 부위를 찍어도 더 빠르게 CT를 찍을 수 있어요. 그러면서 숨을 참고 횡격막을 안 움직이게 한 상태에서 정지되어 있는 폐의 영상을 얻을 수 있었죠. 즉 한 번의 스캔(CT를 얻기 위해 위아래로 움직이는 과정)만으로 폐 전체를 촬영하게 되면서 보통 CT 촬영 방사선량의 1/5로 폐 전체를 촬영하는 것이 가능해진 거예요.

그렇다면 방사선 노출이 적은 것만이 LDCT를 찍는 이유인가요?

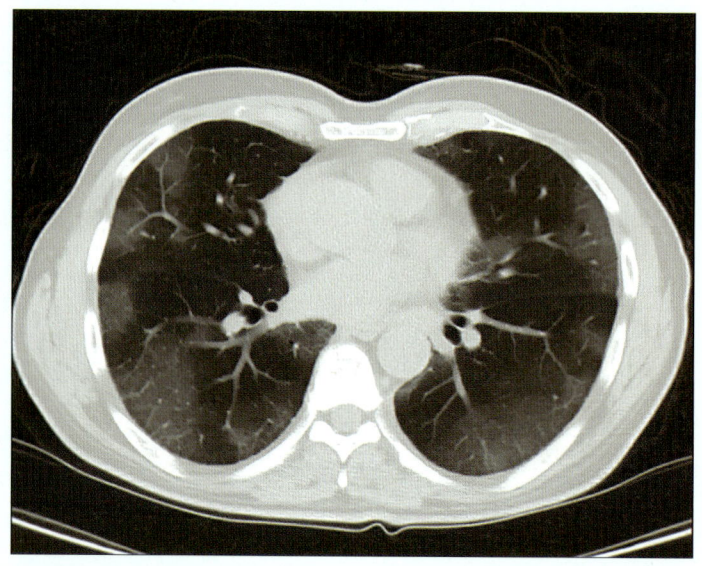

아니에요! 물론 방사선 노출이 적은 것도 하나의 중요한 장점이지만 더 큰 장점은 간질성 폐질환 등 몇몇 질환에서는 LDCT로 찍어야 병변이 더 잘 보인다는 거예요. 우리가 폐에서 볼 수 있는 병변 중에 간유리음영(Ground Glass Opacity, GGO) 같은 미세한 병변은 LDCT에서 훨씬 쉽게 관찰되거든요. 이 사진은 COVID-19로 인해 양측 폐에 폐렴 소견이 있는 환자의 CT입니다. 보시는 바와 같이, 폐 실질 부위에 아주 미세한 변화도 매우 잘 확인할 수 있어요.

 그러면 폐에는 무조건 LDCT가 좋은가요?

 LDCT도 만능은 아닌지라 한계가 있기는 해요. 폐의 실질을 보는 데에는 매우 좋지만 뼈, 근육, 심장, 종격동 등 폐가 아닌 다른 부위는 영상의 퀄리티가 많이 떨어져요. 그래서 폐암을 검진하는 목적이 아니고 검진 후 정확한 진단을 하거나 종격동의 병변을 확인하기 위해서는 LDCT가 아닌 일반 CT를 촬영하게 된답니다.

 그렇군요. LDCT가 아닌 일반 CT 사진도 궁금해요.

 이번엔 제 일반 흉부 CT 사진을 보여드릴게요. 좌측을 보시면 다른 부위의 CT처럼 뼈와 근육 그리고 지방이 잘 구분되어 보여요. 그리고 이 일반 CT는 영상 판독 프로그램에서 조금만 조절하면 오른쪽처럼 폐만 더 잘 볼 수 있는 형태로 쉽게 조작할 수 있어요. 앞서 LDCT 사진으로 보여드렸던 것과 비교했을 때, 폐를 보는 데는 전혀 지장이 없죠? 폐 내부에 있는 혈관들도 잘 볼 수 있답니다. 즉, LDCT가 일반 CT보다 특별히 더 좋다기보다는 꼭 필요한 정보만 최소한의 방사선 노출로 찍기 위해 선택한다고 이해하시면 좋겠네요.

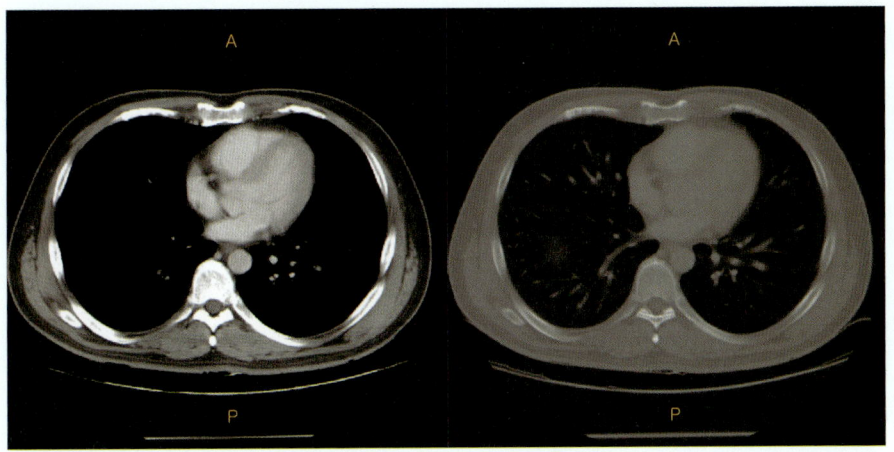

+ **한 걸음 더** — **폐암도 건강검진 하나요?**

현업에 근무하시는 많은 분이 아직도 '5대 암(위암, 간암, 대장암, 유방암, 자궁경부암) 건강검진'이라고 알고 계시겠지만, 2019년부터 폐암도 건강검진이 시작되었어요. 폐암은 건강검진이 필요 없다고 주장하는 학자도 여전히 있지만 일단 흡연자에 한해서만 시행되고 있어요. 대상자는 만 54세부터 74세까지 수검자 중 30갑년 이상의 흡연력을 보유한 자이고, 2년 주기로 실시하도록 되어 있어요.

사실 이 검사가 도입된 데에는 방금 앞서 말씀드린 Low dose CT가 결정적인 역할을 했어요. X-ray는 폐암을 조기에 발견하는 데는 어려움이 있고 CT를 찍어야 하는데, 기존의 CT는 방사선 피폭이 너무 커서 예방 목적으로 자주 시행하기에는 폐암 조기 발견의 이득보다는 잠재적 방사선 위험이 더 컸거든요. 그렇지만 Low dose CT는 그래도 감당할 수 있는 수준의 피폭이라는 점 때문에 검진 항목에 포함되었다고 볼 수 있죠. 이제 시행한 지 얼마 되지 않았고 뉴스를 검색해 보면 여전히 불필요하다는 주장도 많이 있을 거예요. 그렇지만 적어도 영상검사의 발전이 진료 현장에 어떤 변화를 가져오는지 보여주는 예시가 아닐까 싶네요.

3 심장을 위한 영상검사

Case 폐가 찌그러진 것 같은 흉부 X-ray

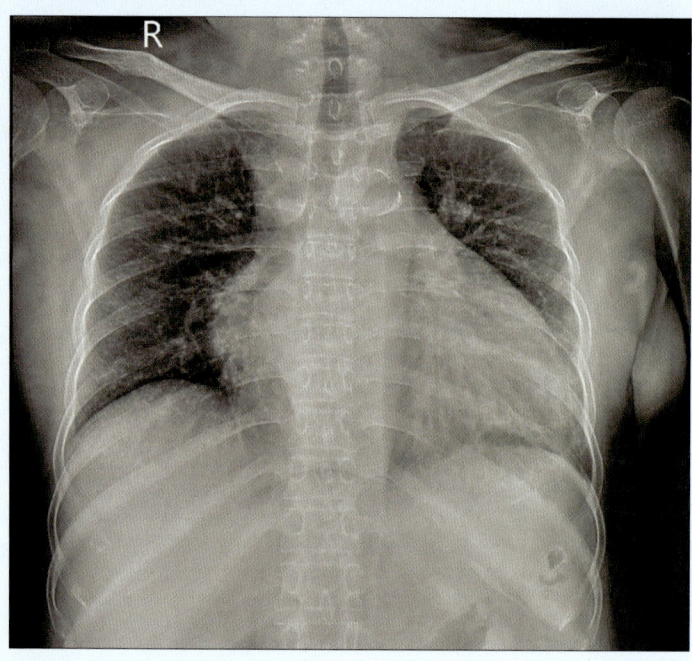

병동에 입원 중인 58세 남자 환자가 어제부터 호흡곤란과 흉부의 불편감을 호소하고 있다. 금일 아침 촬영한 X-ray 사진에서 오른쪽 폐에 비해 왼쪽(그림의 오른쪽) 폐가 유난히 작아 보인다. 이 환자는 어떤 상태일까?

 흉부에 폐만 있는 게 아니라 심장도 있는데 심장을 위한 영상검사는 어떤 것이 있는지 알고 싶어요.

 네, 이제 심장에 대한 얘기를 이제 시작해 볼게요. 사실 X-ray는 심장의 윤곽을 보는 기능만 가지고 있기 때문에 심장에 대해서 얻을 수 있는 정보는 매우 제한적이긴 해요. 하지만 위의 케이스에서처럼 심낭삼출(Pericardial effusion)에 의한 심비대가 있으면 바로 확인이 가능하죠. 아래 그림의 오른쪽을 보면 검은색 선, 즉 흉곽의 폭을 100이라고 했을 때 심장의 바깥쪽 윤곽, 곧 컨투어(Contour)를 나타내는 빨간 선이 50%가 넘을 경우에 임상적으로 심비대가 있다고 판단해요.

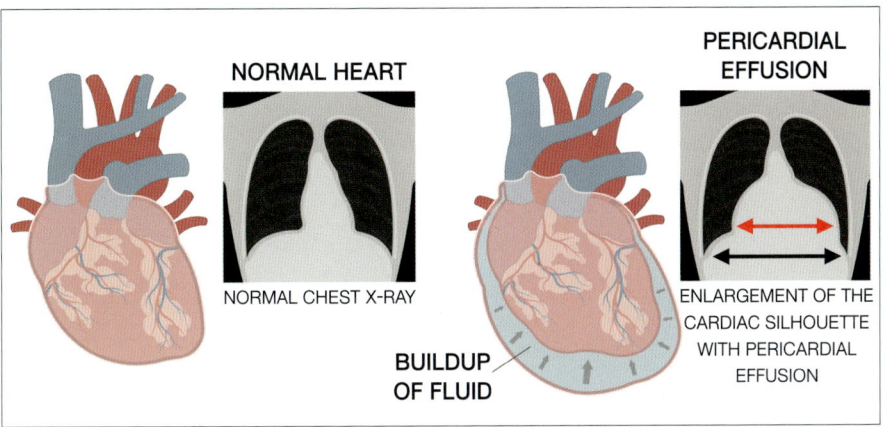

그러면 CT나 MRI로는 심장을 잘 볼 수 있나요?

CT나 MRI도 예전에는 심장의 정보를 얻기에는 다소 부정확한 도구였어요. 그 이유는 심장은 계속 뛰고 있어서, 즉 움직이고 있기 때문에 천천히 이미지를 촬영하던 CT나 MRI에서는 그저 흔들리는 이미지로 찍혔기 때문이에요. 그런데 이제는 CT가 매우 짧은 시간에도 촬영되다 보니 거의 멈춰 있는 장기를 찍는 것처럼 촬영이 가능해지면서 다음과 같은 촬영도 할 수 있게 됐어요.

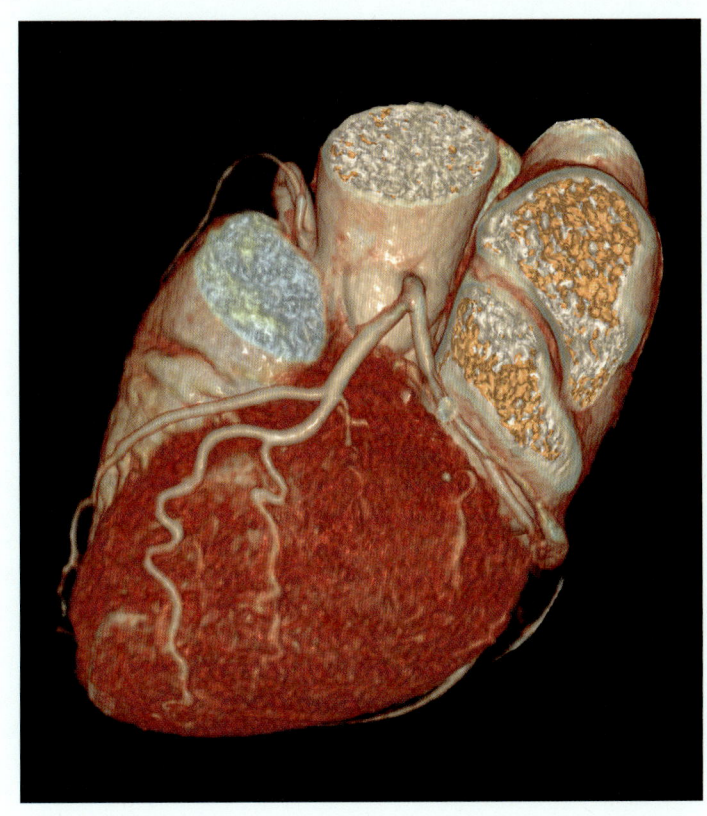

누가 봐도 심장이라는 걸 알 수 있을 것 같아요.

 네, 맞아요. 이것은 Cardiac CT를 촬영하고 이를 컴퓨터를 이용해 3D로 재구성한 이미지예요. 대동맥 기시부(시작하는 부분)에서 나오는 관상동맥들이 매우 또렷하게 관찰돼요. 이 정도면 어디가 좁아졌는지도 쉽게 볼 수 있겠지요? 특히 이러한 CT를 찍을 때에는 CT 기계와 심전도 기계를 연결해서 심전도상의 특정 위치, 즉 심장이 같은 모양일 때를 찾아서 여러 번 촬영하여 촬영 이미지의 정확도를 높일 수 있어요.

 심장 CT 촬영 시에는 별도의 약물을 준다고 들었어요.

 네, 맞아요. 심장이 너무 빠르게 움직이면 CT를 촬영하는 순간에 흔들린 영상을 찍게 되기 때문이에요. 특히 관상동맥(Coronary) CT는 환자의 심박수가 특정 수치(예: 70bpm) 이상이면 맥박수를 낮추기 위해 베타블로커를 복용시킨 후 촬영하기도 해요. 그런데 이런 점 때문에 요즘은 CT 회사에서도 더 빠른 촬영이 가능한 CT, 즉 촬영 가능한 심박수 범위가 점차 늘어난 CT도 출시되고 있어서 구체적인 약물 투약 여부는 촬영 전에 CT실에 확인해 보시는 게 좋을 것 같아요.

 CT로 또 어떤 것을 볼 수 있나요?

 심장은 아니지만 또 하나 CT가 큰 역할을 하는 것이 바로 혈전을 찾을 때예요. 특히 폐색전(Pulmonary embolism)은 그 자체로 심한 호흡곤란을 야기하고 나아가서는 사망에도 이르게 하는 위험한 질환이기 때문에 갑작스러운 호흡곤란과 함께 의심 증세가 있으면 빠르게 촬영해야 하죠. 임상적으로는 호흡곤란과 함께 D-dimer 수치가 높아지면 의심하게 되는 질환이에요.

 호흡곤란이 나타나고 D-dimer 수치가 높아지면 CT 촬영 가능성을 생각해 둘 수 있겠네요. 실제 CT에서 혈전은 어떻게 보이나요?

 다음 사진을 보시면 빨간색으로 표시된 부분이 바로 폐로 가는 대혈관이 혈전으로 막힌 부분이에요. 저희 병원에서는 'CT pulmonary embolism'이라는 처방명을 가진 이 검사는 혈관이 잘 보일수록 혈전과 대비가 잘되기 때문에 다른 CT 촬영에 비해 조영제를 많이 쓰는 단점이 있어요. 하지만 폐색전이 워낙 긴급한 질환이다 보니 이러한 단점에도 불구하고 임상에서 많이 시행되죠. 조영제 사용량이 일반 CT 촬영과는 워낙 다르기 때문에 대부분의 병원에서 따로 관리될 거예요. 무엇보다 이 검사를 받으신 분은 촬영 후 1~2일은 조영제에 의한 급성 신손상(AKI) 가능성이 높기 때문에 환자 간호에서 특히 주의하셔야 해요.

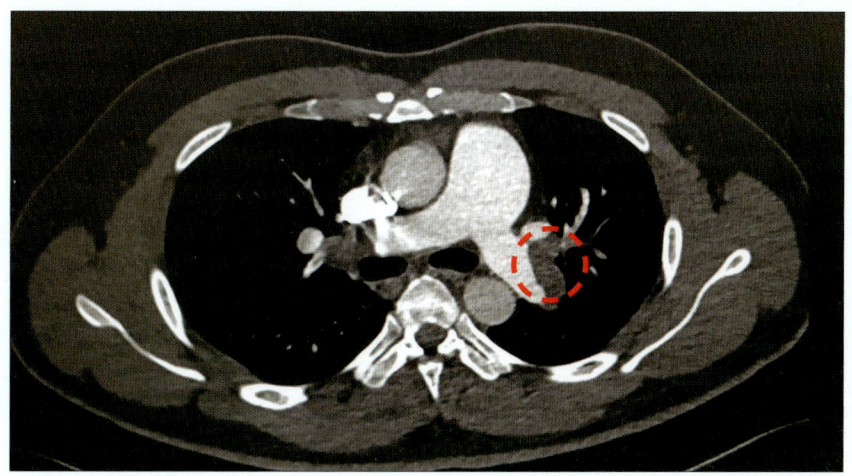

 흉부에서 CT는 많이 봤는데 MRI는 별로 못 본 것 같아요.

 맞아요. 사실 이전에는 흉부의 기관(Organ)을 확인할 때 MRI를 쓰는 경우는 많지 않았어요. CT와 마찬가지로 폐 전체를 MRI로 촬영하려면 아무리 빨라도 2~3분은 걸릴 텐데 그 시간 동안 폐가 움직이지 않도록 숨을 참을 수 있는 분은 거의 없을 거예요. 아마도 해녀분들이나 프리다이빙을 즐기시는 분 정도가 가능하실까 싶네요. 그렇지만 MRI 기계의 기술이 발전하면서 MRI 촬영 시간이 점차 줄어들게 되었어요. 그에 따라 움직이는 조직(심장, 폐)에 대해서도 화질 좋은 해상도를 얻을 수 있게 되면서 그동안 쓰임새가 없다고 여겨졌던 폐, 심장 부위의 MRI 촬영이 점차 늘어나고 있답니다.

 심장 MRI 사진은 어떤 모습일지 보고 싶어요.

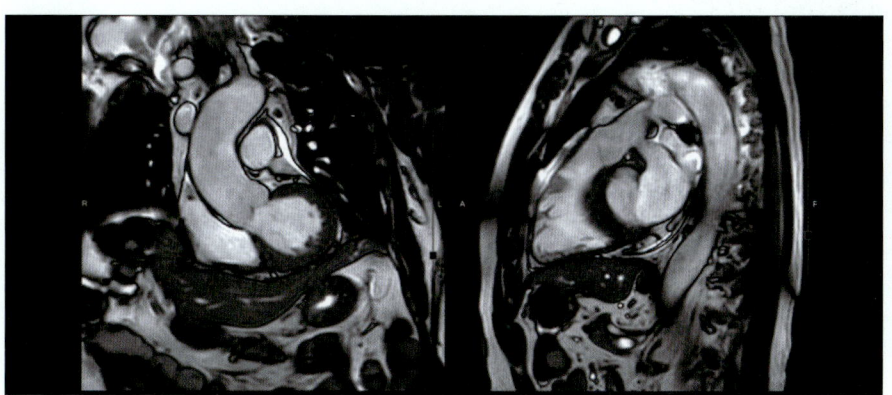

이 사진은 심장 부위를 촬영한 MRI예요. 혈관의 위치나 심장 구조물이 매우 명확하게 드러나는 것을 알 수 있죠? 특히 혈관의 두께 등 연조직(Soft tissue)을 확인하기에는 MRI가 CT보다 훨씬 고해상도의 이미지를 얻을 수 있어요.

[PART 2] 신체 부위별로 꼭 알아야 할 영상의학 소견

심장을 관찰할 때는 어떤 경우에 MRI가 필요한가요?

 MRI가 반드시 필요한 경우는 아직 논란이 많지만 쉽게 2가지 정도로 정리할 수 있어요. 첫째는 종격동에 대한 추가적인 확인이 필요할 때예요. 2021년 대한영상의학회지에 흉부 MRI의 영상 진단 정당성 권고안이 올라왔는데 이 논문은 종격동에 대한 MRI 촬영 권고 사항을 정리해 제시하고, MRI가 '방사선 피폭 위험 없이 병변의 조직학적 특징과 연부 조직 침습 범위 평가에 있어 CT보다 많은 정보를 제공'한다고 했어요. 즉, 연부 조직 침습 범위를 파악하여 폐암이 있을 때 그 폐암이 대혈관(폐동맥, 대동맥 등)을 침범했는지, 신경을 침범했는지, 악성종양과 다른 병의 감별 등에서 CT는 줄 수 없는 정보를 줄 수 있다는 것이죠. 이게 왜 중요하냐면 폐암의 병기 설정이 이 혈관·신경 침범 여부에 따라 크게 바뀌기 때문이에요.

 그렇군요. MRI가 필요한 두 번째 이유도 궁금해요.

 두 번째는 심장의 움직임을 촬영해서 정보를 얻어야 할 때예요. 최근에는 심장의 움직임을 동영상처럼 찍는 MRI의 활용이 점차 늘어나고 있어요. 사실 당연히 CT로도 할 수 있는 것이긴 하지만 문제는 CT로 긴 시간 동안 검사를 시행하여 움직임을 촬영하면 환자에게 노출되는 방사선량이 걷잡을 수 없이 늘어나게 돼요. 그에 비해 MRI는 이런 부분에 제약이 없기 때문에 마치 심장 속을 동영상으로 들여다보듯이 촬영할 수 있어요. 이렇게 움직임을 촬영하면 움직임 이상으로 병이 생기는 심근의 질환과 판막의 상태를 정확히 측정할 수 있어 진단에 큰 도움이 되죠. 인터넷에서 'Cardiac MRI'를 검색해 보면 다양한 실제 영상을 보실 수 있을 거예요.

 실제 심장이 움직이는 것을 확인하면 환자의 진단이나 치료에도 도움이 많이 될 것 같아요.

 이 외에도 혹시 운동부하검사라는 것을 들어본 적이 있나요? 주로 협심증을 보는 검사인데 다음 사진처럼 환자에게 운동에 의한 스트레스를 주어서 환자의 심장에 어떠한 변화가 오는지 확인하는 검사예요. 이 검사를 좀 더 정확하게, 즉 심전도가 아닌 실제 심장의 움직임으로 확인하기 위해 MRI를 쓰기도 해요. Adenosine이라는 약물을 주사하여 심장에 부하를 오게 하고 그때의 변화를 MRI로 확인하는 검사(심장 Adenosine stress MRI)를 할 수도 있답니다.

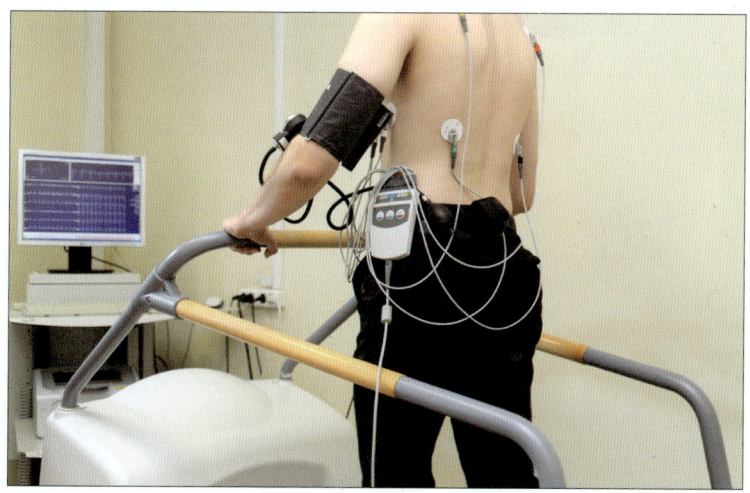

심박동기 같은 기구가 삽입된 환자는 MRI를 찍을 수 없다고 들었어요.

최근에는 MRI 촬영이 가능하게 나온 재질의 심박동기도 많이 늘어서 무조건 금기는 아니지만 대부분의 경우는 그렇죠. 환자 간호에서 꼭 조심하셔야 할 것은 **이런 심장질환이 있는 분은 MRI를 찍을 수 없거나 꼭 사전 조율이 필요한 물질을 몸 안에 삽입하고 있는 분이 많다는 거예요**. 대표적으로 심혈관계질환과 함께하는 시술인 심박동기, 금속 물질을 함유한 동맥류 클립, 금속성 스텐트 등이 있어요. MRI 처방이 난다면 꼭 이러한 시술 이력을 확인해야 하니 기억해 두도록 해요. 환자가 입원해서 찍은 흉부 X-ray를 보면 적어도 심박동기(Pace-maker)는 쉽게 확인할 수 있을 거예요. MRI를 찍는 환자에게서는 반드시 금속 물질 시술 여부를 확인한다! 잊지 마세요!

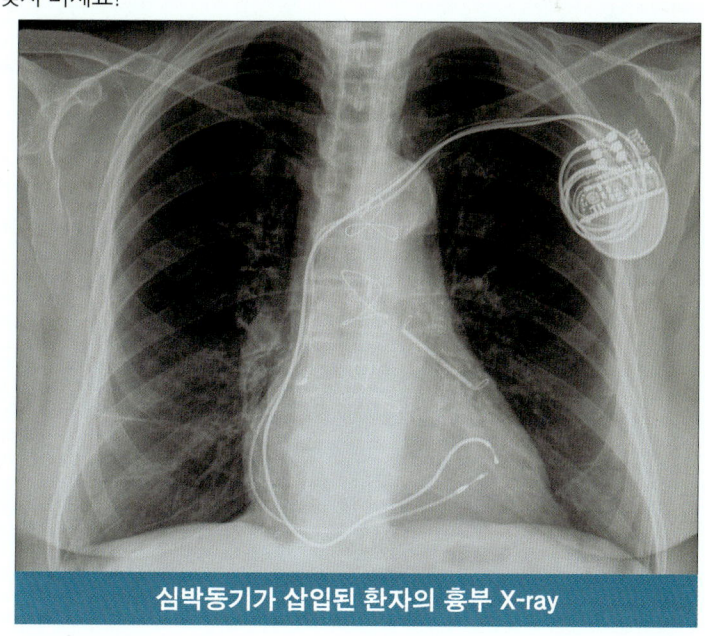
심박동기가 삽입된 환자의 흉부 X-ray

정작 제일 많이 하는 검사는 심장초음파 아닌가요?

 맞아요. 우리가 흔히 에코(Echo)라고 부르는 심장초음파(심초음파) 검사는 비록 Sternum(흉골) 부분이 가려지긴 하나, 흉골이 끝나는 곳 바로 아래에 초음파 프로브를 위치시키면 그곳을 통해서도 심장의 정보를 많이 얻을 수 있어요. Part 1에서 설명드렸듯이 초음파는 촬영 범위에 있는 액체의 흐름, 즉 혈류를 확인할 수 있기 때문에 판막질환처럼 역류나 흐름의 방해를 확인해서 진단하는 질환에서는 반드시 필요한 검사예요. 심장판막 질환, 허혈성 심장질환, 선천성 심장질환, 심근병증, 심내막염, 심장막 질환, 대동맥 질환 등 이렇게 많은 질환에서의 진단 도구가 심장초음파랍니다. 부정맥 빼고는 주요 심장질환의 진단이 거의 다 가능한 것 같네요. 심초음파는 금식 등 별다른 준비 없이 바로 가능해요. 심초음파는 대부분 늘 밀려 있고 일정 잡기가 쉽지 않기 때문에 일정만 잘 관리해서 검사실로 보내주시면 됩니다.

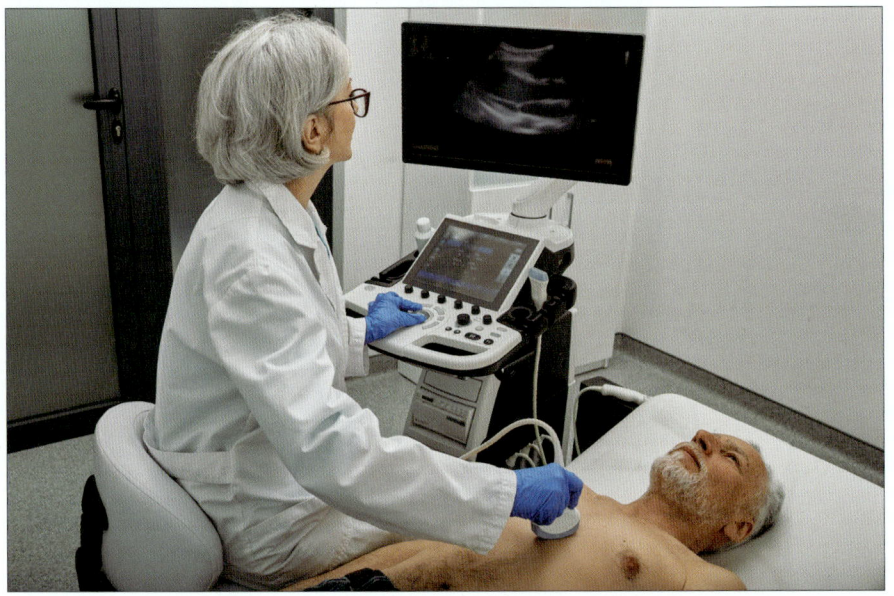

 경식도 심장초음파도 심초음파라고 알고 있는데 동의서도 받고 금식도 필요한 이유가 무엇인가요?

 경식도 심장초음파(TransEsophageal Echocardiogram, TEE) 검사는 심장의 후면과 가까운 식도를 통해 초음파 프로브를 집어 넣어서 시행하는 검사예요. 그래서 위내시경에 준하는 금식 등의 전처치가 필요해요. 심초음파로 심장의 앞쪽은 자세히 볼 수 있으나 대동맥이나 판막의 이상까지 보기 위해서는 이 검사가 필요해요. 상대적으로 준비가 많이 필요하고 환자 입장에서는 비용도 두 번(심초음파, 경식도 심장초음파) 내야 하기 때문에 의문을 가지실 수도 있어요. 검사를 통해 확인할 수 있는 부위가 많이 다르기 때문에 시행하는 검사라고 알고 계시면 환자분에게 잘 설명드릴 수 있을 거예요.

그렇군요. 심장의 대동맥, 판막 등을 볼 수 있다면 다양하게 활용될 것 같아요.

 맞아요. 심장혈관외과(구 흉부외과)에서 심장 수술을 진행할 때도 심장 상태를 모니터링하기 위해 경식도 심장초음파로 확인하면서 수술하는 경우가 매우 많아요. 마취를 하더라도 심장은 계속 움직이고 있기 때문이지요.

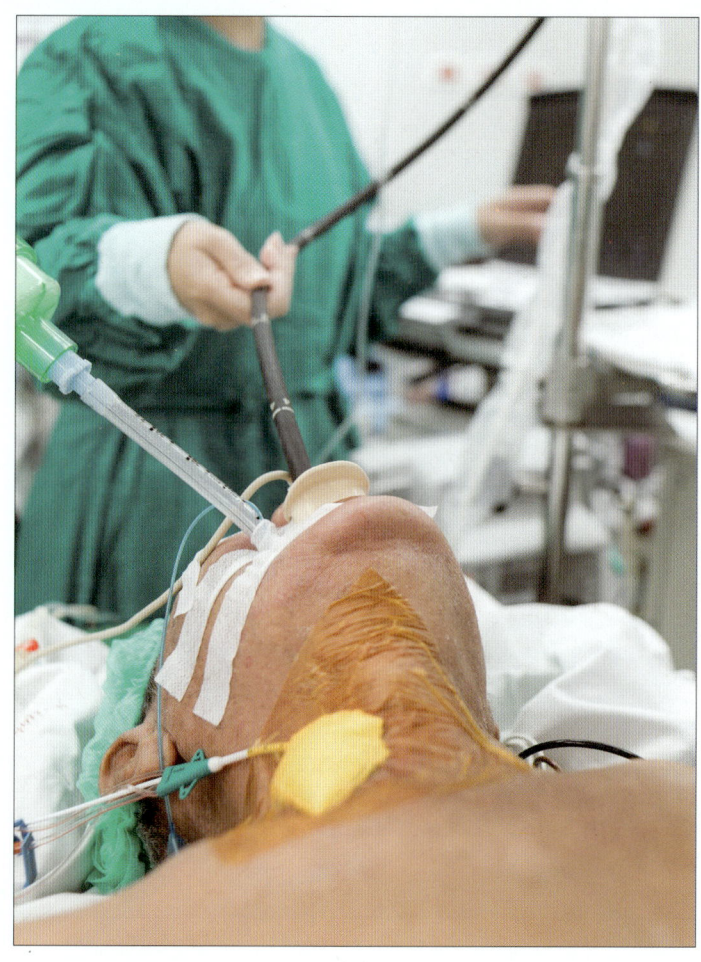

4 심근 SPECT

학생 때 심근 SPECT에 대해 배운 적이 있어요. 심근 SPECT처럼 흉부에서 시행하는 핵의학 검사에는 어떤 것이 있나요?

핵의학 검사는 앞에서 설명한 적이 있죠? 방사선을 방출하는 동위원소 등의 의약품을 몸속에 주입한 후 방사성 물질이 분포하는 양상을 검출해 내는 검사 방법이에요. 특히 심장은 근육이 지속적으로 일하고 있기 때문에 핵의학 검사를 통해 심장과 혈류의 생리학적인 상태를 관찰할 수 있어요.

이 사진도 심장을 촬영한 검사의 결과라고 하던데 어떤 검사인가요?

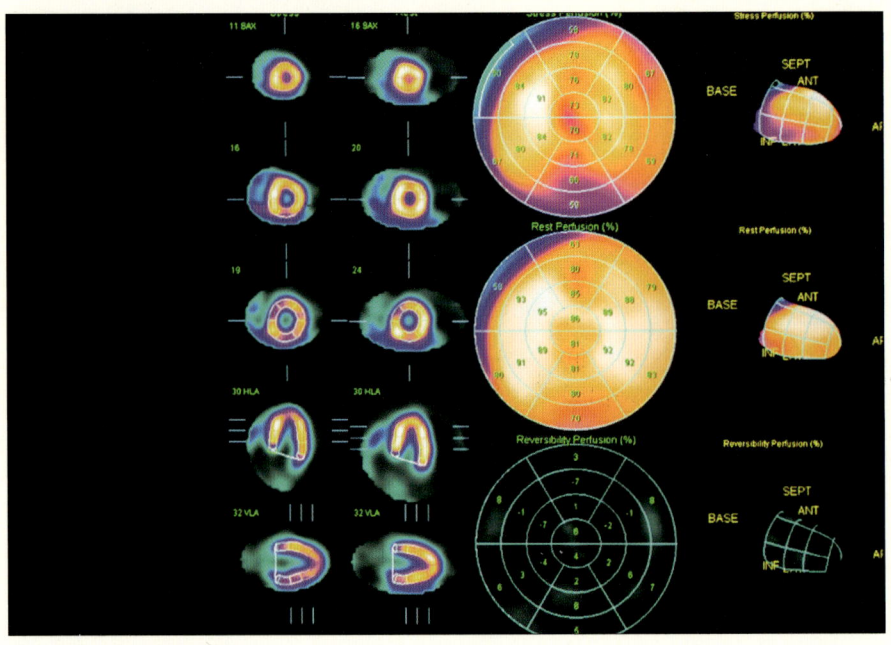

앞서 질문하신 심근 SPECT(Single Photon Emission Computed Tomography, 단일광자방출 전산화단층촬영기술)의 촬영 결과예요. 주로 좌심실을 구성하고 있는 근육이 일을 잘하고 있는지를 보기 위한 검사죠. 심근에만 특이하게 섭취되는 방사선 물질을 이용해 심근으로의 혈류를 이와 같이 측정할 수 있어요. 특히 좌측 상부를 보면 노란 부분이 도너츠처럼 보이는데, 이 도너츠가 끊기는 부분이 있다면 해당 부위는 어떤 원인에서든지 심장 근육이 뛰지 않고 있다는 것으로 그 부분의 혈액 공급에 문제가 있음을 파악할 수 있어요.

앞서 뇌 파트에서의 SPECT는 준비 사항이 많았던 것으로 기억하는데 심근 SPECT도 동일한가요?

네, 맞아요! 심지어 뇌 관류 SPECT보다 준비가 더 복잡합니다. **전날부터 금연 및 카페인이 함유된 차와 식품, 약품, 알코올의 섭취를 금지해야 하는 것은 뇌 SPECT와 동일한데 카페인이 있는 음식은 뇌 SPECT보다 더 엄격하게 24시간 이상 금지하도록 하고, 뇌 SPECT와 달리 8시간의 금식도 필요해요.** 약제에 대한 제한도 있어서 CCB나 베타블로커 약제는 검사일에 중단하고, 천식 약제 중 아미노필린 계열은 24시간 중단해야 해요. 그래서 어떤 병원은 천식 환자는 아예 이 검사를 하지 않기도 해요.

카페인 섭취 금지, 금식, 약물 중단까지 환자분께 교육할 내용이 정말 많네요. 제가 또 알아야 할 내용이 있나요?

심근 SPECT는 검사가 한 번에 진행되지 않고 오전/오후 2번씩 총 4번으로 하루 종일 신경을 써야 해요. 또한 검사 시작 시 흰우유를 섭취하게 하는데 뜬금없이 우유는 왜 먹게 할까요? 그 이유는 심장 이외에도 간세포에 이 핵의학 약물이 섭취되는데 우유를 먹으면 간세포에서 이 약물이 담도로 빨리 배설되기 때문에 오롯이 심장만을 볼 수 있기 때문이라고 하네요. 그리고 아침 검사 이후에는 식사를 하더라도 촬영에는 영향을 주지 않기 때문에 식사 제한을 하지 않습니다.

제가 근무하는 병원에서는 IV를 양쪽에 잡고 3way를 연결해요. 이는 병원마다 다소 다를 수 있으나 공통적으로는 오른쪽 팔에 잡고 Gage는 24 이상이면 큰 문제가 없다고 해요. 검사가 길게 이뤄지고 신경 쓸 사항이 많은 만큼 핵의학 검사실에 꼭 확인한 후 검사 준비를 진행하시기를 바라요.

핵의학 검사를 폐에도 할 수 있나요?

폐기능을 위한 핵의학 검사도 있어요. 폐 관류 스캔 검사라고 하는데 심근 SPECT보다는 촬영 빈도가 낮지만 폐절제 수술을 준비하고 있거나 폐색전증을 진단하는 데 주로 이용돼요. 99mTx-Macroaggregated albumin이라는 동위원소를 주사하면 이게 폐의 모세혈관에 가서 미세한 색전을 일시적으로 일으키는데, 이것을 촬영하면 '일을 하고 있는' 폐 모세혈관의 분포를 알 수 있어요. 이것을 분석해서 좌상엽/좌하엽/우상엽/우중엽/우하엽이 각각 몇 % 정도의 일을 하는지를 구분할 수 있답니다.

5 심혈관 조영술

 인터벤션실에는 X-ray, C-arm 등 장치가 많던데 이것들도 영상의학 장치죠?

 흔히 '캡방'이라고 하는 인터벤션실 중 심혈관에 진행되는 시술을 주로 하는 방이 바로 심혈관 조영실이에요. 대부분 이 심장혈관 조영술은 영상의학과보다는 심장혈관내과 또는 순환기내과(Cardiology) 선생님이 시술하는 경우가 많지만 이 사진에서 보는 바와 같이 엄청나게 많은 영상 촬영 장치가 함께해요. 사진 좌측에 보이는 C자 모양의 구조물 2개가 모두 X-ray 촬영 장치죠. 최근에는 좀 더 정확하게 환자의 시술 부위를 보기 위해 다채로운 X-ray 장치에 CT까지 하이브리드로 설치하는 인터벤션실도 있어요. 그만큼 영상 촬영과 함께 발전하는 분야가 바로 이 인터벤션 영역입니다. 다른 영상 촬영실과 달리 이 방에는 담당 간호사 선생님이 계신 경우가 대부분이고 매우 중요한 역할을 하고 있어요.

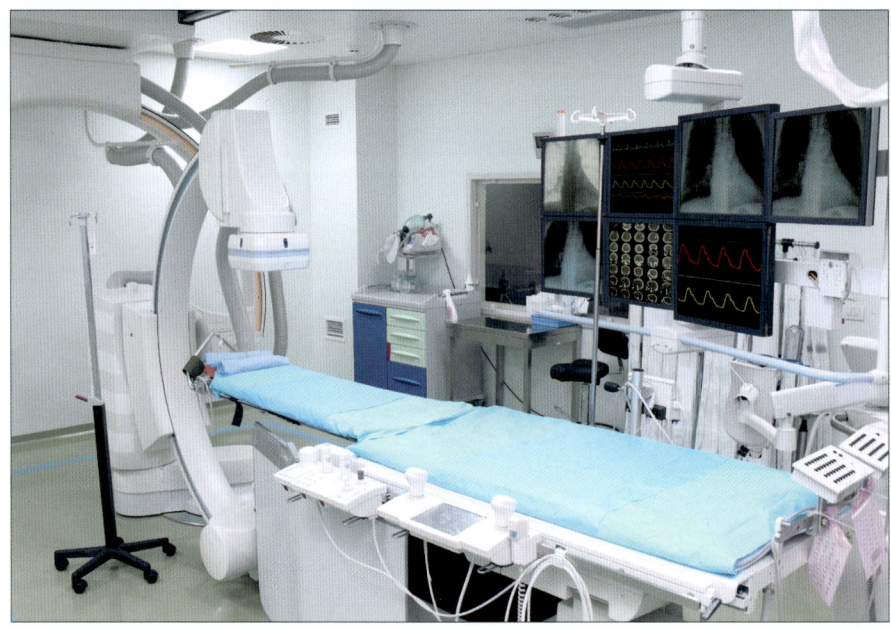

 심혈관 조영실에서는 어떤 시술을 하는지 궁금해요.

 심장, 대혈관 등에 비정상 소견(Abnormality)이 있을 때, 작은 카테터와 각종 도구를 통해 혈관 안에 치료를 위한 도구(스텐트 등)를 삽입해요. 그리고 혈전에 직접 혈전용해제를 주입해서 혈전을 눈으로 보면서 녹이기도 하고, 지혈을 위한 색전술을 시행하기도 한답니다. 또 심혈관 조영실은 아니지만 비슷한 시설인 혈관조영실 또는 인터벤션실에서는 간으로 항암제를 직접 주입하는 TACE(경동맥화학색전술)를 하기도 해요.

그러면 심혈관 조영실에서는 심장 혈관과 관련된 시술만 이루어지나요?

 심장 혈관의 경우, 꼭 시술을 위해서만 이 방에 오는 것은 아니에요. 시술과 무관하게 심장 근육에 직접 혈액을 공급하는 3개의 혈관이 잘 기능하는지를 확인하고(관상동맥 조영술, Coronary AngioGraphy, CAG), 이상을 발견하면 그 자리에서 바로 시술을 하죠. 스텐트 등을 통해 관상동맥을 다시 넓게 확장해 주는 시술이 바로 관상동맥 중재술(Percutaneous Coronary Intervention, PCI)이에요. 워낙 스텐트를 많이 쓰기에 스텐트 삽입술이라고 부르기도 하죠. 중요한 것은 CAG를 한다고 해서 그게 무조건 PCI랑 이어지는 것은 아니에요. CAG를 해봤는데 이상이 없으면 PCI, 즉 인터벤션 없이 종료할 수도 있어요. 다음 사진에서 빨간색으로 표시한 부분을 보면 우측 관상동맥(Right Coronary Artery, RCA)에 시술을 위한 풍선을 길게 넣은 것을 확인하실 수 있어요.

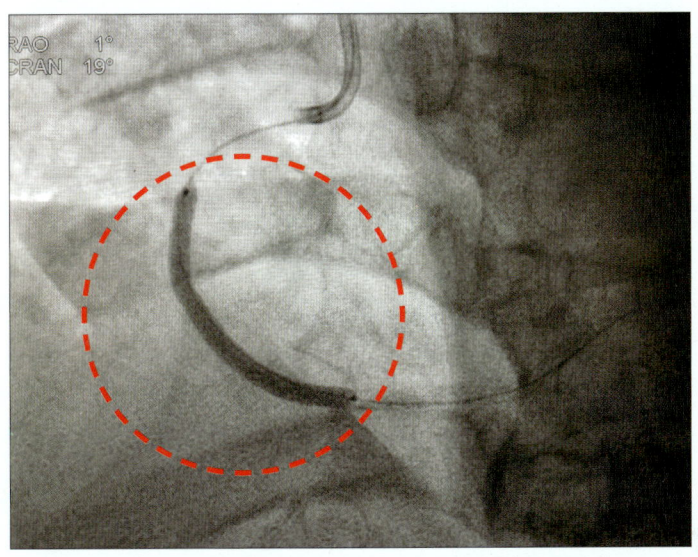

 관상동맥 중재술 전에는 어떤 준비가 필요한가요?

 우선 제일 중요한 것은 혈관 확보예요. 보통 IV는 우측 팔에 확보하는데 이는 시술을 위한 것이 아니라 조영제를 위한 라인이에요. 조영제용 라인이라서 병원에 따라 다르지만 다소 굵은 (18G, 20G) 라인을 권장하고 있어요. 그리고 **시술의 위험성이 높기 때문에 동의서 작성이 필요**해요. 시술 전 동의서가 잘 받아져 있는지를 꼭 확인해 주세요.

시술의 위험성이 높다면 시술 후 관리도 매우 중요하겠네요.

 네, 맞아요. 시술 시 카테터 등을 대퇴동맥을 통해 삽입했다면 반나절 이상의 ABR이 꼭 필요해요(요골동맥으로 하면 이런 불편이 다소 줄어들어요). 병원에 따라 입원 일수는 다를 수 있지만 시술을 했다면 보통 24시간 이상 입원을 유지하며 환자 상태를 관찰해야 하죠. 또 가능하다면 심장계 중환자실이나 집중관찰이 가능한 병동에 입원할 수 있다는 것을 꼭 알고 계셔야 해요. 어떤 종류든지 PCI가 시행된 경우에는 시술 후 EKG를 반드시 측정해야 하며 CK-MB 수치의 F/U도 6~8시간 간격으로 시행하게 돼요. **시술이 잘되었더라도 심정지까지 발생하는 경우도 종종 있어서 환자가 퇴원할 때까지는 늘 관심을 가지고 지켜봐야 하기 때문**이랍니다. **조영제를 생각보다 많이 쓰기 때문에 Embolism CT에서 말씀드렸던 급성 신손상의 가능성**을 조심해야 하는 것도 잊지 마세요.

➕ 한 걸음 더 방사선으로부터 나를 지켜야 하는 이유

만약 여러분이 인터벤션실(캡방)에서 근무하신다면 특히 방사선 방호에 신경을 써야 해요. 2014년 《대한정형외과 학회지》에 매우 놀라운 증례 보고가 실렸어요. 제목은 "척추 주사요법을 시행한 정형외과 의사 수부에 발생한 방사선 유발 피부 괴사"입니다. 내용을 요약하자면, 49세 정형외과 개원의 선생님의 양측 1, 2수지에 방사선 과다 노출에 의한 피부 괴사가 발생한 사례예요. 우리가 흔히 아는 C-arm을 이용해 척추관에 주사를 놓아 신경 통증을 감소시키는 시술, 즉 신경차단술을 오랫동안 해오셨는데 손 부위에 제대로 방사선 방호를 하지 않아서 방사선 과다 노출로 손가락 피부에 괴사가 일어났다고 해요.

C-arm같이 X-ray를 쉽게 찍어 바로 볼 수 있는 영상 장비가 발전함에 따라 X-ray를 촬영하면서 환자를 치료하는 인터벤션의 역할이 점점 늘어나고 있어요. 그 가장 대표적인 분야가 다음 사진과 같은 모습의 캡방, 즉 심혈관 중재 시술 시설입니다.

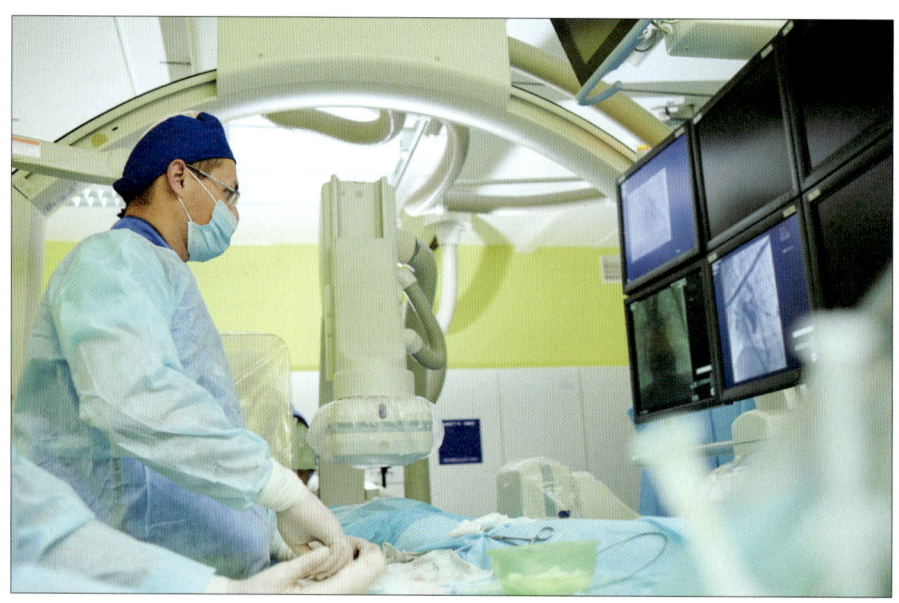

2016년 《한국방사선학회지》에 게재된 연구에 따르면 시술자의 갑상샘을 기준으로 하여 연간 1,000건의 PCI(Percutaneous Coronary Intervention, 관상동맥 중재술)를 시행한다고 했을 때 90mSv(미리시버트)/연 정도의 방사선 피폭을 받는다고 해요. 방사선 방호를 하지 않는다면 법에서 정한 노출 한도인 연간 50mSv를 훌쩍 넘게 되는 것이죠(방사선 작업 종사자 기준). 대개 캡방은 심장을 직접 건드리는 고위험의 시술을 하다 보니 분위기가 매우 삼엄하고 긴장된 경우가 많지요. 그럼에도 불구하고 **보호구 착용은 여러분을 위해서 '꼭' 챙기시기를 권유드립니다!**

4 ▶ 복부(Abdomen & Pelvis)
(정확한 영상 판독이 환자의 치료 방침과 예후를 결정)

 평생 살아가면서 배가 안 아파 본 사람이 없을 것이며, 설사와 같은 소화기 증상을 겪어보지 않은 사람도 없을 거예요. 이러한 모든 일은 우리의 배, 정확하게는 복강 내에서 일어나죠. 이번 장에서는 복부의 영상의학적 검사와 소견에 대해서 배워보도록 할게요.

 복부는 부위에 따라 검사명이 다르다고 들었어요. 복부 검사는 어떻게 나뉘나요?

 사실 복부는 Abdomen과 Pelvis, 즉 골반보다 위쪽에 있는 복부와 골반부로 나누어 언급하는 경우가 많아요. 그래서 CT 촬영도 CT abdomen(복부 CT)보다는 CT AP(Abdomen and Pelvis)라고 되어 있는 경우가 훨씬 많지요. 복부와 골반의 영상의학 소견 중에서 소화기관과 관련된 Part는 이번 장에서 소개해 드리고, 신장을 포함한 비뇨생식기 관련 소견은 다음 장에서 소개할게요.

1 복부 X-ray

Case 급작스러운 복통을 호소하는 환자

35세 남자 환자가 갑작스러운 우하복부의 복통과 발열을 주호소로 응급실에 내원하였다. CRP 수치는 정상수치의 2배 정도(10.37mg/dL)를 나타내며 WBC도 정상치의 2배로 올라가 있었다. 응급실에서 조영제를 사용하지 않고 촬영한 CT 소견은 다음과 같았다(빨간색 화살표 참고). 환자는 자신의 병명과 앞으로 어떤 치료를 받게 될지를 궁금해한다. 어떻게 설명해야 할까?

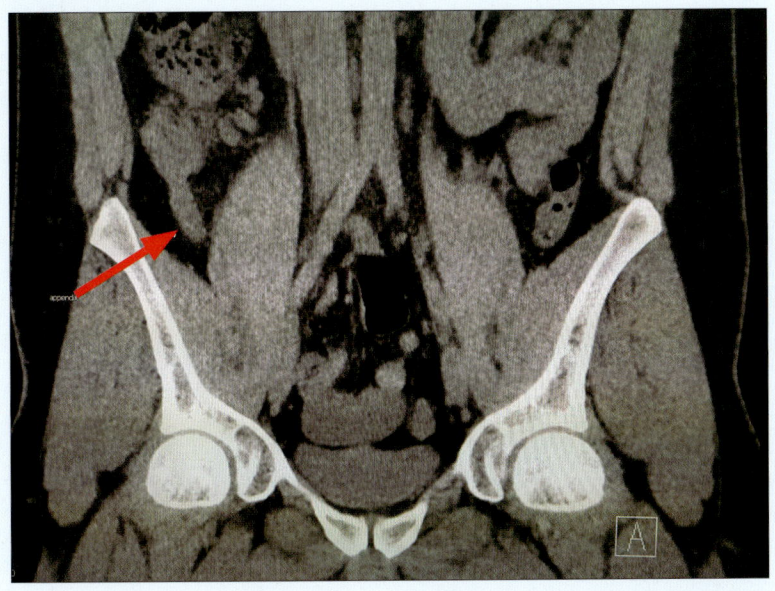

 일단 정답은? 충수돌기염(Appendicitis)의 소견입니다! 우하복부의 상행결장(Ascending colon)이 시작되는 부위에 꼬리처럼 위치한 충수돌기(Appendix)가 부어 있는 모습이에요. 충수돌기염은 자연적으로 치유되는 경우보다 염증이 진행되다가 터져서 복막염(Panperitonitis)이 되는 경우가 많아요. 이러한 이유로 수술적 치료를 가장 먼저 고려하는 병입니다. CT가 보편적으로 보급되기 전에는 오로지 숙련된 의사 선생님의 진찰(Physical exam)을 통해서 수술 여부를 결정하는 경우가 많았지만 CT가 보편화된 요즘은 CT를 통해 정확히 확인하고 수술하는 경우가 대부분이에요.

그렇군요. 그러면 CT가 없던 시절에는 충수돌기염 같은 복부의 질환을 어떻게 검사했나요?

 흉부 영상검사에 대해서 공부할 때도 설명했지만 CT 이전에는 X-ray가 있었어요. 그리고 X-ray로 매우 중요한 질환을 찾는 방법, 촬영 기법이나 특징적인 소견에 대한 Key finding이 있었죠. 예를 들어 서서 찍는 복부 X-ray에서 다음과 같은 공기와 장 내용물의 경계선이 여러 개 보이면 Step ladder sign이라고 해서 장폐색을 시사한다는 식으로요. 하지만 복부 내부를 정확히 보기는 어렵기 때문에 X-ray만으로는 복부 내 질환을 파악하는 데 많은 어려움이 있었어요. 앞서 본 충수돌기염도 X-ray가 질환의 조기 발견에는 도움이 되지 않아요.

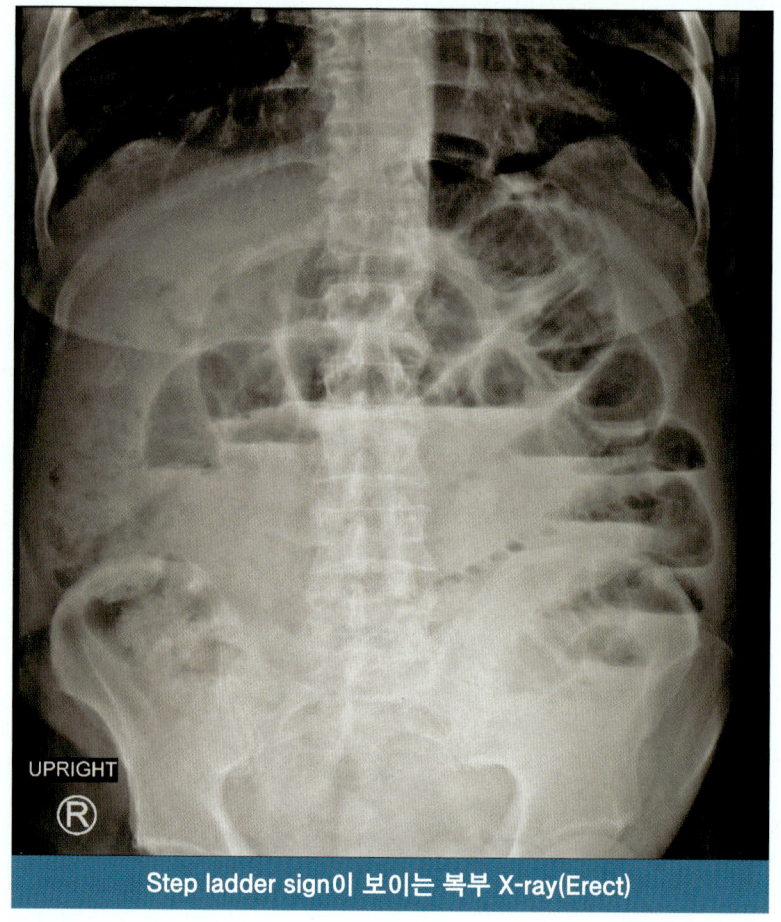

Step ladder sign이 보이는 복부 X-ray(Erect)

 복부 X-ray에서는 어떤 것을 확인해야 하나요?

 복부 X-ray에서는 복부 내의 몇몇 장기의 위치와 장내 가스의 상황을 확인할 수 있어요. 위의 X-ray를 보면 가스가 많이 차 있는 것을 볼 수 있고 가스가 해부학적인 위치 중에서 위장(환자의 좌측 횡격막 아래)에 국한되지 않고 여러 곳에 퍼져 있기 때문에 정상적인 소견은 아니라는 것을 알 수 있지요.

복부 X-ray의 정상적인 소견은 어떤지 알고 싶어요.

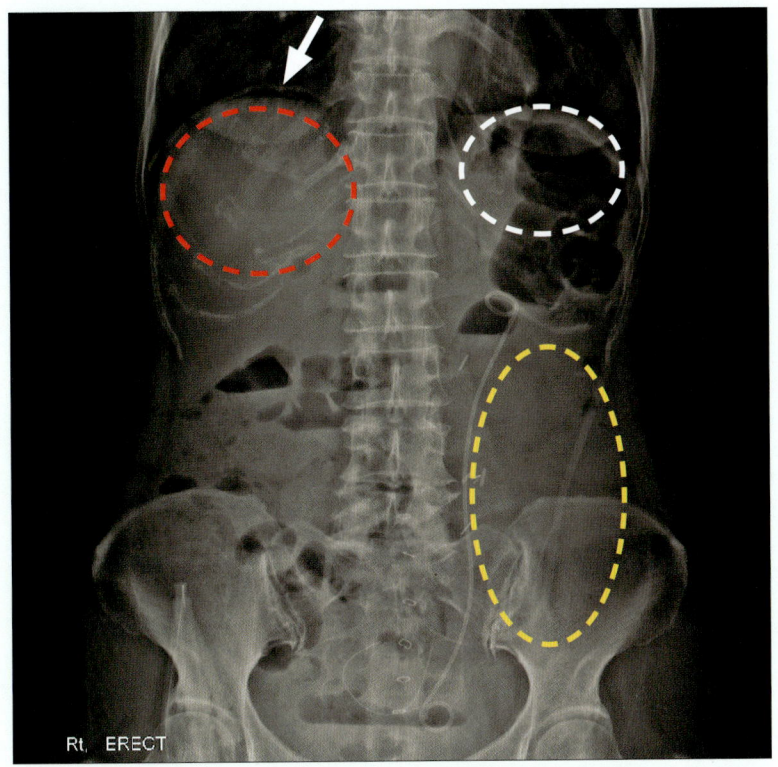

빨간 원 부분이 간이 위치하는 부분인데 가스 없이 꽉 차 있어 하얗게 보이는 경우가 많아요. 그리고 빨간 원 안에서 갈비뼈 끝 연골 부분이 다른 뼈와는 조금 다르게 보이는 경우가 있는데 이는 특별한 이상 소견이 아니에요. 이 환자는 수술을 시행한 지 얼마 안 되었기 때문에 빨간 원의 위, 횡경막과 간 사이에 공기층(하얀 화살표)이 보여요. 의학 용어로는 기복증(공기배증, Pneumoperitoneum)이라고 하는데, 수술 직후에는 정상 소견이지만 수술을 하지 않은 상태에서 이런 것이 보인다면 배 어디가 뚫려 있다는 증거이기 때문에 다른 검사가 반드시 필요하죠.

 하얀색 원에서는 위장의 가스가 보이는 게 맞나요?

 맞아요. 그리고 노란색 원 부분은 바로 하행결장인데 변비가 심하면 이 부위(특히 아래쪽 부분)에 변이 차 있는 것을 X-ray에서 확인할 수 있어요. 이 환자는 좌측(사진의 우측) 신장과 방광 사이에 더블제이 카테터(요관 스텐트)가 들어 있는 것도 볼 수 있네요.

복부 X-ray 처방이 Erect, Supine 이렇게 두 개나 났어요. 위 사진을 보면 Erect로도 웬만한 것은 확인할 수 있는 것 같은데 Supine을 왜 또 따로 찍나요?

 복부 X-ray에는 특이하게도 동일한 복부 촬영을 서서(Erect) 한 번, 누워서(Supine) 한 번 하는 촬영 기법이 있어요. 사실 환자 입장에서는 왜 중복으로 촬영하는지 의문이 들 수도 있죠. 특히 예민한 환자와 보호자라면 (방사선이 실제로는 미미한데도) 방사선 과다노출이라고 불만을 제기할 가능성도 있고요. 그러면 두 X-ray에는 무슨 차이가 있을까요? 먼저 Erect 사진을 볼게요.

 어? 저쪽에 보이는 것은 가스인가요?

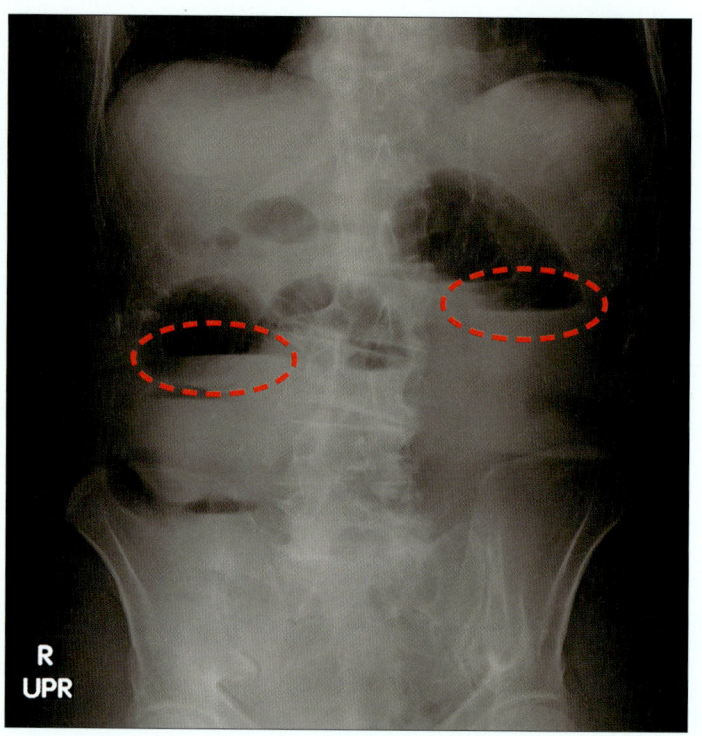

이 사진은 소장에 폐색이 있는 경우예요. Step ladder sign이라고 해서 가스가 통과를 못 하고 소장 일부분에 잔뜩 모여 있는 소견을 볼 수 있어요. 여러분이 몸으로 느끼신 적이 있겠지만 복부 소화기관 안에는 가스가 있어요. 그 가스는 음식물보다 가볍기 때문에 일어서 있으면 위로 상승해요. 그래서 일어선 자세(Erect)로 촬영하면 그림의 빨간 원처럼 가스와 음식물의 경계선이 보여요. 이때는 우선 금식이 필요하고 자연적으로 해소되지 않는다면 수술이 필요할 수도 있어요.

그러면 Supine은 왜 찍나요?

 이 사진은 Supine position으로 찍은 사진이에요. Supine의 경우에는 가스가 복부 전체에 고르게 퍼져 있는 것을 볼 수 있어요. 복부 가스의 영향을 줄이고 연부 조직과 간, 신장, 비장, 위장 등의 장기 형태와 크기 등을 더 정확히 보기 위해 촬영하는 사진이라고 생각하시면 돼요.

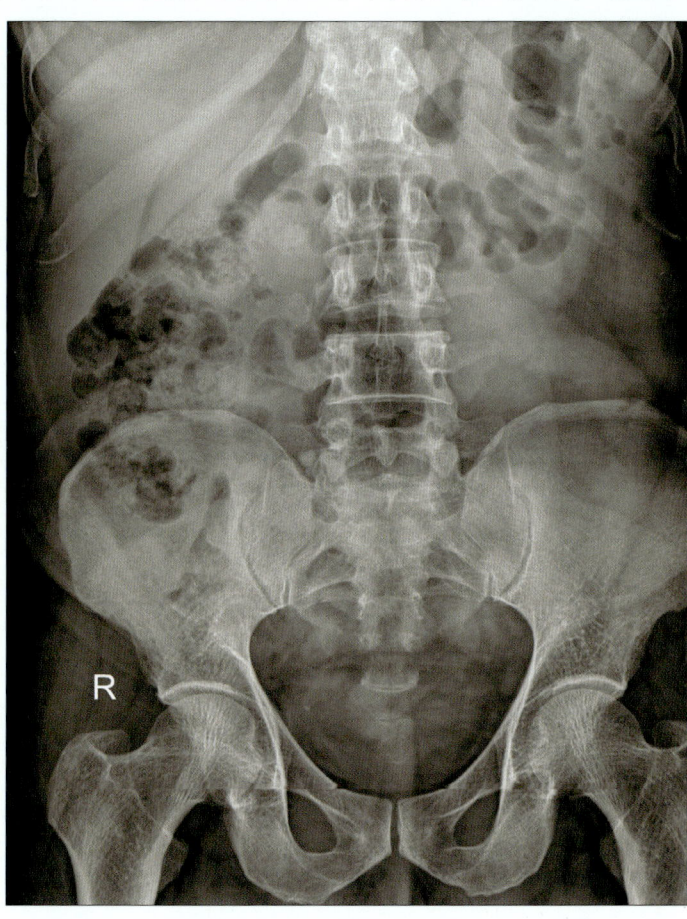

그렇군요. 가스의 영향이 줄어들면 구체적으로 어떤 것이 더 잘 보이나요?

 Supine에서는 대변의 위치와 형태가 잘 보이고 방금 먹은 내용물이 아직 위장에 남아 있는 것도 볼 수 있어요. 이러한 점이 Supine의 기능이에요. 이제는 환자가 X-ray를 두 번 찍는 이유를 물으면 "배 안에 가스가 어떻게 움직이고 얼마나 차 있는지 서서 찍은 것과 누워서 찍은 것을 비교해야 돼서 찍는 거예요."라고 설명하면 되겠죠?

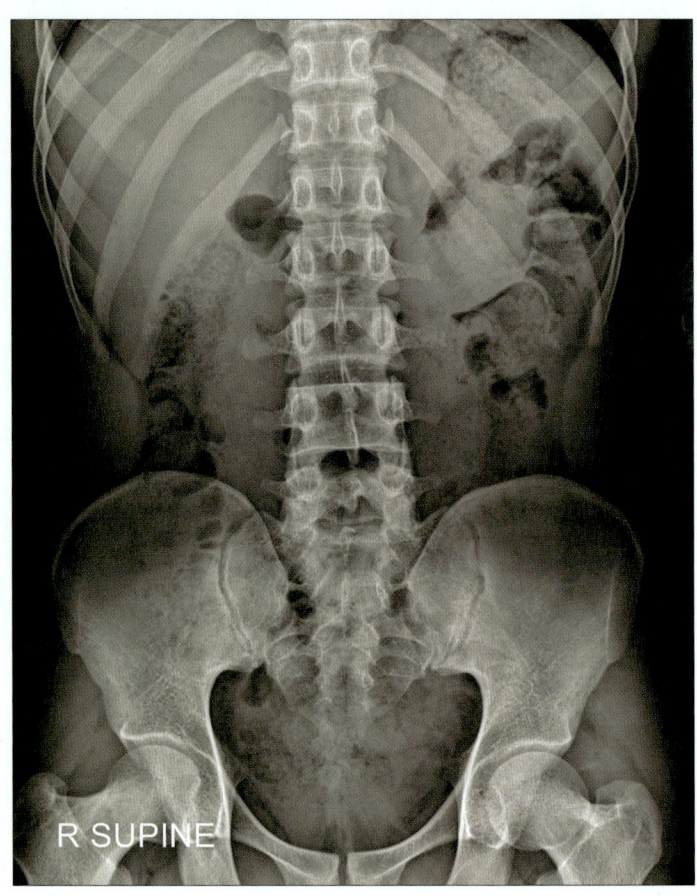

Abdomen supine과 매우 비슷한데 KUB라고 쓰인 X-ray를 본 적이 있어요. 그건 뭔가요?

 KUB는 Kidney, Ureter, Bladder의 약자로 찍는 부위는 거의 비슷하지만 콩팥, 요관, 방광 쪽을 주로 보기 위해서 촬영하며 X-ray 촬영 시 기계의 세팅이 Abdomen과 다소 달라요. 쉽게 설명하면 우리가 휴대폰으로 사진을 찍을 때도 Auto가 아니라 여러 모드를 선택하잖아요? 그런 것처럼 Abdomen과 KUB를 찍을 때의 세세한 설정이 다르다고 생각하면 돼요.

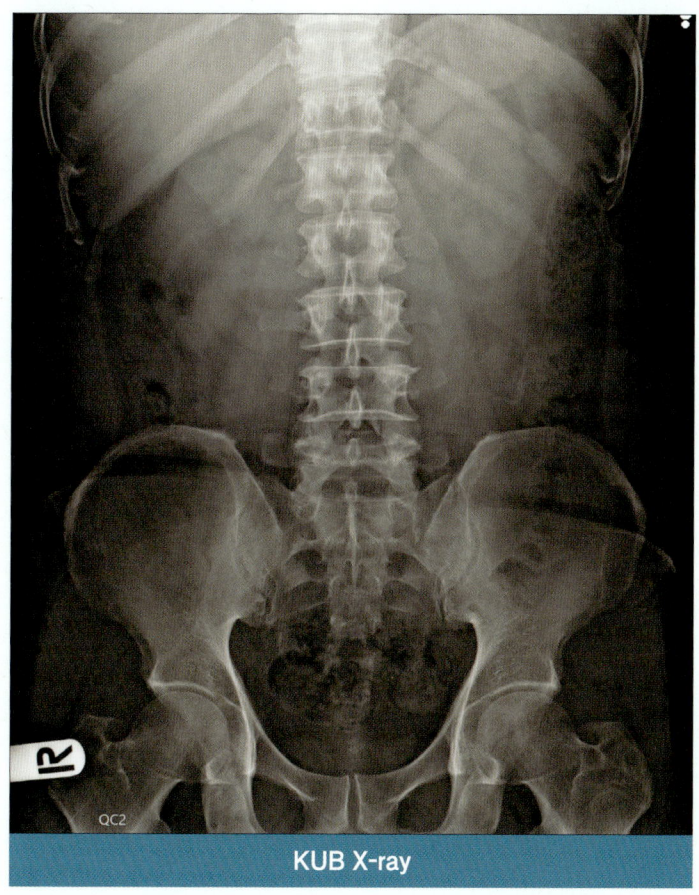

KUB X-ray

간혹 CT가 없는 병원도 있을 것 같아요. 그럴 땐 X-ray로 환자 상태를 확인해야 할 텐데 절대 놓치면 안 되는 것은 무엇인가요?

 복부에서 응급일 때 절대 놓치면 안 되는 소견 중심으로 알려줄게요. 먼저 장천공입니다. 방금 정상 X-ray 설명 사진에서 잠깐 언급했듯이, 사실 **복강은 공기(Air)가 있어서는 절대 안 되는 부위**예요. X-ray에 보이는 Air는 엄밀히 말하면 소화기관(위-십이지장-소장-대장-직장-항문) 안에만 있는 것이고 우리가 수술을 통해서만 접근할 수 있는 복강에는 Air가 없어야 하거든요. 그런데 복강에 공기가 들어가면 Abdomen Erect(병원에 따라서는 Upright라고도 함)에서 다음의 소견이 보입니다.

빨간 원으로 표시한 부분을 보면 횡격막과 간 사이에 초승달 같은 공간이 생긴 것을 볼 수 있죠? 사진의 우측(환자의 좌측) 위와 횡격막 사이에도 공기가 있는 소견이 보이네요. 사실 위장 내의 정상 가스와 구분이 어려워서 그림 왼쪽(환자의 오른쪽, 간이 있는 부위)의 Air를 주로 확인할 수 있답니다.

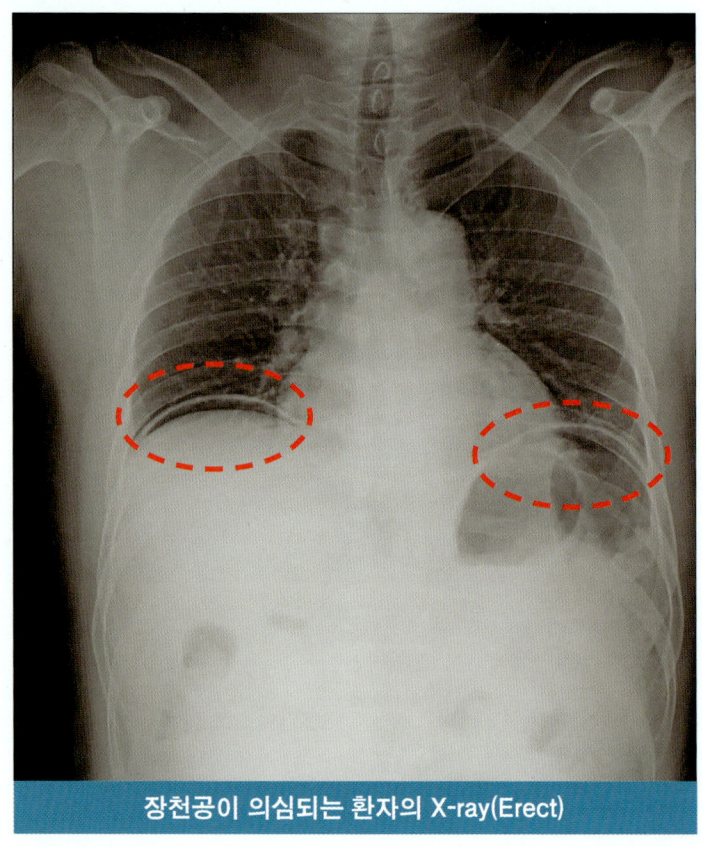

장천공이 의심되는 환자의 X-ray(Erect)

저런 모습이 관찰되는 X-ray라면 반드시 장천공인가요?

 물론 이것이 나타난다고 해서 다 장천공은 아니에요. **예를 들어, 환자가 최근에 개복술을 시행한 경우라면 정상 소견일 수 있어요.** 개복수술을 했다면 당연히 공기가 복막 속에 들어가게 되고 수술을 마치고 배를 닫을 때는 그 공기를 따로 제거하지 않아요. 그래서 일정 수준의 공기는 남아 있을 수밖에 없죠. 만약 개복수술 과거력이 없는데 Air가 보인다면, 장 어딘가가 천공된 것을 의미해요. 장이 천공되면 그것으로 끝나는 것이 아니라 음식물이 복강 내로 빠져나갈 수 있는데 이는 범복막염(Panperitonitis)의 위험인자이기 때문에 즉각적인 금식과 천공 부위를 탐색할 필요가 있어요.

 외부적인 요인으로 장천공이 발생하는 경우도 있나요?

 좋은 질문이에요. 사실 현대 의학이 발달하고 병원 이용이 보편화되면서 자연적인(질환 때문에) 천공으로 인해서 Air가 나타나는 경우는 많이 줄었어요. 하지만 장천공 소견은 오히려 더 자주 언급되고 발견 빈도도 높아졌죠. 그 이유는 바로 내시경 때문입니다. 내시경은 시술 시 장천공의 위험을 어느 정도 가지고 있어요. 그래서 내시경 시행일 저녁이나 다음 날에 혹시라도 있을지 모르는 천공 소견을 찾기 위해 루틴으로 X-ray를 찍어보는 경우가 많아요.

 그렇군요. 또 다른 질환도 궁금해요!

 다음으로는 장(주로 맹장이나 S자 결장)이 꼬여서 막히는 장폐색을 설명해 볼게요. 막힌 부위의 바로 전 부위에서 가스가 엄청나게 커지는 소견이 보여요. 이것을 Coffee bean sign이라고 해요. 이 사진처럼 배 안에 저렇게 많은 양의 가스가 차 있다면 당연히 정상 소견은 아니겠지요. 이런 경우는 특히 **치료적 목적의 금식(NPO)이 필요할 수 있기 때문에 환자 간호에서도 놓쳐서는 안 될 소견**이에요.

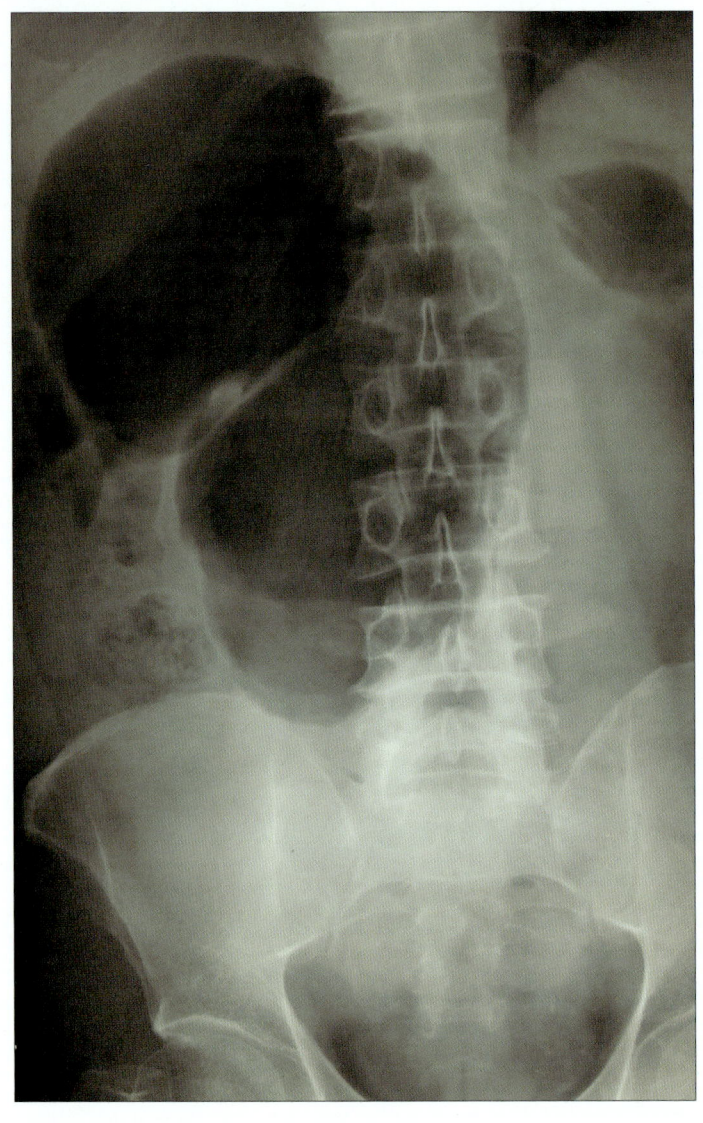

장폐색의 소견이 보이면 또 어떤 처치가 이루어지나요?

보통 장의 어느 부위가 막히면 먼저 막힌 부분 위쪽에 생기는 가스를 빼줘요. 이때 가스를 제거하기 위해 L-tube를 삽입해요. 이렇게 해서 막힌 부분이 풀어질 때까지는 아무것도 들어가지 않게 하면 서서히 감압이 되면서 저절로 풀어지는 것을 기대할 수 있기 때문이에요. 대개 이러한 치료적 목적의 금식으로도 장폐색이 풀어지거든요.

장마비를 공부했을 때랑 비슷한 것 같아요! 장마비와 장폐색은 어떤 차이가 있나요?

 장폐색과 비슷하게 음식물이 안 내려가는데 어디가 꼬인 것이 아니라 장이 그냥 '안 움직여서' 오는 장마비(Paralytic ileus)도 특징적인 소견이 있어요. 바로 다음 사진처럼 배 전체에 가스가 과도하게 차는 형태로 나타나요.

역시 이 경우에도 즉각적인 금식의 적응증이 될 수 있기 때문에 이 소견은 꼭 알고 있는 게 좋아요. 일단 장마비가 있으면 금식이 첫 번째예요! 다음으로 L-tube나 접근이 가능하다면 Rectal tube를 삽입해서 배액 및 가스 배출을 하고 필요시 약물치료를 하며(하제, 장운동항진약제) 간호적으로는 복부에 Warm bag apply를 합니다.

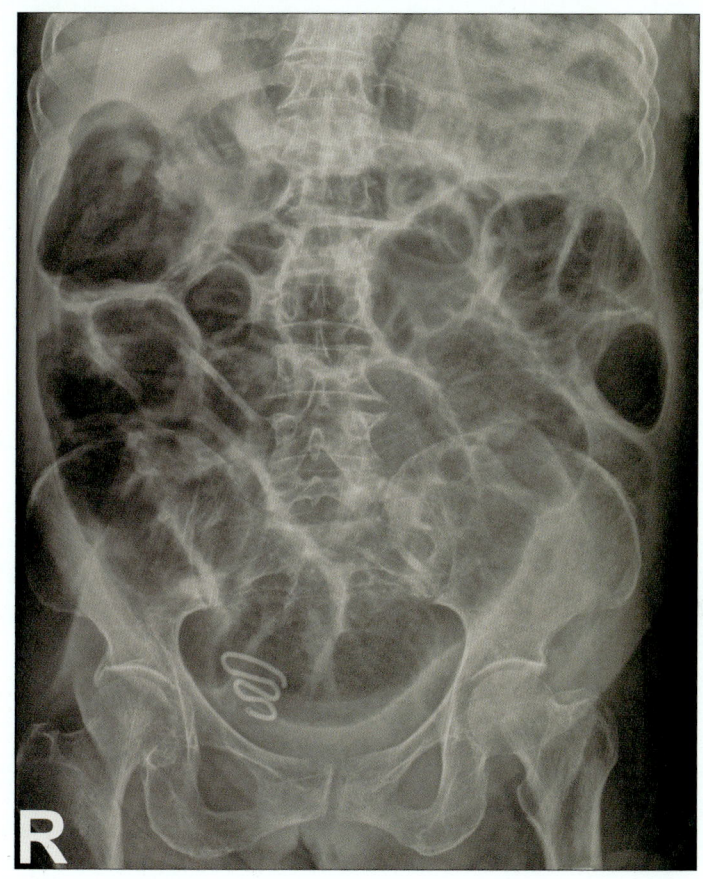

장마비가 있으면 L-tube(Levin tube)를 꽂는다고 들었는데 L-tube도 X-ray로 확인하는 게 아닌가요?

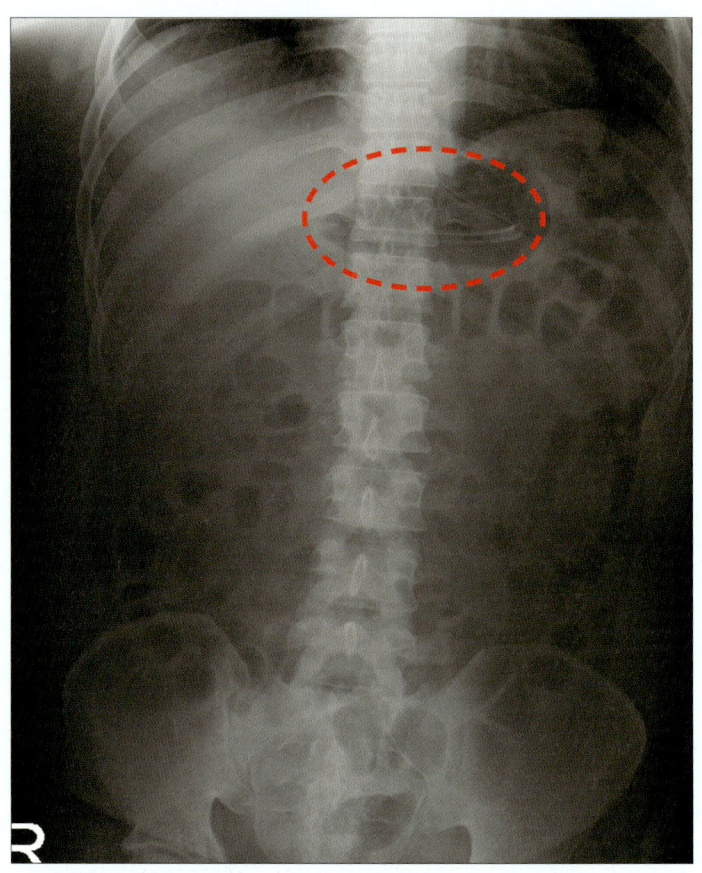

네, 맞아요. 장마비가 있을 경우에 가스가 장의 아래, 즉 항문을 통해 배출되지 않기 때문에 위쪽에서 빼주기 위해 L-tube(Levin tube, Nasogastric tube, 비위관)라는 관을 넣게 돼요. 장마비뿐만 아니라 위세척이 필요하거나 흡인성 폐렴의 위험이 있어 경구 식사가 위험할 때에도 이 L-tube를 사용하게 돼요. 위의 X-ray 사진을 보시면 L-tube가 위장 가스 내에 잘 위치한 것을 확인할 수 있어요. L-tube의 위치 확인은 실제 간호에서 매우 중요하기 때문에 판독을 기다리지 않고 데일리 루틴 X-ray에서 확인하는 경우가 많죠. 이는 Part 3에서 더 자세히 다룰게요.

바륨 조영술 예정인 환자가 있는데 바륨 조영술이 뭔가요?

 바륨 조영술은 X-ray가 가진 한계를 극복하기 위해서 도입되었어요. 정확하게는 황산바륨($BaSO_4$)을 이용하죠. 바륨이 인체의 원소보다 많은 전자를 가지고 있어 X-ray를 촬영하면 하얗게 표시되는 성질을 이용한 거예요. 그래서 바륨이 소화기관 내에 있을 때 X-ray를 촬영하면 소화관을 정확히 촬영할 수 있어요. CT와 내시경이 없던 시절에는 이 사진처럼 위벽의 주름까지도 잘 볼 수 있는 매우 중요한 검사였으나 최근에는 그 중요도가 많이 떨어진 것이 사실이에요. 그래도 병변을 쉽게 확인할 수 있는 장점이 있어서 종종 시행되는 검사랍니다.

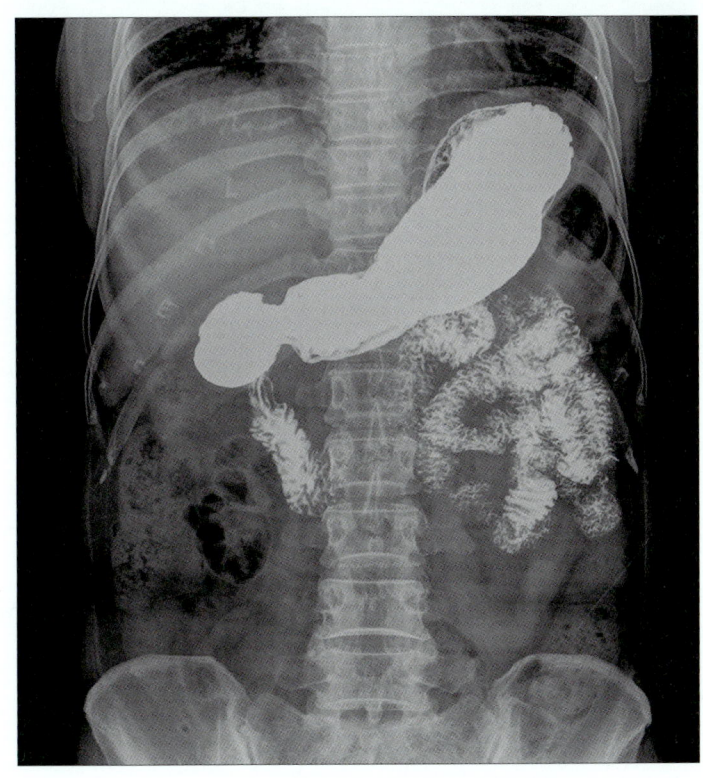

정말 신기하네요. 다른 사진도 보고 싶어요.

 이 사진에서 보이는 것처럼 대장·소장의 벽에 바륨이 살짝 달라붙으면서 소화기관의 모양을 단순 X-ray보다 좀 더 정확히 볼 수 있게 해줘요. 대장 바륨 조영술 사진을 보면 환자의 하행결장(빨간 원) 부분에 뭔가 병변이 있어 장의 내경이 작아진 것이 보이지요.

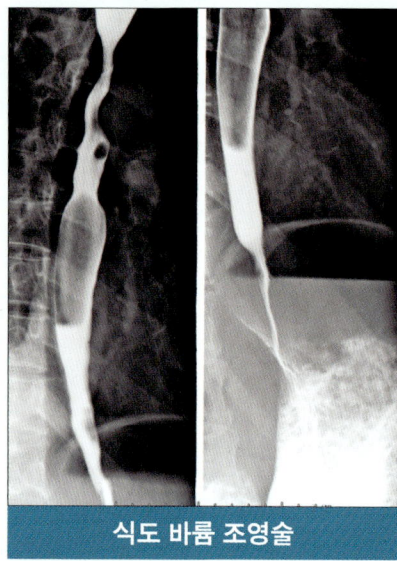
식도 바륨 조영술

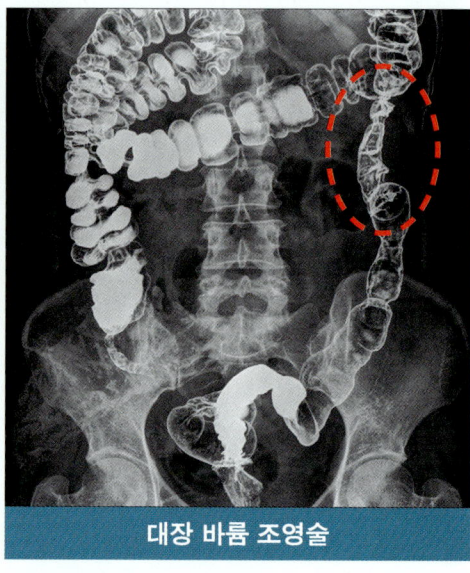
대장 바륨 조영술

 바륨 조영술에서 꼭 알아야 할 주의 사항은 무엇인가요?

 바륨 조영제는 절대로 IV로 들어가서는 안 되며 소화기관에서 흡수가 안 되는 특성을 이용해 **PO로만 제한적으로 쓰는 조영제**예요. 무엇보다도 환자에게 검사 안내 시, 꼭 정해진 시간에 바륨을 복용하도록 하는 것이 중요해요. 바륨은 흘러 내려가는 성질이 있기 때문에 예정된 검사 시간보다 먼저 혹은 나중에 먹어 버리면, 정작 촬영할 때는 필요한 위치에 없을 수 있어요.

 그렇군요. 바륨을 먹는다고 했는데 배출은 어떻게 되나요?

 바륨은 대소변으로 배출돼요. 실제 바륨 조영제가 하얀색이라 조영제를 복용한 후 1~2일 동안은 대변이 하얀색으로 나올 수 있음을 안내하고, 물을 하루 2L 이상 드시도록 설명해요.

2 복부 초음파

Case 황달 증세로 내원한 32세 여자 환자

심한 상복부 통증과 황달 그리고 황달공막(Icteric sclera) 증세까지 보이는 32세 여자 환자가 내원하였다. 복부 확인을 위해 복부 X-ray를 찍으려 하자, 자신은 계획 임신을 시도하고 있으며 임신 가능성이 있다고 촬영을 거부하였다. 이런 경우에 어떤 검사를 하는 것이 환자에게 도움이 될까?

임산부는 X-ray를 찍으면 안 된다고 들었어요. 그러면 복부 초음파로 장의 상태를 확인할 수 있나요?

임산부에게 X-ray와 CT는 태아의 기형 유발 가능성 때문에 금기예요. 그렇지만 임산부도 배가 아픈 일이 언제든 있을 수 있기 때문에 X-ray를 대체할 검사로 초음파를 고려해 볼 수 있어요. 그러나 X-ray와 비교했을 때 초음파에는 한계가 명확히 존재해요. 장내 가스로 인해서 시야가 제한되기 때문이에요. 신체에 쏜 초음파가 복부의 구조물에 맞고 돌아오는 신호를 측정해서 영상으로 재현하는 검사이기 때문에 배 안에 공기(가스)가 있으면 측정할 수 있는 거리에 제한이 생긴답니다.

그러면 초음파만으로 복부 장기를 정확히 파악하기가 어렵겠네요. 보통 복부 초음파로는 어떤 장기를 검사하나요?

대한초음파의학회에서는 복부 초음파로 크게 2가지 검사가 가장 흔하게 시행된다고 소개하고 있어요. 하나는 상복부 초음파 검사이고 다른 하나는 충수 초음파 검사예요. 간과 비장으로 가려진 상복부의 내부 촬영에는 제한이 있어요. 그래서 복부 초음파는 간, 쓸개, 비장, 신장을 확인하는 데 주로 쓰여요. 이것을 루틴처럼 묶어서 표준화된 '상복부 초음파' 프로토콜이 만들어져 있죠.

그런데 어떻게 임산부는 초음파로 태아의 얼굴도 볼 수 있나요?

태아는 산모의 하복부 바깥쪽에 위치해 있어요. 그리고 물인 양수는 초음파의 측정에 큰 방해가 되지 않기 때문에 그렇게 잘 보이는 거랍니다.

복부 초음파에서 확인하는 구조물의 모습이 궁금해요.

 앞서 언급한 대로 간, 쓸개, 비장, 신장 등을 촬영할 수 있고, 환자의 복부 상태에 따라서 담관, 췌장까지도 촬영이 가능해요. 다음은 복부 초음파 중 간 부위의 사진으로, 간 사이의 담도(하얀 화살표)가 매우 명확히 보이는 것을 알 수 있어요. 이 초음파 사진은 정상 간의 모습이지만 지방간이 있으면 전체적으로 간이 더 하얗게 보인다고 해요. 그리고 이 초음파에서 어둡게 보이는 부분(노란 화살표)은 갈비뼈로 인해서 초음파 신호가 들어가지 못해 그림자가 생긴 거예요.

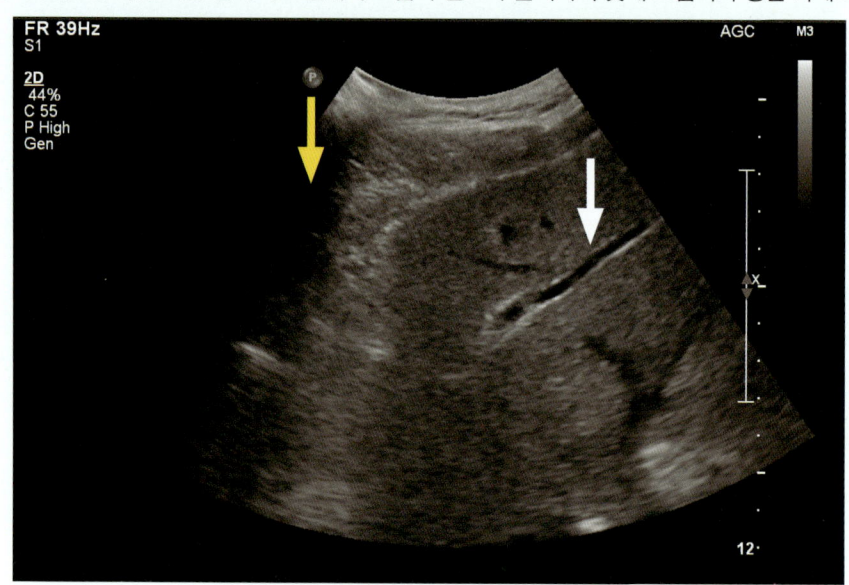

➕ 한 걸음 더 간질환에 똑똑한 초음파

저는 어려서부터 살이 쪄서 고등학교 때 시행한 혈액 검사에서 AST/ALT가 높게 나와 지방간(Fatty liver) 판정을 받은 적이 있어요. 그때 내과에 가서 초음파를 찍었는데 당시 의사 선생님이 "이렇게 하얀 게 지방이 간에 껴 있는 거야."라고 하며 보여주신 화면이 아직도 기억에 남아 있어요.

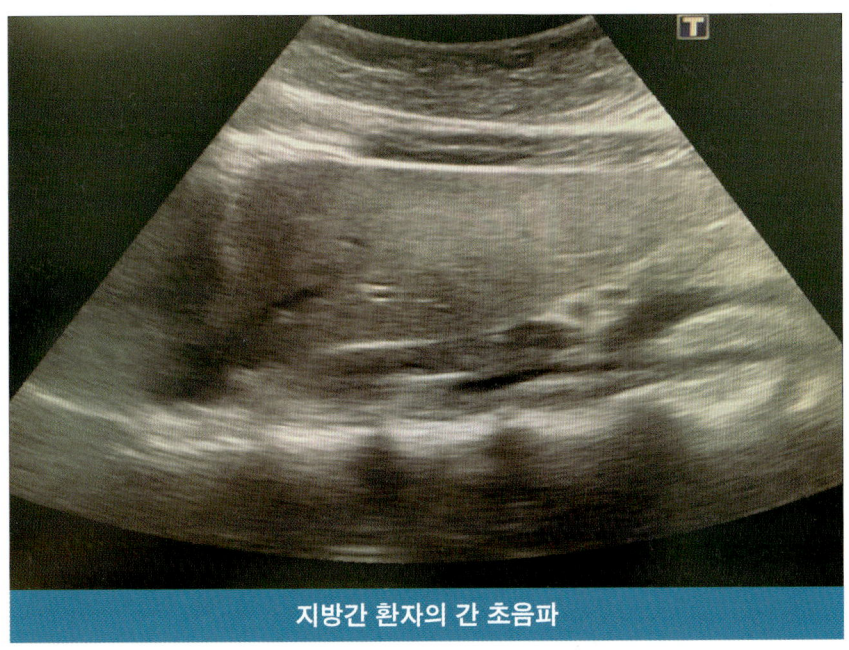

지방간 환자의 간 초음파

이 초음파 사진에 바로 그 하얗게 보이는 간이 있어요. 앞서 소개해 드린 간 초음파보다 간이 흰색에 가까운 밝은 회색이죠. 간이 복벽, 즉 피부와 가깝게 있기 때문에 초음파로 확인하기 쉬울 뿐만 아니라 간 실질이 초음파와 상호 반응하여 많은 정보를 주고 있어요. 그래서 대부분의 소화기내과, 특히 간을 세부 전공으로 하는 의사는 간 초음파에 매우 익숙하죠. 그만큼 초음파가 상복부, 특히 간질환을 진단하는 데 중요하다는 점을 알아두도록 해요.

신장 초음파도 어떻게 보이는지 알고 싶어요.

다음 사진이 신장 초음파 사진이에요. 어두운 원으로 보이는 부분이 신장이고 그 가운데 하얗게 보이는 부분이 신장의 큰술잔(Major calyx, 대신배)이에요. CT상으로는 제 신장에 결석이 하나 있는 것을 확인했는데 이 초음파 사진에서는 잘 보이지 않았어요. 초음파로 다 볼 수 있는 것은 아니라는 뜻이지요.

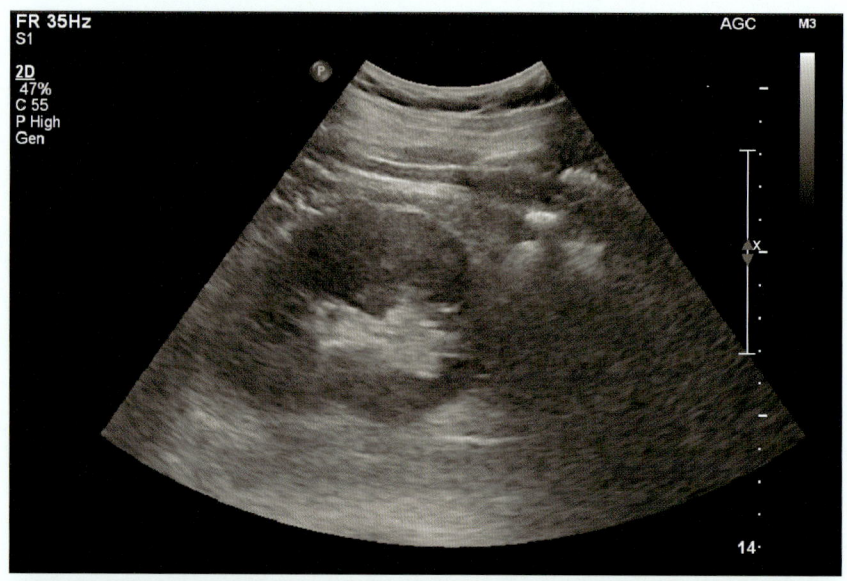
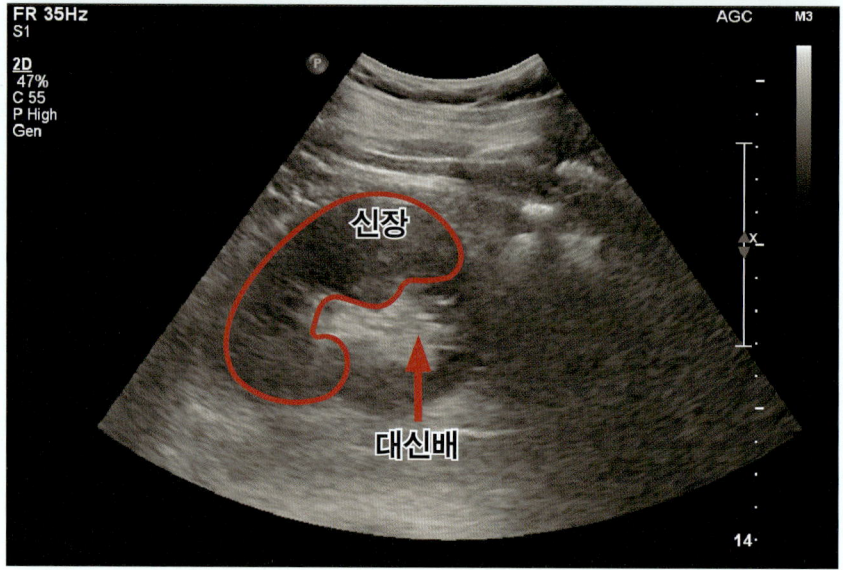

확실히 초음파에서는 확인이 어려운 부분이 많은가 보네요.

 맞아요. 또 보통 살집이 있는 사람은 복부 초음파를 찍을 때, 마른 체형의 사람보다는 검사 시간이 더 걸리는 편이에요. 간이 갈비뼈 안으로 많이 숨어 있고, 지방이 많기 때문이죠. 그리고 초음파를 얼마나 숙련된 사람이 하느냐에 따라서 촬영된 초음파의 퀄리티가 크게 차이 나게 돼요. 이는 비단 복부뿐만 아니라 모든 초음파 촬영에 해당합니다. 그래서 그냥 초음파를 하는 게 중요한 것이 아니고 얼마나 숙련된 의사가 하느냐가 매우 중요하죠.

 복부 초음파로 담낭 질환도 볼 수 있나요?

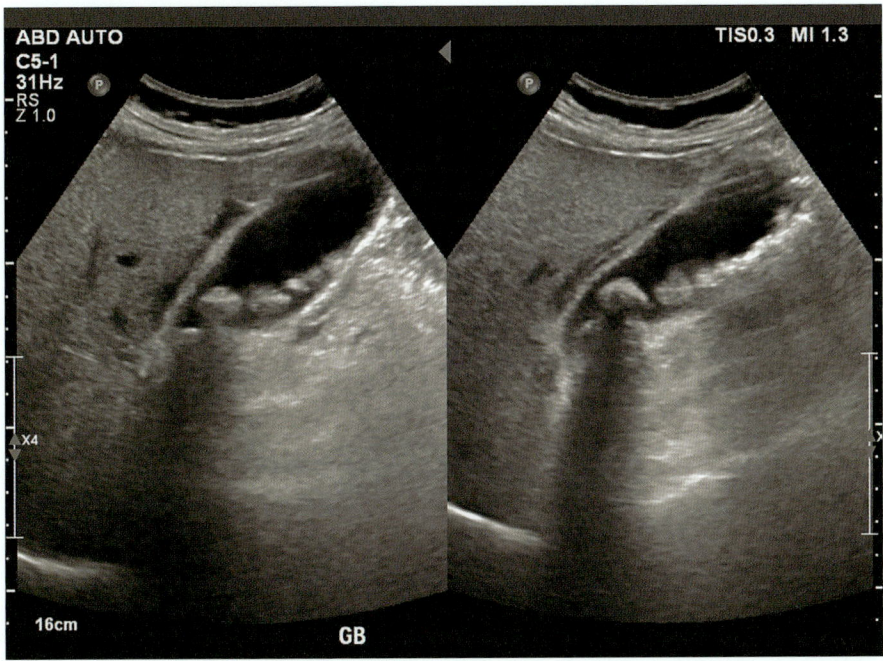

네. 담낭은 간의 바로 밑에 위치하기 때문에 초음파로 많은 정보를 얻을 수 있어요. 특히 담석(Gallstone)은 위의 그림처럼 딱딱한 물체이기 때문에 뒤쪽에 초음파가 들어가지 않는 음영을 확인할 수 있고 또한 염증 등으로 인해서 담낭 벽이 두꺼워진 경우에도 초음파로 확인이 가능해요.

➕ 한 걸음 더   복부 초음파는 누가 시행하나요?

대한초음파의학회, 대한간학회, 대한소화기학회, 대한췌장담도학회, 대한임상초음파학회에서는 모두 복부 초음파 인증 의사 제도 및 교육 제도를 운영하고 있어요. 명확히 영상의학과가 판독하는 것으로 제도가 확립되어 있는 X-ray나 CT, MRI와 달리 초음파는 누가 보느냐에 대한 논란이 계속 있어 왔어요.

일단, CT나 MRI는 영상 촬영의 품질을 관리하고 방사선의 안전(CT)을 관리하는 업무를 영상의학과 의사가 하도록 명시되어 있기 때문에 기계를 사는 것, 기계를 이용해 촬영하는 것, 촬영된 영상을 판독하는 것 모두 영상의학과가 하는 것이 정착되었어요. 그에 비해서 초음파는 기계 구입이 상대적으로 쉽고, 방사선 안전점검 같은 제도가 없으며, 거의 모든 과에서 사용하고 있어 각자의 임상과에서 열심히 연구하고 발전시켜 올 수 있었죠.

그러던 차에 2020년에 처음으로 복부 초음파가 건강보험 급여가 되면서 많은 학회에서 표준화된 복부 촬영 프로토콜을 만들었어요. 하지만 사실 건강보험에서의 요건이 있기 때문에 촬영하는 이미지에 큰 차이는 없어요. 그래서 복부 초음파 급여 검사를 계속 시행해 왔고, 앞서 언급한 어느 학회, 즉 어느 과 선생님이라도 적절한 교육을 통해 인증을 받은 인증 의사라면 큰 차이는 없을 거예요.

초음파를 이용해 간단하게 복부 내부를 볼 수 있다면 복수 천자 시 사용하기도 하나요?

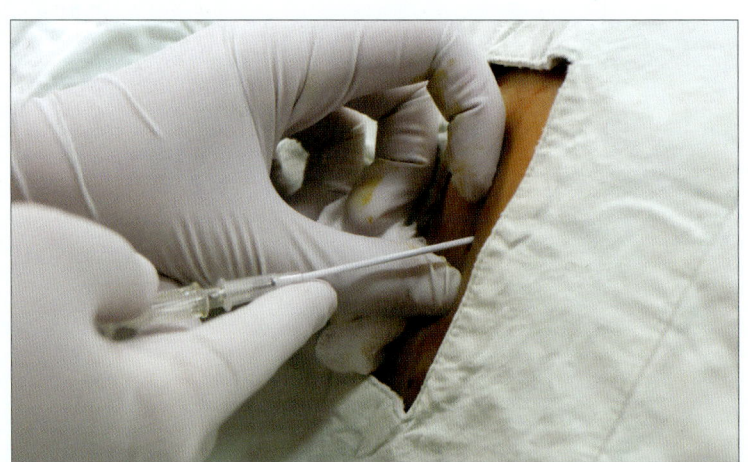

복강 내에 저류된 복수(Ascite)를 제거하는 시술인 복수 천자는 특히 간 기능이 나쁜 환자에게서 많이 발생하는 복수의 제거를 위해 사용되기 때문에 소화기내과 병동이나 응급실에서 자주 볼 수 있는 술기예요. 그런데 생각보다 복수 천자에서 영상의학의 도움을 받는 경우는 많지 않아요. 최근에는 대부분 내과 전공의 선생님이나 전문의 선생님이 시행하는 경우가 많지만 사실 제가 인턴으로 근무할 때는 무려 인턴이 하는 술기였어요. 바꿔 말하면 꼭 시술에 영상의학적 도움까지는 필요하지 않은 술기라는 뜻이지요. 환자를 좌측으로 눕히고 좌하복부에서 시행하는 경우가 일반적인데, 다만 응급실에 초음파 기계가 있다면 정확한 천자를 위해서 초음파로 위치를 확인할 수도 있어요.

초음파에서 복수는 어떻게 보이는지 궁금해요.

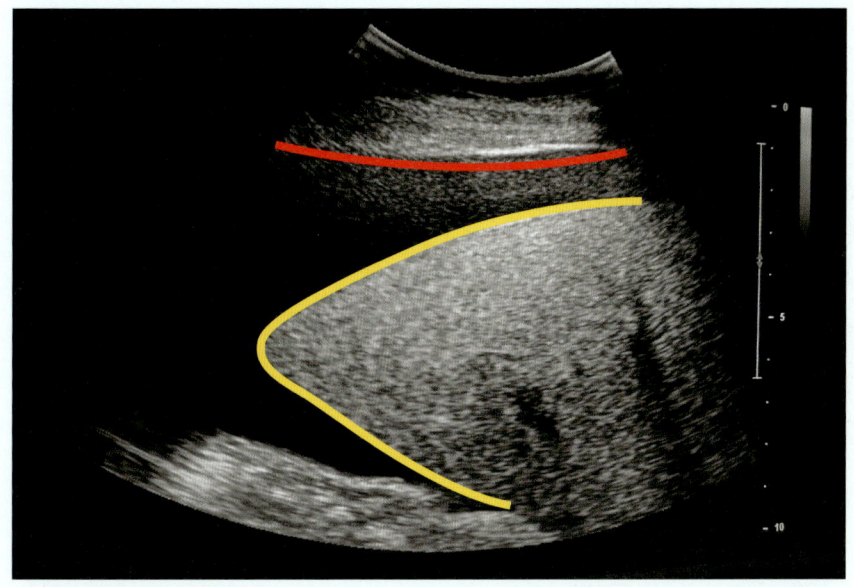

이 그림이 복수가 찬 초음파 소견인데 노란색으로 표시된 간과 빨간 선으로 표시된 복막 사이의 검정 부분이 바로 복수입니다. 복수로 인해서 간이 복막과 떨어져 있는 것을 확인할 수 있어요.

 소아에게서 꼭 알아야 하는 초음파 소견에는 어떤 것이 있나요?

 "Children are not small adults." 이는 소아에 대한 얘기를 할 때마다 인용되는 문구예요. 미국 최고의 소아병원으로 꼽히는 필라델피아 어린이 병원 입구에 새겨져 있는 문구라고 하네요. 방사선 노출에 더 민감하고 CT나 X-ray 촬영 시 협조가 안 되는 소아, 특히 영유아의 특성 때문에 좀 더 쉽게 자주 촬영할 수 있는 복부 초음파는 많은 소아 복부 질환에서 꼭 필요한 진단 수단이에요. 소아만의 특이 소견을 꼽자면 엄청나게 많아서 아예 소아 영상 파트가 따로 있을 정도이지만 그중에서 몇 가지 중요한 질환에 대해 알아볼게요.

장중첩증도 복부 초음파로 진단할 수 있다고 들은 적이 있어요.

 자지러지게 배가 아프다고 하며 끈끈한 점액성 혈변을 보는 증상이 나타나기도 하는 장중첩증은 특히 3세 이하의 영유아에게 나타나는 장폐색의 한 종류로, 임상에서 흔히 인투(Intussusception)라고 부르고 있어요. 다음 그림에서 보듯이 좌측의 정상 장과 달리 우측처럼 장이 안쪽으로 접혀 들어가서 막히는 게 바로 장중첩증이에요.

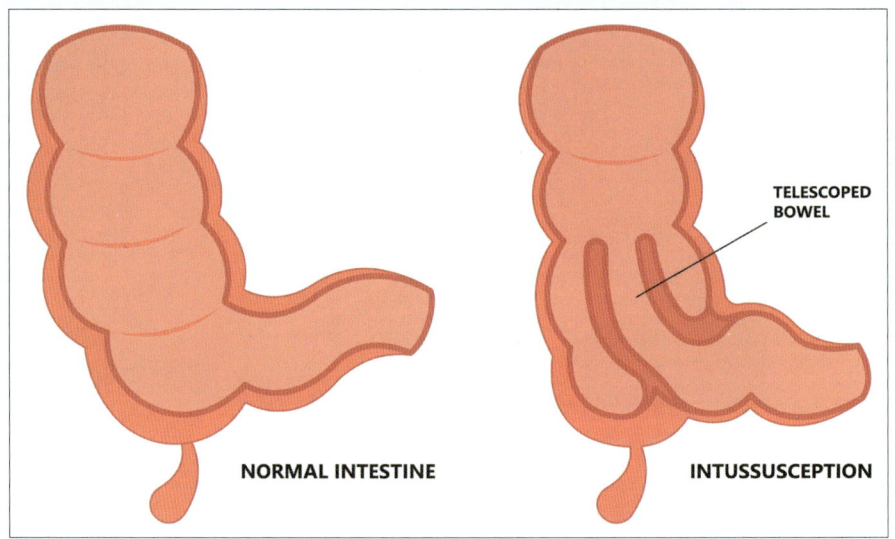

 장중첩증 진단에는 복부 초음파만 사용되나요?

 장중첩증의 진단은 복부 X-ray를 통해서 장폐색이 있는지 확인하는 것이 먼저예요. 하지만 확실한 폐색의 위치나 폐색의 기전(폐색이 장중첩증 때문에 온 것이 맞는지)을 확인하기 위해서는 숙련된 의사의 초음파 진단이 필요한 경우가 많아요. 특히 다른 장폐색과 달리 장중첩증으로 인한 장폐색일 때는 바륨 또는 공기 주입을 통해 중첩된 부분을 풀어주는 치료를 하여 빠르게 회복될 수 있기 때문에 금식을 하며 폐색이 풀리기를 기다리기보다는 초음파를 통해서 확인하는 것이 중요해요. 3세 이하 영유아에게 자주 발생하다 보니 CT는 방사선 노출 위험이 있고 촬영 기간의 협조가 어려워서 초음파 촬영이 꼭 필요하죠.

또 어떤 질환을 진단할 수 있나요?

소아외과에서 시행되는 수술 중에 가장 높은 빈도를 차지하는 것이 바로 탈장이에요. 복벽 안에 있어야 할 장이 복벽 밖으로 튀어나온 거죠. 주로 서혜부 탈장(Inguinal hernia)이 소아에게서 가장 흔하고 배꼽 탈장(Umbilical hernia)이 그 뒤를 이어요. 숙련된 의료진이라면 촉진으로 탈장을 파악하지만 애매한 소견일 때에는 초음파를 통해서 튀어나온 부위가 탈장인지 쉽게 확인할 수 있어요. 특히 도수정복(손으로 다시 집어 넣는 것)이 되지 않아 수술 여부를 결정할 때에는 정확한 진단을 위해 복부 초음파의 도움을 받는 경우가 많다고 해요.

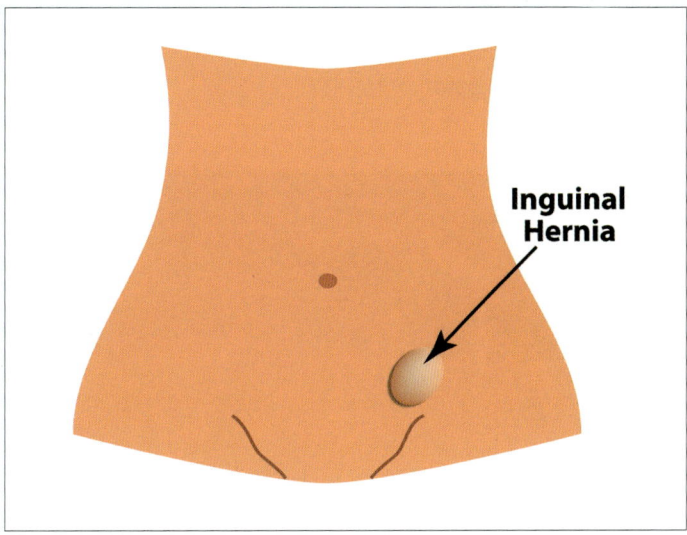

3 복부 CT

복부 CT에서 봐야 할 중요한 소견은 어떤 것이 있나요?

복부에 나타나는 대부분의 질환이 특징적인 CT 소견을 가지고 있어요. CT는 주로 내시경으로 추적관찰을 하는 위장 질환을 제외하고 대부분의 질환에서 추적관찰을 위해 정기적으로 촬영이 이루어지고 있죠. 그래서 중요한 소견보다는 복부 CT에서는 어떤 것을 확인할 수 있는지를 알아보도록 할게요.

복부 CT에서 보이는 음영이 다양하네요.

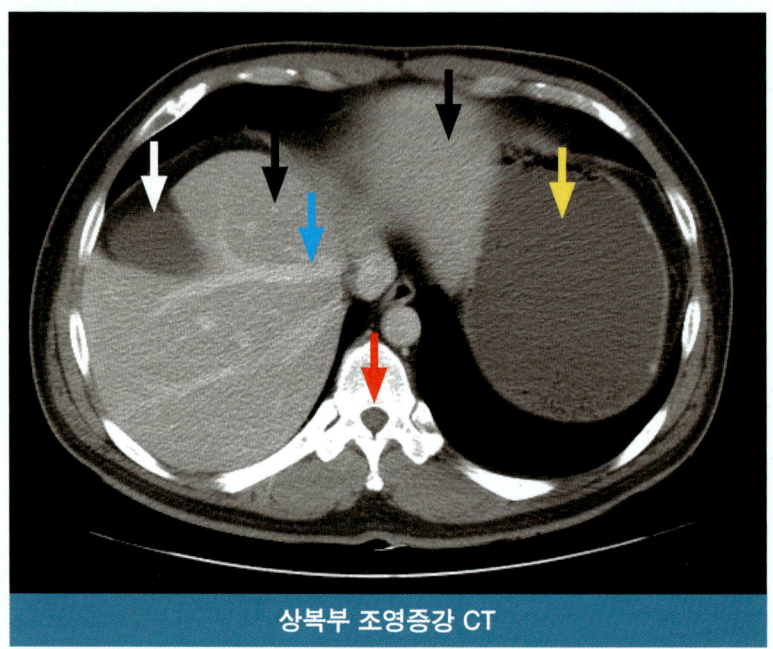

상복부 조영증강 CT

먼저, 검은색 화살표로 표시된 회색 부분이 간인데 보통 이렇게 균질한 색깔로 보이는 것이 일반적이에요. 간 안의 파란색 화살표를 보시면 약간 밝은 회색의 나뭇가지 모양의 구조물이 보일 텐데 이게 바로 간정맥(Hepatic vein)이에요. 사진의 우측, 몸의 좌측에 노란색으로 표시된 어두운 부분은 위장이랍니다. 이 사진은 소화되지 않은 상태에서 그대로 찍은 것이라 위장이 빵빵하게 차 있는 모습을 보이고 있어요. 그리고 하얀 화살표로 되어 있는 부분은 담낭(쓸개)이고, 빨간색 부분이 척추강(Spinal canal)이에요.

그러면 이 CT에서 질환적으로는 어떤 점을 알 수 있나요?

 이 부위에서는 간 내부에 다른 이상 소견(간농양, 간암 등)이 있는지를 볼 수 있어요. 그리고 위장에 종괴(Mass)가 있는지도 알 수 있죠. 다음 사진을 보면, 노란색으로 표시한 부위에 간암이 있어서 다른 간 부위와 다르게 관찰돼요.

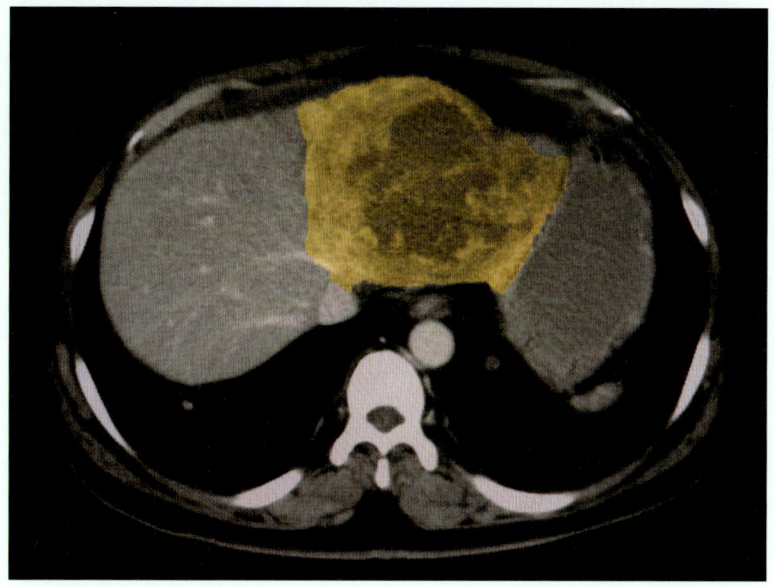

 그렇군요. 여기에서 조금 더 내려가면 무엇을 관찰할 수 있나요?

 앞서 본 CT에서 조금 아래(Caudal)로 내려오면 이제 신장, 췌장 등이 보이는 곳에 도달해요. 여기에서는 조영제를 쓰냐 안 쓰냐에 따라 볼 수 있는 구조물이 많이 차이 나요. 정확히는 구조물 내에서 이전에는 알 수 없던 내용을 볼 수 있게 되는 거예요.

조영제 사용 여부에 따라 보이는 것이 어떻게 달라지는지 궁금해요.

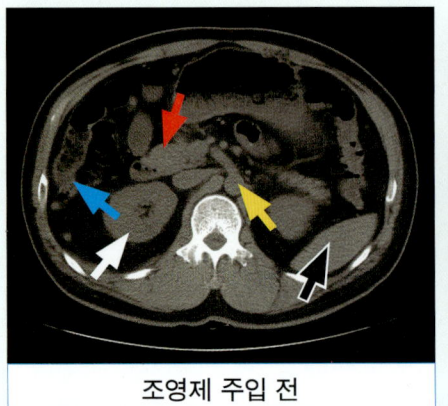
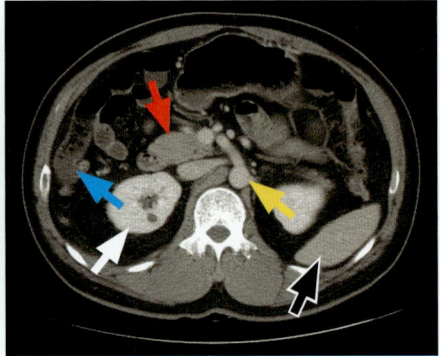

| 조영제 주입 전 | 조영제 주입 후 |

상복부 CT 중 콩팥 높이

하얀색 화살표가 우측 신장이에요. 좌측 사진을 보면 조영제를 쓰기 전에도 신장이라는 것을 알 수는 있지만 우측 사진처럼 신장 안에 있는 낭종(Cyst, 회색으로 보이는 작은 원)을 확인하려면 조영제가 필요해요. 노란 화살표로 표시된 부분은 대동맥에서 상간동맥(Superior mesenteric artery)으로 나가는 지점이에요. 조영제를 안 쓸 때(좌측 사진)는 주변의 다른 구조물과 잘 구분이 안 되는데 조영제가 들어가자마자 확연히 색이 달라져요. 빨간 화살표는 췌장의 두부이고 바로 옆 십이지장과 이어지는 것을 볼 수 있어요. 파란 화살표로 표시된 부분은 소장의 일부예요. 조영제가 들어가면 소장 벽이 약간 조영증강이 되는 것을 볼 수 있죠. 그리고 사진의 우측 하단(몸의 좌측 후방)에 있는 검은 화살표로 표시된 기관이 비장이에요.

이제 이 위치에서 더 내려가면 장이 나오겠네요.

네, 다음 사진을 보면 상행결장의 벽이 두꺼워져서 어떤 병이 있어 보이지만 단순히 이 사진만 봐서는 어떤 상태인지 알기가 쉽지 않아요. 임상 양상, 신체 진찰 등을 종합적으로 고려해서 필요하다면 대장내시경을 할 수도 있겠지요. 그리고 추가적으로 조직검사까지도 가능할 거예요. 그만큼 복부에서는 영상의학적 검사와 내시경 검사의 상호 보완으로 최적의 진단을 하게 된답니다.

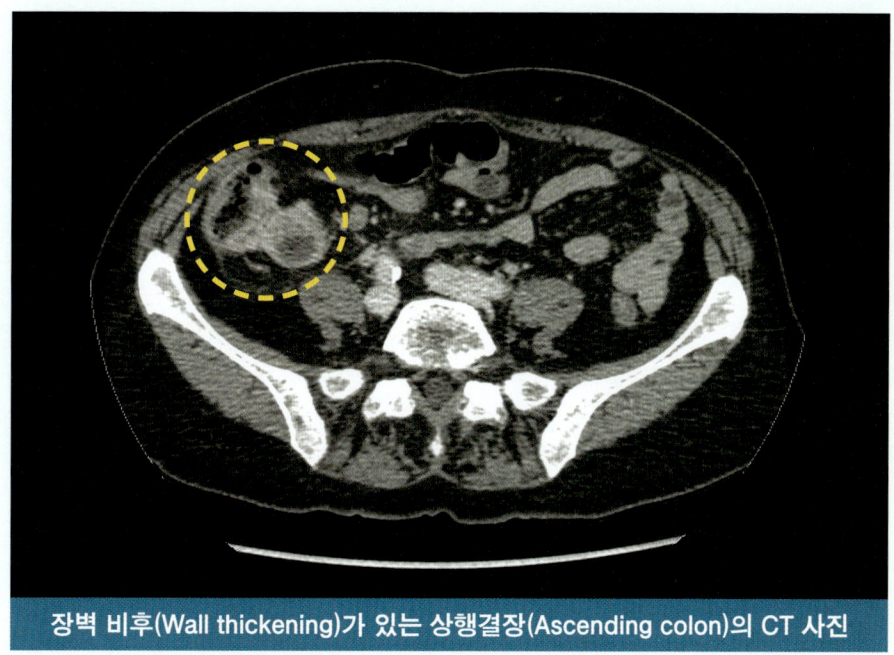

장벽 비후(Wall thickening)가 있는 상행결장(Ascending colon)의 CT 사진

간 CT는 조영제 촬영 후 찍은 이미지에 여러 개의 시리즈가 있던데 왜 그런지 궁금해요.

간 CT뿐만 아니라 MRI에서도 조영제를 넣고 한 번이 아닌 여러 번 촬영하는 경우가 있어요. 이는 각 조직에 조영제가 도착하는 시간 차이를 이용하는 것이에요. 간에는 생각보다 많은 종괴(Mass)가 생기는데, 과오종(Hamartoma), 혈관종(Hemangioma), 간선종(Liver Adenoma), 농양(Abscess) 등 종괴의 종류도 매우 다양해요. 이 중에서 상당수는 간 초음파 등으로 쉽게 구분할 수 있지만 가장 중요하게 감별진단을 해야 하는 간암은 초음파만 가지고서는 조금 부족한 부분이 있어요.

그래서 간 CT 검사가 꼭 필요하군요.

특히 간암은 아주 특이한 특성이 있는데 동맥혈만 편식을 해요. 간암, 정확히는 간세포암종(Hepatocellular carcinoma)은 동맥에서만 영양분을 공급받는 암 특유의 성질을 보이기 때문에 이 특성을 이용할 수 있어요. 보통의 간 구조물은 동맥(Artery)보다는 간에만 있는 문맥(Portal vein)에서 영양분을 공급받는데, 이 Portal vein은 조영제를 넣었을 때 동맥보다 조영제가 도달하는 시간이 미세하게 늦어요. 그래서 이 시간 차이를 두고 촬영을 하면 정상 간 부위와 달리 간암이 있는 부분은 조영증강, 즉 더 밝게 보이는 것을 알 수 있어요.

위암이나 대장암 환자는 내시경으로 병을 확인하고 조직검사까지 했는데 또 CT나 MRI를 찍기도 하더라고요. 왜 또 검사를 하는 건가요?

 좋은 질문이에요. 특히 환자는 내시경 검사를 받기 위해서 여러 번의 금식과 장정결제로 시달렸기 때문에 또 검사를 해야 한다고 하면 좋아할 리가 없죠. 그런데도 암이 확진된 경우에는 반드시 추가적인 검사를 하게 돼요. 위암, 대장암, 직장암 모두 암의 병기 설정에서 T병기, 즉 암이 얼마나 점막을 뚫고 들어갔느냐는 내시경, 필요에 따라서는 초음파가 달린 내시경으로 확인하는 것이 기본이에요. T병기가 내시경으로 완전히 확인되는 것은 아니라서 그럴 경우에는 주로 MRI로 도움을 받기도 해요. 특히 다른 장기와 많이 붙어 있는 직장(Rectal)암에서 그렇답니다.

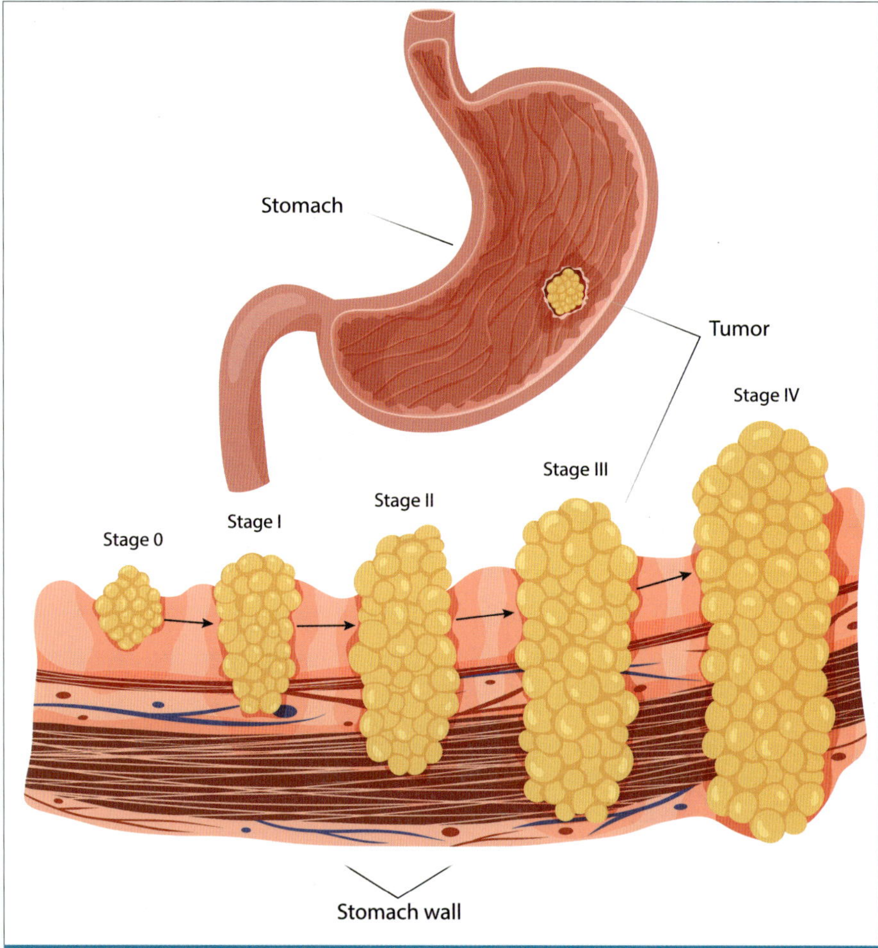

위암의 T병기

 그렇군요. 그러면 내시경으로 T병기가 확인되면 추가 검사를 하지 않아도 되나요?

아니요, 그렇지는 않아요. 암 진단에서 CT나 MRI를 꼭 찍게 되는 이유는, TNM 중 N, M을 확인하기 위해 내시경으로는 볼 수 없는 복강 내 소견을 검사해야 하기 때문이에요. 특히 N, 즉 주변 임파선 전이 여부는 꼭 CT나 MRI의 도움이 필요하고, 그것도 불확실할 때는 PET-CT까지 동원하기도 해요.

 소화기관 외에 복부에서 이것은 꼭 확인해야 한다는 영상 소견이 있나요?

 앞에서도 말씀드렸지만 복부에는 너무나도 많은 질환과 특이적인 영상 소견이 있기에 족보처럼 이건 꼭 아셔야 한다고 정하는 것 자체가 맞지 않는다고 생각해요. 그럼에도 불구하고 생명과 직결되기 때문에 소개드리는 소견은 바로 복부 대동맥류(Abdominal Aortic Aneurysm, AAA)예요.

 복부 대동맥류는 영상검사에서 어떻게 보이는지 궁금해요.

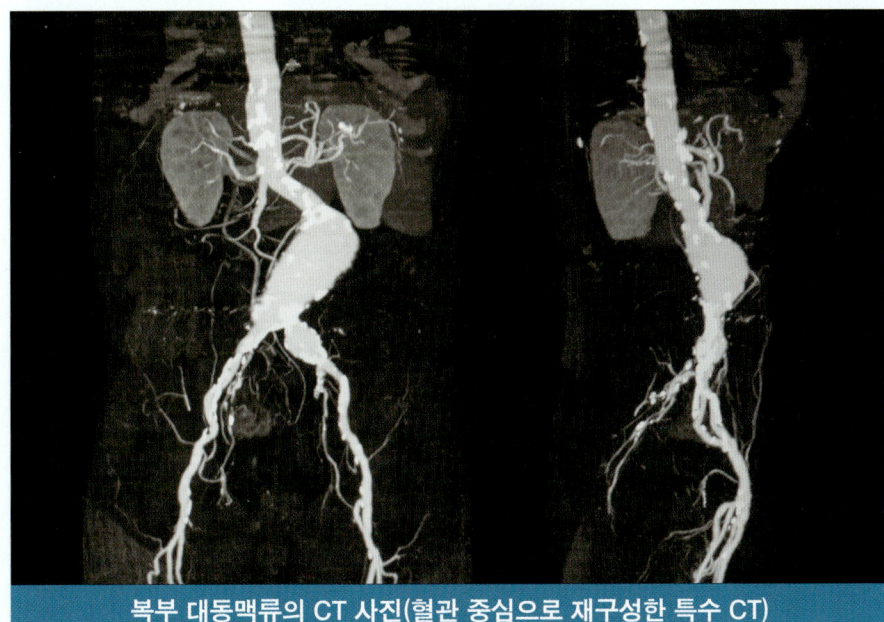

복부 대동맥류의 CT 사진(혈관 중심으로 재구성한 특수 CT)

복부 대동맥류는 이 사진에서처럼 복부 대동맥이 이상하게 커지고 뒤틀리는 모습이 관찰돼요. 이러한 소견은 무슨 증상이 있어서 발견되는 것이 아니라 고령의 환자에게서 다른 이유로 CT를 찍다가 우연히 발견되는 경우가 많아요. 그런데 증상이 없다고도 만약 이 부풀어오른 대동맥류가 파열되면 생명을 위협할 수 있기 때문에(Life-threatening), 해당 소견이 보이면 이에 대해서는 꼭 담당 의사 선생님이 확인할 수 있도록 해야 해요. 교과서적으로는 직경이 5.5cm보다 커지면 즉각적인 수술의 적응증이 된다고 해요.

➕ 한 걸음 더   영상 촬영에서의 '시리즈'가 무엇인가요?

CT나 MRI를 설명할 때 페이즈(Phase), 시리즈(Series)라는 단어가 자주 나오는데 동일한 부위를 시간 차이를 두고 여러 번 촬영하고 그 각각의 촬영을 Phase 또는 Series라는 개념으로 불러요. 조영제가 어디에 있는지, 얼마만큼 퍼졌는지, 어떻게 움직이는지를 보기 위해 이렇게 구분해서 촬영하게 돼요. 간 CT나 간 MRI가 이 시리즈별 차이를 통해 이상이 있는 부위가 어떤 병인지를 구분하는 대표적인 검사이며, 영상의학에서는 매우 중요한 과정이에요. CT를 예로 들면, 동맥기(Arterial phase)는 대동맥과 간세포암(HCC)이 모두 하얗게 보여요. 반면 문맥기(Portal phase)는 간세포암에 들어 있던 조영제가 없어져서 어둡게 보이는 변화가 있죠.

4 췌담도 검사(ERCP, MRCP)

 췌담도 검사 중에 내시경 검사인 ERCP는 환자가 불편감을 많이 호소하더라고요.

 맞아요. ERCP는 Endoscopic Retrograde CholangioPancreatography의 약자로, 한글로는 내시경역행 담췌관조영술이라고 해요. 간단하게 설명하자면 담즙이 나오는 바터팽대부(Ampullar of Vater)까지 내시경이 도달한 후, 조영제를 역으로 췌관과 담관으로 쏴서 이 췌담관을 확인하는 거예요. 다음 사진이 내시경을 넣고, 작은 도관을 통해 ERCP를 시행하는 중간에 촬영한 사진입니다.

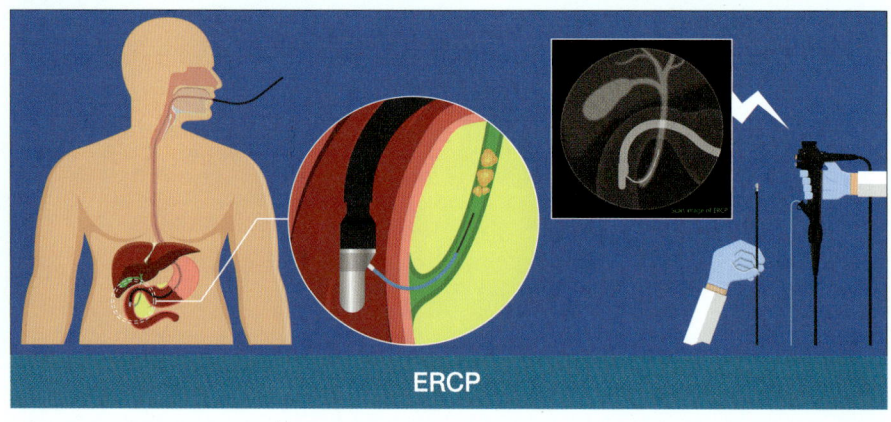

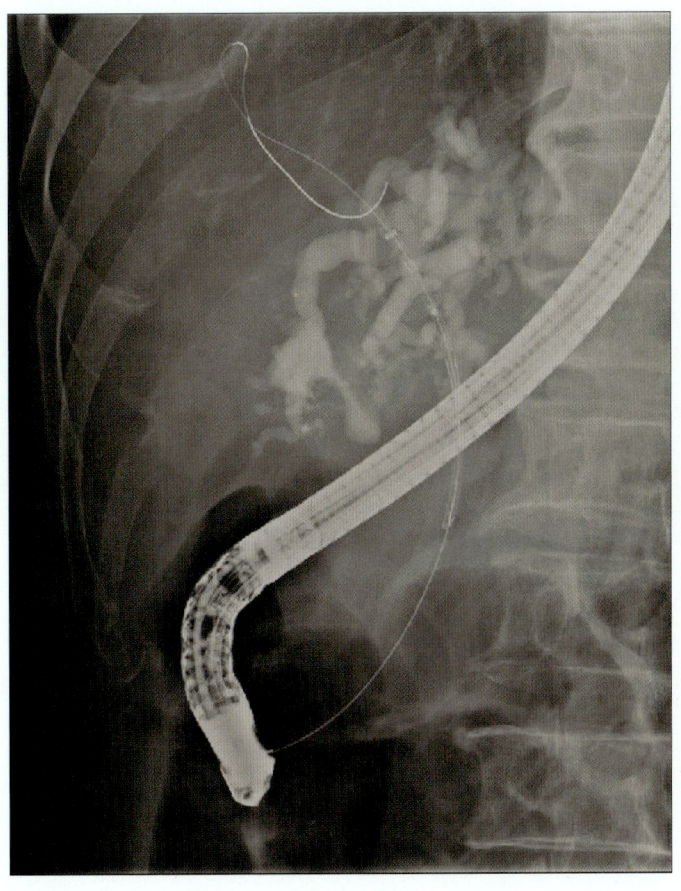

이러한 검사 후의 간호에서 주의해야 할 항목이 있나요?

기본적으로 ERCP는 내시경으로 하는 검사이기에 검사 후 며칠간 천공의 가능성을 확인해야 해요. 그리고 담관이 십이지장과 연결되는 부분을 직접 건드리기 때문에 관련된 증상이 나타날 수 있는데, 이를 ERCP 후 췌장염(Post ERCP Pancreatitis, PEP)이라고 합니다. 급성 화농성 담관염, 급성 췌장염 등을 조심해야 하며 아밀라아제(Amylase) 같은 췌장 관련 검사 수치를 확인하고 급성 복통의 유무도 관찰해야 해요.

그러면 MRCP 검사는 무엇인가요? 이 검사도 내시경이 필요한가요?

앞에서 말한 MRI의 특징이 기억나나요? 흐르는 액체를 쉽게 다른 조직과 구분할 수 있는 MRI의 특성을 이용해 MR을 가지고 CP(CholangioPancreatography)를 찍는 기법을 발달시키게 되었고, 이것이 바로 MRCP예요. 'E'가 안 들어 있으니 내시경은 필요 없고 일반적인 MRI 촬영을 통해 영상을 얻을 수 있답니다. 담낭이나 담관 질환 그리고 췌장에서의 여러 질환(췌장염, 췌장암 등)을 확인하는 데 매우 유용하게 쓰이는 촬영 기법이죠.

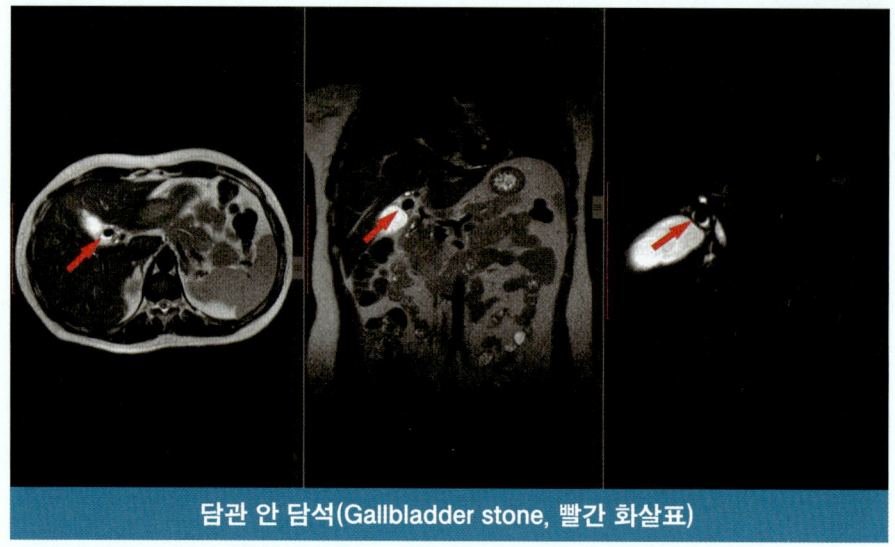

담관 안 담석(Gallbladder stone, 빨간 화살표)

5 간 MRI

간경변증을 검사하는 영상의학적 검사가 있나요?

사실 우리나라는 특이하게 간염(특히 B형)의 유병률이 높고, 술을 많이 마시는 특성상 술로 인한 간염과 간경변증이 많이 발병하고 있어요. 대부분의 간암 환자가 간암으로 직행하기 전에 간경변증(Liver cirrhosis) 단계를 거쳐요. 그 때문에 사실 예방적인 측면에서는 간경변증을 미리 발견하고 잘 관리하는 것이 중요해요. 간경변증은 '간경화'라는 병명으로도 알려져 있듯 간이 경화되는, 즉 딱딱하게 변하는 병으로 실제 CT나 MRI에서 쉽게 구분이 돼요.

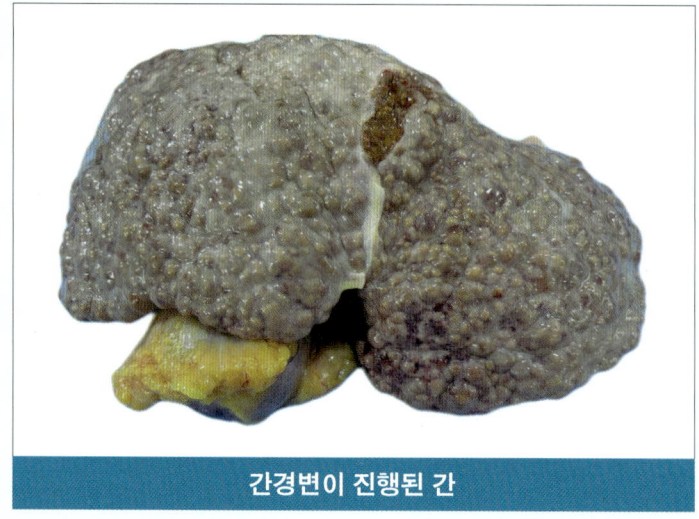

간경변이 진행된 간

그러면 정상 간에서 바로 간경변이 생기게 되나요?

 간경변증이 되기 전에는 간 섬유화 단계를 거치게 돼요. 섬유화라는 것은 말 그대로 간이 뻣뻣해지는 것을 의미하는데 이 단계의 영상의학적 검사로는 간을 만져보는 것 같은 검사를 하기가 어려워요. 그래서 나온 것이 바로 Transient elastography, 제품명인 파이브로스캔(Fibroscan)으로 더 잘 알려진 초음파 검사예요. 다음 그림처럼 간에 초음파를 쏘고 그 간의 탄성을 측정해서 간이 얼마나 섬유화가 되어 있는지를 확인하는 원리예요. 앞서 소개해 드린 초음파가 주로 이미지, 영상을 얻기 위한 검사였다면 이 파이브로스캔은 영상이 아닌, 간의 상태를 진단하기 위한 초음파 도구라고 할 수 있어요.

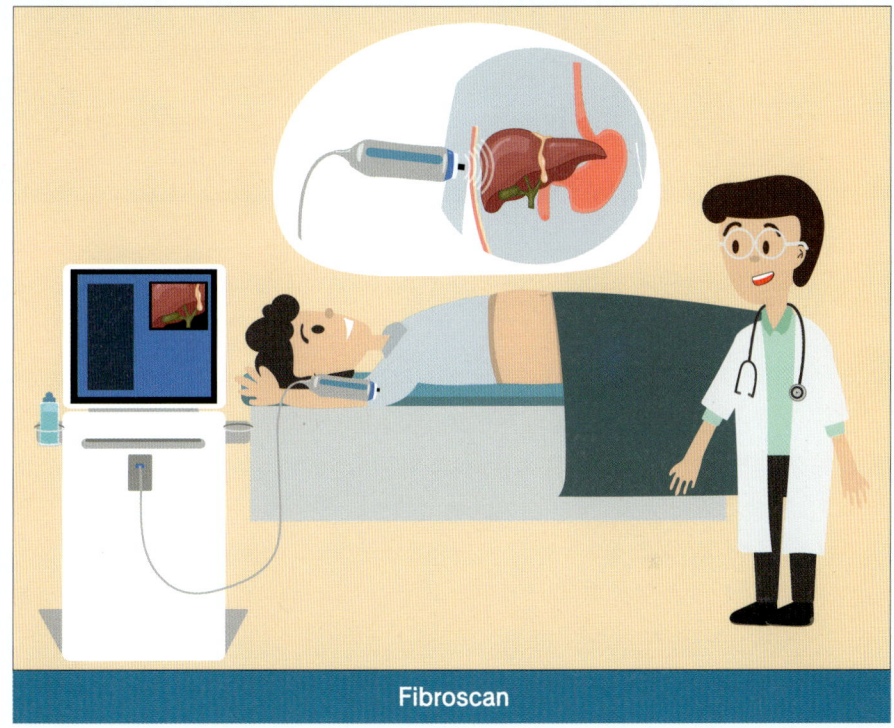
Fibroscan

 간암 환자는 F/U 때마다 거의 MRI를 찍던데 왜 그래야 하나요?

 MRI 검사가 CT에 비해서 임상 의사에게 훨씬 많은 정보를 주기 때문에 더 정확하고 좋은 검사라고 보시면 돼요. 암이 진단된 환자는 암종별로 정해진 간격에 한 번씩 추적관찰(F/U)을 위해서 MRI를 찍을 수 있어요. 앞서 설명한 대로 간암에서는 간의 다른 종괴나 주변부와의 구분에서 CT가 MRI를 따라오기 힘들 정도이기 때문에 MRI를 이용하는 거랍니다.

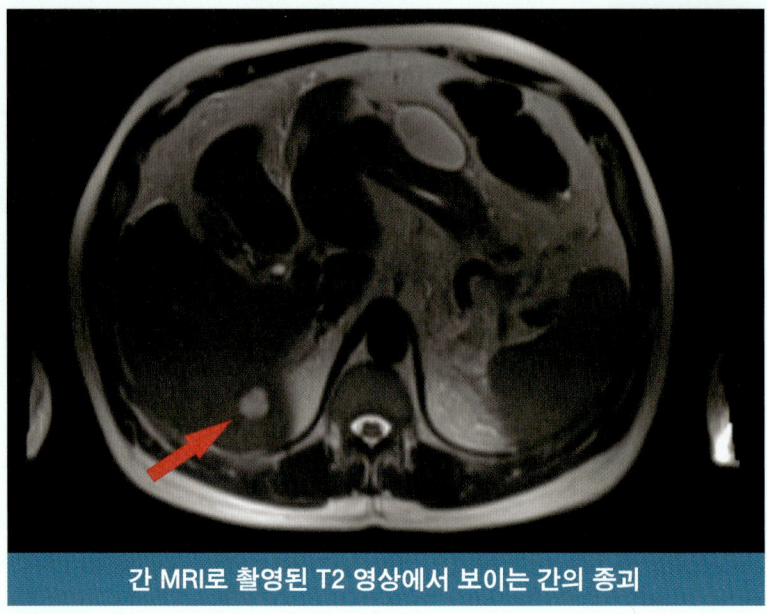

간 MRI로 촬영된 T2 영상에서 보이는 간의 종괴

 그런데 간 MRI에 쓰는 조영제는 조금 이름이 다르다고 들었어요.

 영상정보 시스템에서 검사 이름을 잘 보시면 'Liver MRI Primovist'라고 쓰여 있는 경우가 있어요. 그런데 다른 MRI는 대부분 Gadovist 또는 Gadolinium이라고 적혀 있지요. 대부분의 MRI에서 혈관 및 동맥의 조영을 위해서는 일반적으로 가돌리늄(Gadolinium, 원자번호 64번)을 많이 쓰고 있어요. 이 가돌리늄 조영제는 간에 들어가면 혈관에만 분포하게 되고 간세포 실질 안으로는 흡수가 되지 않아요. 그런데 바이엘사에서 가돌리늄에 조작을 해서 가돌리늄이지만 조금 다른 물질인 Gd-EOB-DTPA(EthOxyBenzyl DiethyleneTriaminePentAcetate) 혹은 Gadoxetic acid라고 불리는 물질을 만들었어요. 이 물질의 상품명이 프리모비스트예요.

 프리모비스트 조영제는 어떤 특징이 있나요?

 이 간세포 특이 조영제는 일반적인 가돌리늄 조영제의 특징인 종양의 혈류(동맥 Phase에서 밝게 보이는)를 평가할 수 있어요. 시간이 어느 정도 경과하면 프리모비스트 특유의 간세포에 퍼지는 효과를 통해 간세포의 분포를 볼 수 있고 이후 간에서 나와서 담도로 배설되는 기능까지 확인할 수 있답니다.

프리모비스트 MRI 검사 시 제가 알아야 할 주의 사항이 있나요?

프리모비스트 MRI가 다른 MRI보다 촬영 시간이 더 길다는 것을 알고 있으면 좋아요. 간암 진단을 위해서라면 경우에 따라서는 20분 지연 영상 촬영(조영제 주사 후 20분 뒤에 이미지 촬영)까지도 시행하기 때문에 환자는 30분 이상 MRI 통 속에 있어야 해요. 이를 고려하지 않고 일반적인 조영제를 사용한 MRI 검사와 똑같이 예상 소요 시간을 알려주면 검사를 진행하는 동안 환자는 예상보다 MRI 통 속에 더 오래 있다고 생각하게 돼요. 그러면 환자분은 더 힘들어할 수 있겠죠?

6 간암 치료 시술(TACE, 고주파치료)

간암을 치료하는 인터벤션 시술이 있다고 들었어요. 어떤 시술인가요?

흔히 TACE(Trans-Arterial Chemo-Embolization, 경동맥화학색전술)라고 부르는 시술이에요. 간세포암은 오로지 동맥의 피에서만 영양분을 얻는 특성이 있기 때문에 바로 이 동맥을 찾아 그곳에 항암제를 직접 주입하여 암을 괴사시키는 원리예요. 암이 여러 가지의 동맥을 통해 혈액을 공급받으면 이런 치료가 불가하겠지만 간세포암(HCC)은 대부분 Feeding artery(암에 영양을 공급하는 동맥)를 특정할 수 있어요. 그 동맥에 항암제를 넣으면 다른 부위로의 전달은 최소화하고 암에만 약물을 공급할 수 있죠. 이 특징 때문에 TACE가 사용된답니다.

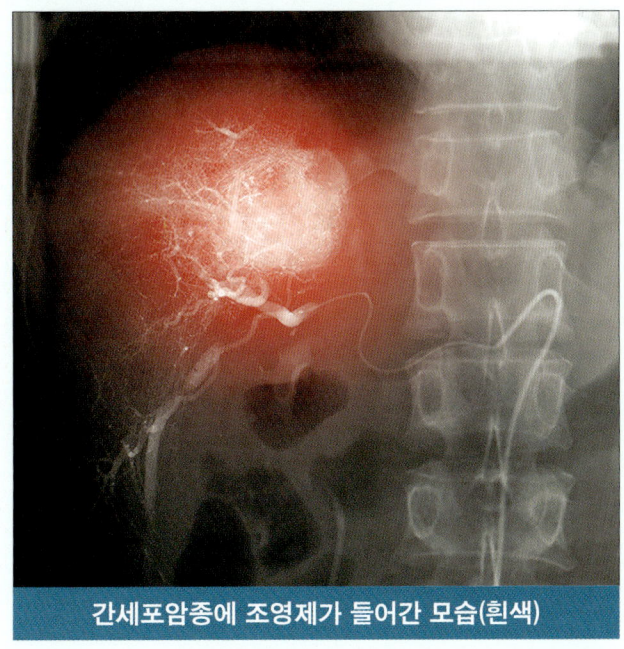
간세포암종에 조영제가 들어간 모습(흰색)

모든 간세포암종에서 TACE가 사용될 수 있는지 궁금해요.

 초기에는 수술적 절제나 다른 치료가 어려운 큰 암에만 사용되었어요. 하지만 최근에는 5cm 보다 작은 단독 암에서 수술이 어려울 때, 근치적(완전한 치료) 목적으로 사용되는 경우도 늘어나고 있어요. 다음 사진과 같이 크기가 큰 간세포암종에도 TACE로 크기 감소를 지속적으로 시도하기도 해요. 그래서 의무기록을 보면 TACE를 시행받은 횟수가 한 번이 아니라 아주 여러 번(10회 이상)인 경우도 볼 수 있답니다. 반복적인 TACE로 암의 크기를 줄이고 줄이고 또 줄이는 것이죠. 하지만 같은 간에 위치한 암이라도 담낭암이나 간내담관암(Intra-hepatic cholangiocarcinoma)은 동맥의 공급이 전혀 다르기 때문에 TACE의 적응증에 해당되지 않는 것도 알아 두도록 해요.

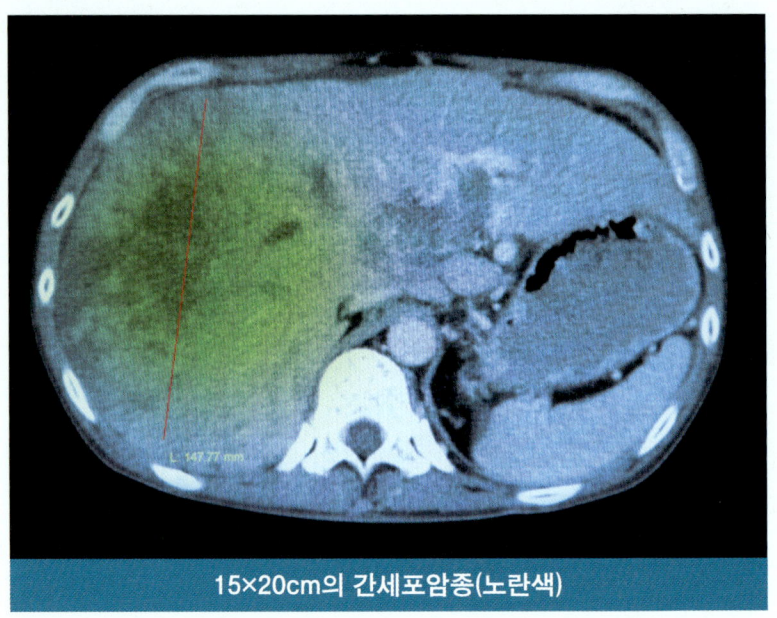

15×20cm의 간세포암종(노란색)

✓ TIP TACE 시행 환자 간호

TACE를 시행하는 환자는 기본적으로 다른 인터벤션 시술(Femoral로 Approach하는 모든 시술)과 동일한 간호가 필요해요.

- **시술 전**
  - 아스피린 등 항응고제 복용 Hold 여부를 확인해요. Hold 기간은 보통 시술 1주일 전부터 권장하나 주치의의 확인이 필요해요.
  - 메트포르민 Hold 기간은 조영제 사용 CT와 동일하게 필요해요. (예: 시술 전 24시간, 시술 후 48시간)
  - 시술 중 약물 주입 등을 위해 Main fluid 연결을 확인해요.

· 시술 후
- 지혈을 위해 ABR을 반드시 유지하고 카테터가 들어간 부위에 Sand bag을 꼭 올려둬요.
  (ABR 및 Sand bag apply 시간은 각 병원의 프로토콜을 확인해 주세요)
- **많은 조영제가 들어갔기 때문에 수분 섭취, 배뇨 격려가 필요해요.**
- 몸속에 주입된 항암제가 직접 암세포와 주변부에 작용하기 때문에 시술 중과 시술 후에 통증이 매우 심해요. 암이 있는 부위의 통증도 확인해야 하고, 간 주변이 아닌 다른 곳에서도 극심한 통증을 호소하지 않는지를 특히 주의해서 관찰해요.

그러면 고주파치료는 뭔가요? 이 치료도 간암을 치료하는 건가요?

네, 맞아요. 정확히는 고주파 열 치료술(Radio Frequency Ablation, RFA)이라고 해요. 주로 암이 간의 외부에 있어 피부를 통해 접근하기 쉬운 위치, 바꿔 말하면 초음파로 잘 보이는 위치에 있을 때 시행하는 치료예요. 초음파로 직접 열을 가하는 것이 아니고 초음파 보조하에 특수 전극이 부착된 바늘을 종양 한복판에 위치하게 한 후에 전류를 통하게 하면 마찰열이 발생하는데, 이 마찰열로 암세포를 죽이는 방법이에요. 이 경우는 TACE와 다르게 종양 크기가 4cm보다 작은 경우에만 시술의 효과가 있다고 해요.

고주파치료 전 준비해야 할 사항은 어떤 것이 있나요?

위장에 음식이 많으면 간의 위치에 영향을 줄 수 있고, 또 역류에 의한 흡인성 폐렴 등을 예방하기 위해 6~8시간 이상의 금식이 필요해요. 고위험 시술에 해당하여 동의서도 받아져 있는지 확인하셔야 하고요. 병원에 따라서는 예방적 항생제를 투여하기도 해요.

고주파치료 후에는 어떤 점에 유의해서 환자 상태를 관찰해야 하나요?

시술 후 3시간 정도 ABR이 필요하고 시술 직후 V/S Check 및 이후의 V/S Check를 병원의 루틴에 따라 시행해 주세요. 치료 이후 환자의 시술 부위에서 출혈이 있는지를 확인해야 하고, 또 시술 부위가 간의 상부이면 바늘이 폐의 아래쪽(CP angle)를 뚫어서 기흉이 생기지 않았는지도 주의를 기울여서 봐야 해요. 고주파치료를 받는 환자에게서 모든 침습적 시술에 주의를 기울여야 하는 이유는 바로 간 기능이 저하되는 경우가 많아서인데요. **간 기능이 나쁘면 지혈 기능도 좋지 않은 경우가 많기 때문이에요.**

7. 복부 핵의학 검사

복부에서는 어떤 때 핵의학 검사를 하나요?

우선 PET은 기본적으로 CT나 MRI상에서 명백하게 암이 있는 경우, 임파절 전이나 원격 전이를 확인하는 데에 매우 중요한 검사예요. 그래서 복부뿐만 아니라 여러 부위에서 암이 초기 진단되었을 때 촬영이 많이 이루어지죠.

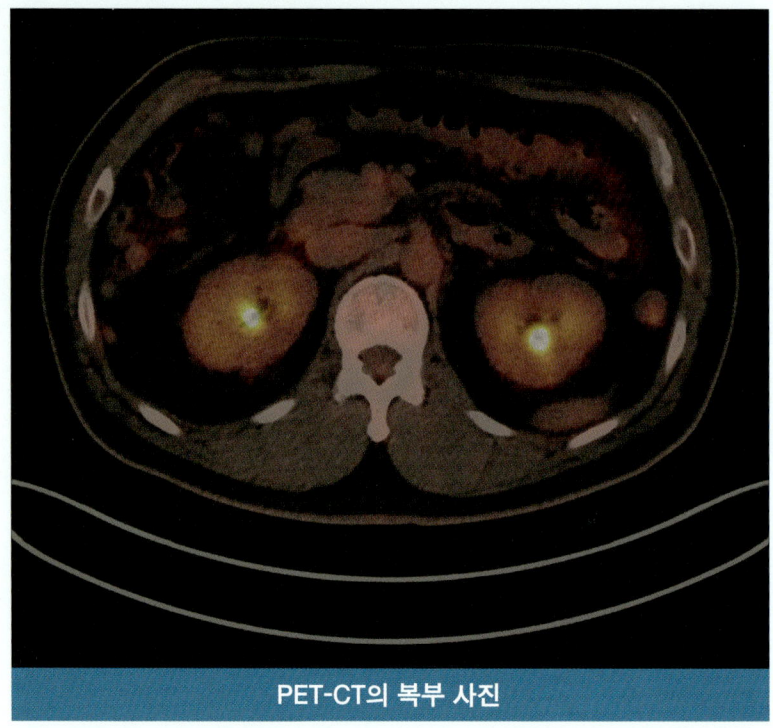

PET-CT의 복부 사진

복부 PET-CT를 볼 때 주의해야 할 특징이 있다면 무엇인가요?

PET-CT를 볼 때, 잘 모르고 보면 복부에 매우 많은 병변이 있다고 생각할 수 있어요. 다음 그림을 보면서 설명해 드릴게요. 일단 간은 전반적으로 섭취가 늘어나 보이는 것이 정상 소견입니다. 만약 간암이 있으면 주변 간보다 더 밝게 보이기도 하지만 그렇지 않은 경우가 많죠. 그래서 PET-CT는 간암을 직접 찾기보다는 다른 암의 전이를 찾을 때 더 민감하게 활용돼요. 간암에서는 그만큼 MRI의 역할이 크다고 볼 수 있죠.

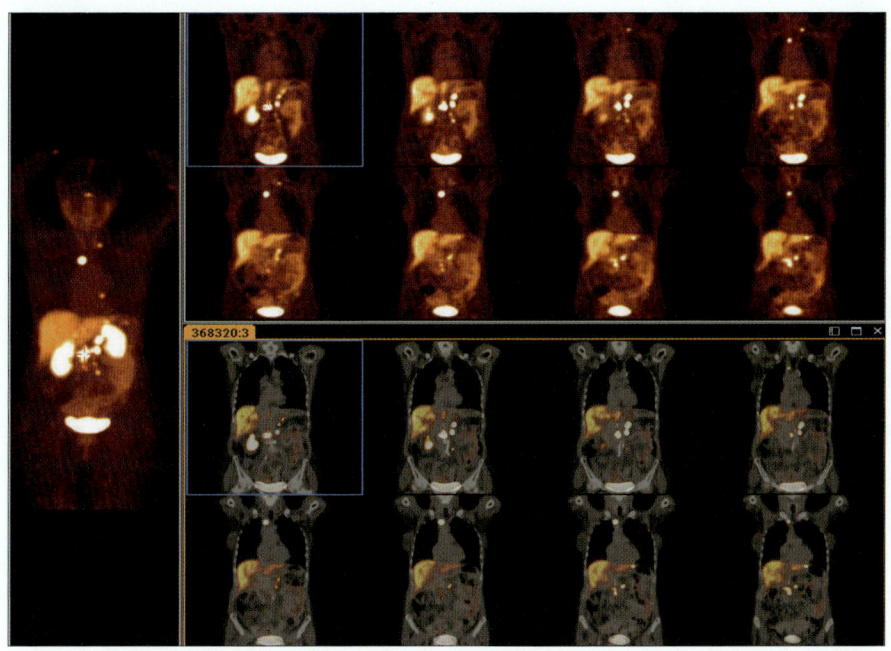

사진을 보니 신장과 방광도 엄청 밝게 보이는 것 같아요.

핵의학 약물이 소변을 통해서 배출되기 때문에, 소변이 나가는 길(Urinary tract)과 방광은 원래 밝게 보이는 거예요. 이러한 점을 고려해서 어느 부위의 암이 의심된다고 최종 판독을 하는 거죠.

PET-CT 검사 후 사진과 판독문이 올라오면 어떻게 활용하면 좋을까요?

핵의학 검사가 영상정보시스템에 올라간 것을 보면 시간별 검사 시리즈 중에 아주 잘 보이는 한 시점의 사진을 올리는 경우가 많아요. 판독문에는 영상정보시스템에 올라가 있는 정보뿐만 아니라 다른 시점의 많은 이미지를 종합적으로 고려한 내용이 담겨 있고요. 그래서 사실 사진은 판독문을 이해하는 데 참조를 하는 목적으로 그리고 환자분에게 전신의 상태를 보여주는 정도로 활용하시는 것이 적절할 것 같아요.

보통 PET-CT를 찍는 경우 다른 검사도 많이 있어서 검사 순서를 어떻게 해야 할지 헷갈려요.

앞서 Part 1에서 말씀드린 것처럼 핵의학 검사에 사용되는 동위원소의 종류는 모두 다른데, 한 번에 하나씩만 몸 안에서 측정할 수 있어요. 그래서 대부분 하루에 한 종류만 검사가 가능하죠.

특히 암환자에게서는 골 전이 여부를 확인하는 뼈 스캔과 PET-CT를 둘 다 검사하는 경우가 많아서 주의해야 해요. 이는 바로 다음에 소개해 드릴 간담도 영상검사에서도 마찬가지고요. 또한 **다른 영상의학적 검사(초음파, CT, MRI)가 있다면 핵의학 검사를 가장 마지막에 하도록 하고 있어요.** 동위원소가 몸에 있는 상태에서 병원 내의 여러 곳을 돌아다니는 것도 위험하고, 초음파 검사는 초음파를 촬영하는 선생님이 환자 체내에 남아 있는 동위원소에 노출될 위험도 있기 때문이에요.

 PET-CT 말고 복부에서 이뤄지는 다른 핵의학 검사는 무엇이 있나요?

 간담도 영상검사(Hepatobiliary scan)에 대해서 알려드릴게요. 메브로페닌테크네슘(Tc-99m mebrofenin)이라는 약물을 주입하면 이 약물이 다른 곳에는 가지 않고 오로지 담관으로만 가는 특성을 가지고 있어서 담낭 질환이나 담관 질환을 확인할 수 있어요. 만약 주사 후 4시간까지도 담낭이 보이지 않으면, 담관 어딘가에 문제가 생긴 것으로 봐요.

 그렇군요. 담낭은 어떻게 보이나요?

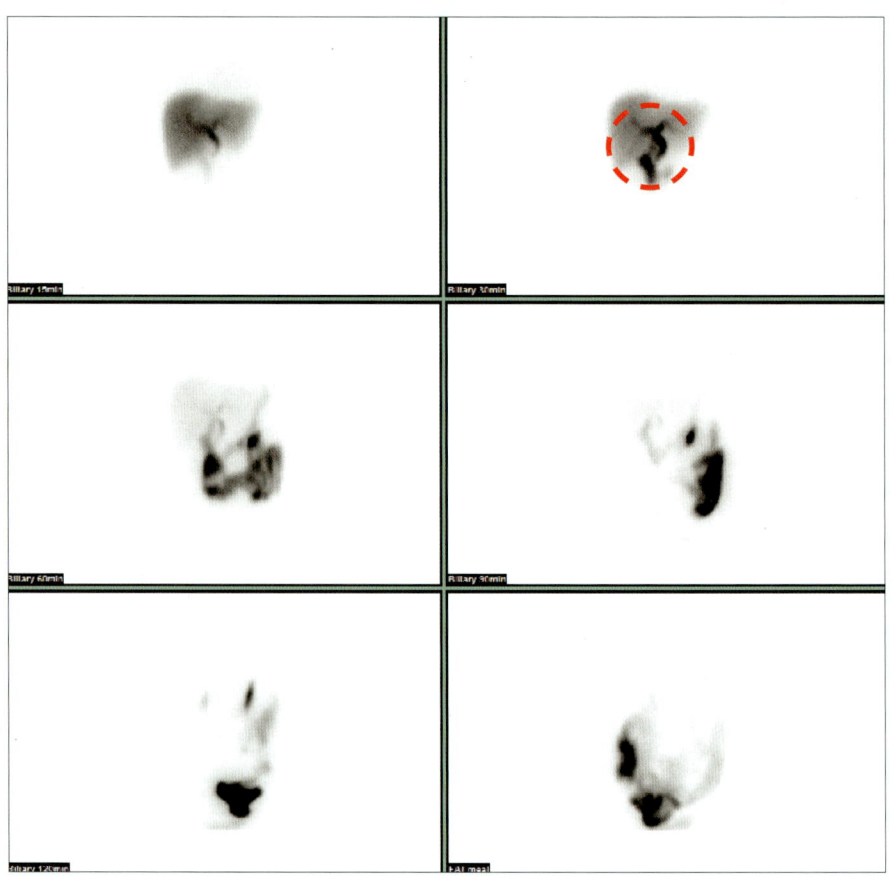

정상일 경우, 적절한 시간이 지나면 빨간 원으로 표시한 것처럼 담관이 잘 관찰되어야 해요. 참고로 이 검사는 신생아황달(Neonatal jaundice)일 때 구조적인 문제를 확인할 수 있어서, 어른뿐만 아니라 아이들, 특히 영유아의 진단에도 유용하게 활용되는 검사랍니다.

 간담도스캔 검사 시 주의 사항이 있나요?

 이 검사는 시행 전에 금식이 필요해요(단, 담낭이 없는 경우는 금식이 필요 없어요). 그리고 메브로페닌테크네슘(Tc-99m mebrofenin) 약물을 주사한 후에 촬영 시간을 매우 철저히 지켜야 하기 때문에 환자가 촬영 시간을 놓치지 않도록 하는 것이 매우 중요해요.

 또 방사성 동위원소를 활용하는 방법에는 어떤 것이 있는지 알려주세요.

 다음으로는 앞서 소개드렸던 TACE(경동맥화학색전술)에서 항암제를 방사선 발생 물질로 바꾼 경동맥방사선색전술(Trans arterial radio-embolization)을 알려드릴게요. TACE는 항암제를 간암 위치에 넣었다면, 이 치료는 항암제 대신 이트리움(Yttrium, 원자번호 39번)이라는 방사선을 발산하는 물질로 만든 작은 구슬(Microsphere)을 간암에 주입해요. 그러면 이 이트리움에서 지속적으로 방사선을 발생시켜 주변의 암세포를 사멸하는 방법으로 진행되는 치료이죠.

 몸 안에서 방사선을 내뿜으면 위험하지 않을까요?

 그렇게 생각할 수 있지만 방사선 방출 범위가 좁고 대부분 몸 안에서 소멸되기 때문에 환자의 일상생활에는 큰 지장이 없어요. 이 외에도 메켈게실을 진단하기 위한 Tc-99m O4 scan, Tc-99m sulfur colloid를 이용한 장출혈 Scan 등 Tc-99m(테크네슘)을 기반으로 하여 원하는 소견을 찾기 위한 특징적인 핵의학 검사가 많이 있답니다.

5 하복부 (Genitourinary & Pelvic cavity)
(생식기능과 배출기능을 하는 비뇨생식기)

 앞서 복부 중 상복부와 소화기관을 중심으로 알아보았는데, 이번에는 그보다 조금 더 아래에 있는 비뇨생식기 그리고 직장(Rectum)의 영상의학적 검사와 소견을 알아보도록 할게요. 하복부에는 우리 몸에서 배출 기능을 하는 대부분의 장기가 모여 있어요. 소변을 배출하는 장기인 신장, 요관, 방광, 요도, 그리고 대변을 배출하는 직장과 항문, 또한 생식기도 위치하고 있죠. 남녀를 구분하여 발생하는 암인 전립선암 그리고 부인암도 이 하복부 비뇨생식기에서 발생하므로 이를 위한 검사도 많이 발달해 있습니다.

Case 갑자기 발생한 극심한 옆구리 통증

50세 남자 환자가 3시간 전부터 시작된 오른쪽 옆구리의 매우 극심한 통증으로 내원하였다. 촬영한 KUB X-ray는 다음과 같다. 환자는 자신의 병명과 앞으로 어떤 치료를 받게 될지 궁금해한다. 어떻게 설명해야 할까?

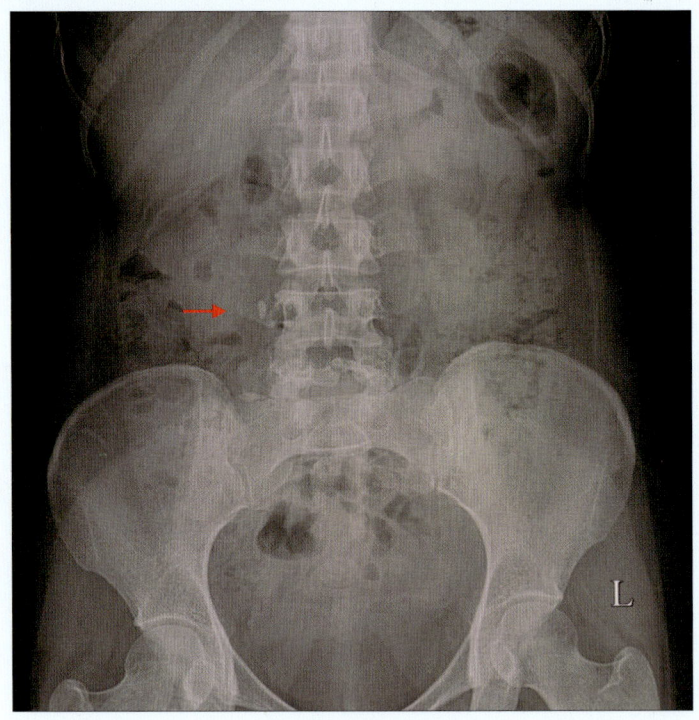

- 판독

Radio-opaque lesion in Rt. abdomen, Suspicious ureter stone
Recommend: Abdomen CT

케이스의 환자는 어떤 상황인가요?

 그림의 빨간색 화살표를 보시면 하얀 물체가 척추 바로 옆에서 확인돼요. 다른 의학적 검사와 함께 확인해야 하지만 주어진 병력만으로도 쉽게 요로결석을 의심할 수 있어요. 그런데 사실 X-ray에서 요로결석이 보인다고 해서 영상의학 검사를 중단하지는 않아요. 이게 요로가 아닌 다른 곳에 있을 수도 있으니 X-ray 판독에서처럼 CT를 추천(Recommend)하죠. 그래서 CT나 초음파 같은 다양한 영상의학적 검사가 동원돼요. 이번 장에서는 이러한 검사에 대해서 자세히 알아볼게요.

1 하복부 CT, MRI

 복부 CT에 대해서 이미 공부한 것 같은데 이번에는 무엇을 알려 주시나요?

 복부는 Abdomen and pelvis, 즉 골반(하복부)도 포함되어 있답니다. 이번에는 신장을 포함한 비뇨생식기 관련 소견에 대해서 주로 알아보도록 해요. 먼저 위아래를 크게 볼 수 있는 Coronal(관상면)을 보여드릴게요.

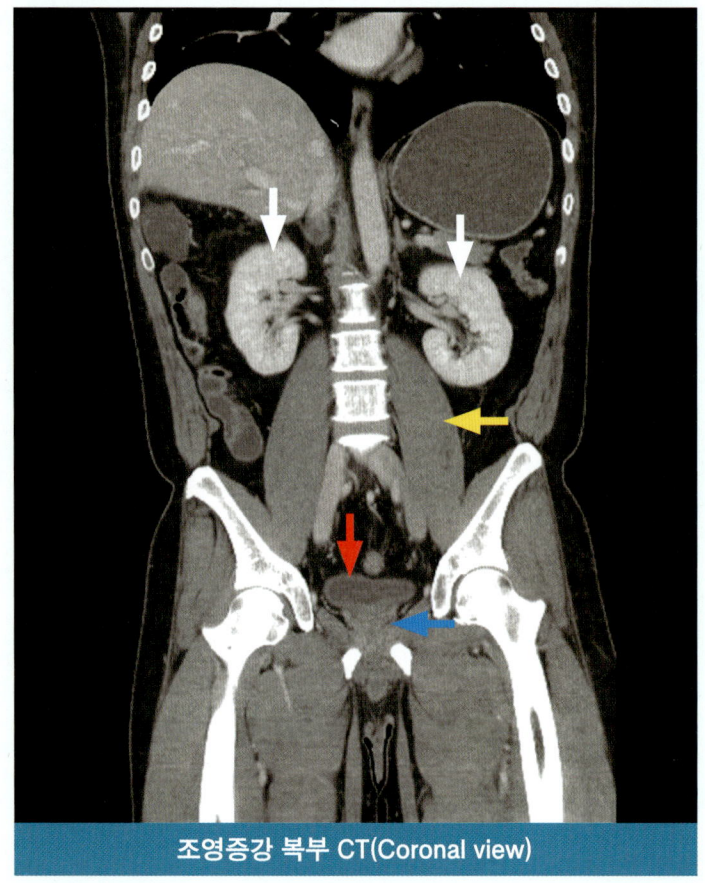

조영증강 복부 CT(Coronal view)

흰색 화살표로 표시된 부분은 신장(콩팥, Kidney)으로, 보시는 바와 같이 정말 콩 모양을 하고 있어요. 노란색 화살표로 표시된 부분이 허리근(요근, Psoas muscle), 빨간색 화살표로 표시된 납작한 주머니가 방광(Bladder), 그리고 파란색 화살표로 표시된 방광 밑의 구조물이 전립선(Prostate gland)이에요. 여성의 복부 CT라면 빨간색 화살표가 있는 자리에서 자궁(Uterus)이 위치하고 양쪽으로 난소(Ovary)가 있어요. 다음 사진이 여성의 CT 사진입니다. 우측의 Sagittal(세로 단면) 이미지에서 앞으로부터 방광, 자궁, 직장(빨간색, 흰색, 노란색) 순서로 장기가 위치하는 것을 볼 수 있어요.

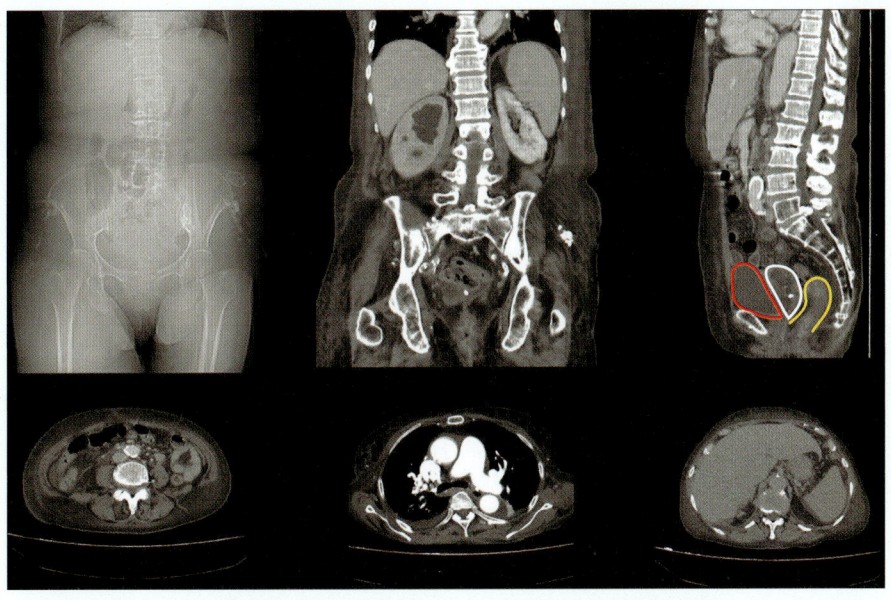

골반 하부에서는 어떤 장기들을 볼 수 있나요?

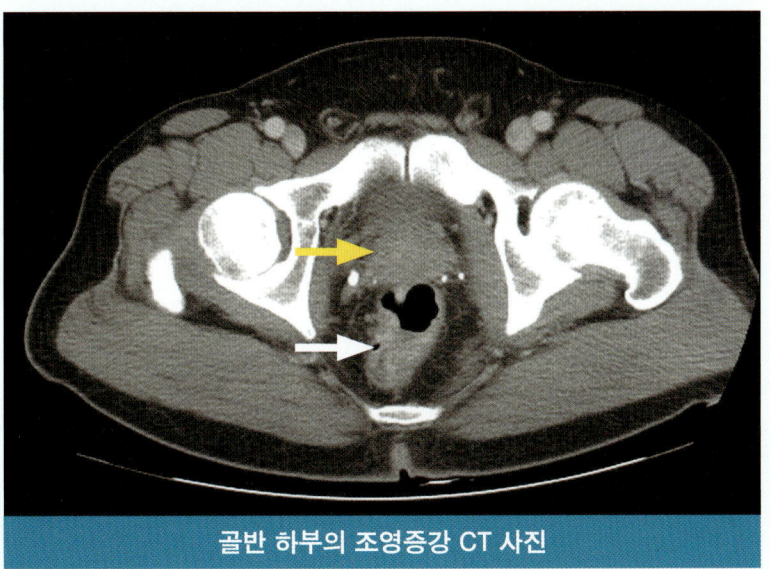

골반 하부의 조영증강 CT 사진

골반의 가장 아래쪽으로 내려오면 하얀색 화살표 자리에 직장(Rectum)이 위치하고 바로 앞의 노란 화살표 부분이 전립선이에요. 조금 위로 올라가면 전립선 자리에 방광이 위치해 있죠. CT를 촬영하면 하복부에서도 각 장기의 위치를 쉽게 파악할 수 있고, 특히 염증이 있거나 종양이 생긴 경우에는 조영증강을 통해 그 여부를 쉽게 확인할 수 있어요.

다음 사진과 같이 조영제로 인해 하얗게 조영증강이 된 부분에서 악성 질환 여부를 감별할 수 있어요. 다만 암의 정확한 병기를 확인하기 위해서 MRI의 도움을 받는 경우가 많아요.

[PART 2] 신체 부위별로 꼭 알아야 할 영상의학 소견

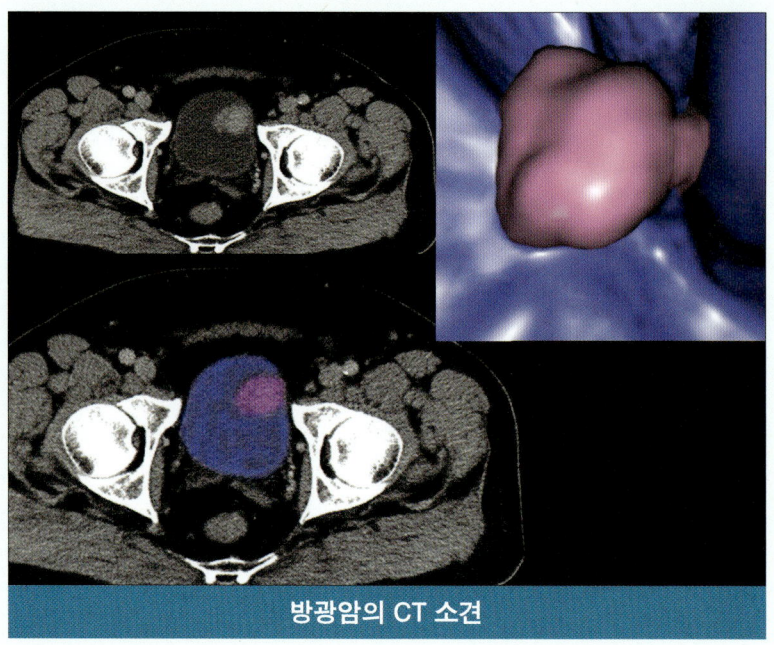

방광암의 CT 소견

Pelvic MRI는 병원에서 많이 시행되던데 골반 부위에서의 MRI 검사는 어떤 때 도움이 되나요?

골반에서도 MRI는 중요한 영상검사 중 하나로서 부인암 및 비뇨기암 진단에 필수적이죠. 특히 난소 관련 암에서 필수적인데 난소 조직검사를 하기 위해서는 수술을 해야만 해서 MRI가 수술 전에 병을 알 수 있는 중요한 검사이기 때문이에요. 발견→조직검사→진단 및 병기 설정→치료의 순서에서 조직검사 없이 MRI로 어느 정도의 진단을 할 수 있죠. 특히 2019년 11월 1일 MRI 급여가 확대되면서 양성종양(자궁근종)에서 악성과의 감별이 필요하다는 소견이 있으면 건강보험을 통해 MRI를 촬영할 수 있어요. 또 직장암과 전립선암도 골반 부위에서 MRI가 꼭 촬영되어야 하는 질환에 해당해요.

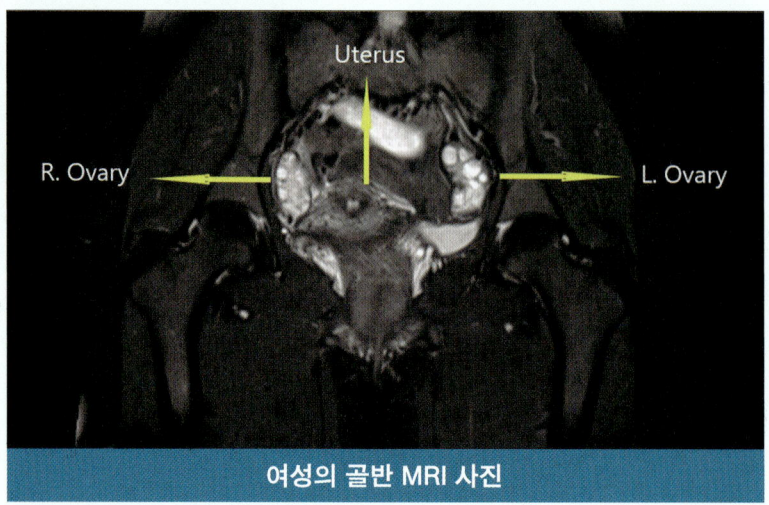

여성의 골반 MRI 사진

2 전립선암 검사

 전립선암도 MRI 촬영이 중요한 질환이군요.

 20세기에만 해도 전립선 질환은 매우 드문 질환이었어요. 1990년 한국인의 기대수명이 71.7세였고 남자는 61.7세여서 전립선 질환이 나타날 만큼 오래 사시는 노인분이 별로 없었거든요. 그런데 가장 최근 통계자료인 2021년 기준 남성의 기대수명이 80.6세로 무려 20세가 늘어났어요. 그 20년이 전립선 관련 질환이 가장 많이 생기는 구간이지요. 전립선암의 증상은 배뇨 곤란, 빈뇨, 잔뇨감 등으로 나타나는데 이게 양성 전립선 비대와 거의 비슷하다 보니 놓치고 넘어가는 경우가 종종 있어요. 그래서 대부분의 병원에서 남성 노인분에게는 PSA 검사를 받도록 해요.

 PSA에 대해서 좀 더 자세히 설명해 주실 수 있나요?

 PSA는 'Prostate Specific Antigen'의 약자로 직역하면 '전립선특이항원'이에요. 전립선에서만 생성되는 단백질로서 정액을 액화하는 데 관여한다고 해요. 이 전립선특이항원이 정상 수치보다 높은 경우에 문제가 되는데 사실 전립선암에서만 증가하는 것은 아니에요. 직장수지검사(Digital Rectal Examination, DRE)처럼 전립선을 자극한 이후나 전립선 자체의 염증이 있을 때에 증가하기도 합니다. 정상수치는 3ng(나노그램)/mL인데 이 수치가 10ng/mL 이상이 되면 50% 이상의 환자에게서 전립선암이 발견된다고 해요. 그래서 10ng/mL이 넘으면 바로 전립선 조직검사를 하게 되지요. 정상수치 이상인 4~10ng/mL에서는 약 30%의 환자에게서 전립선암이 있기 때문에 조직검사를 바로 하지는 않고 Free PSA라는 추가 검사를 하거나 전립선 크기로 위험도를 측정해요.

 그러면 전립선암을 진단할 때는 MRI를 먼저 시행하게 되나요?

 아니요. **어떠한 경우에서든 전립선암이 의심되면 직장수지검사를 먼저 해요.** 의사가 직장에 손을 넣고 전립선을 눌러서 딱딱한 덩어리가 있는지 확인하는 거예요. 그러고 나서 다음과 같이 경직장 초음파를 시행하며 가능할 경우에 조직검사를 함께 시행하죠.

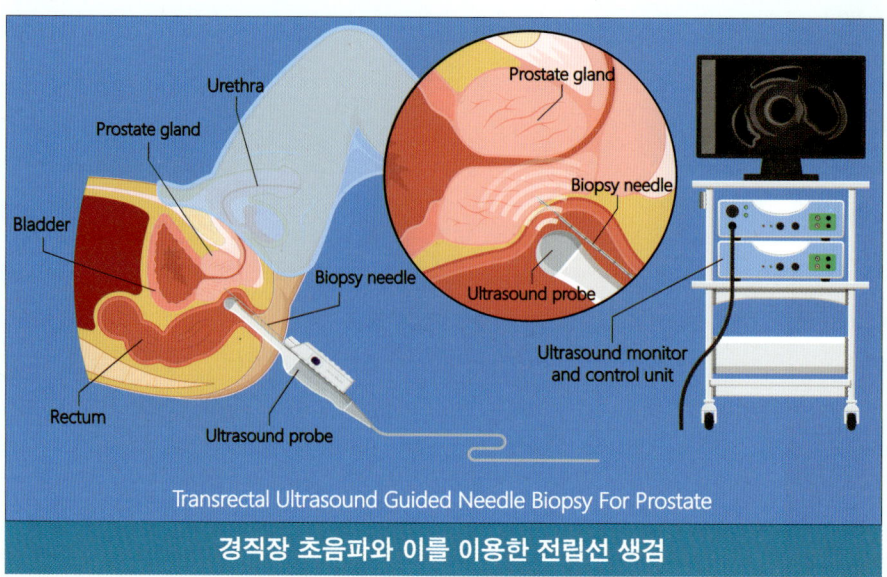

경직장 초음파와 이를 이용한 전립선 생검

초음파 검사를 하는데 PSA 검사도 필요한가요?

네. PSA 검사를 반드시 해야 하는 이유는 **PSA 검사 수치가 병기 설정에 반영되기 때문이에요. 피검사 수치가 암 병기에 반영되는 매우 독특한 특성이 있죠.** 만약 이전 PSA 검사 후 3~6개월이 지났다면 정확한 병기 설정을 위해 반드시 해야 하는 검사임을 환자에게 설명하고 다시 검사를 진행하는 것이 좋아요.

경직장 초음파 검사 후에는 어떤 부분을 관찰해야 하나요?

전립선 생검을 한 환자는 혈뇨가 발생하기도 하고 혈변을 보기도 해요. 그래서 혈뇨와 더불어 혈변(Hematochezia)을 함께 관찰해 주셔야 해요. 직장을 뚫고 시행한 검사이기 때문에 피가 직장 쪽으로 나오는 것이죠. 그래서 초음파를 직장에 넣지만 생검 바늘은 회음부를 통해 찌르는 경회음부 생검(Transperineal biopsy)도 도입되고 있어요.

그렇군요. 전립선암의 병기는 어떻게 정하는지 알고 싶어요.

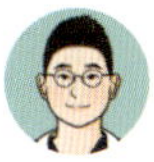

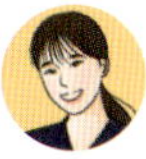

 전립선의 영상을 얻어서 병기를 정해요. 전립선의 크기는 대개 밤알만 한데 그 작은 조직에서의 종양의 크기와 주변 침범 여부를 확인하는 데 사실 CT는 거의 기능을 못 해요. 심지어 MRI도 Tesla 값이 작은 구형 MRI에서는 구분을 잘 못한다고 해요. 그래서 대부분의 병원에서 전립선을 찍는 MRI는 대부분 가장 최신의 모델을 사용하는 경우가 많아요. 보통 3 Tesla 같은 최신 기종으로 촬영하는 것을 권장하고, 주변 림프절의 전이 여부 평가에도 MRI가 CT보다 훨씬 뛰어나요. 그래서 전립선암 환자 대부분이 MRI를 자주 촬영하게 되는 거랍니다.

다음 MRI 영상을 보면 환자는 좌측과 우측 모두에 전립선암이 의심되는 종괴가 있는데 이 환자가 CT를 찍으면 그냥 별 차이가 없는 전립선으로 보여요. 그래서 전립선암은 MRI가 역할을 톡톡히 해내서 진단하는 암이라고 기억하셔도 될 것 같네요.

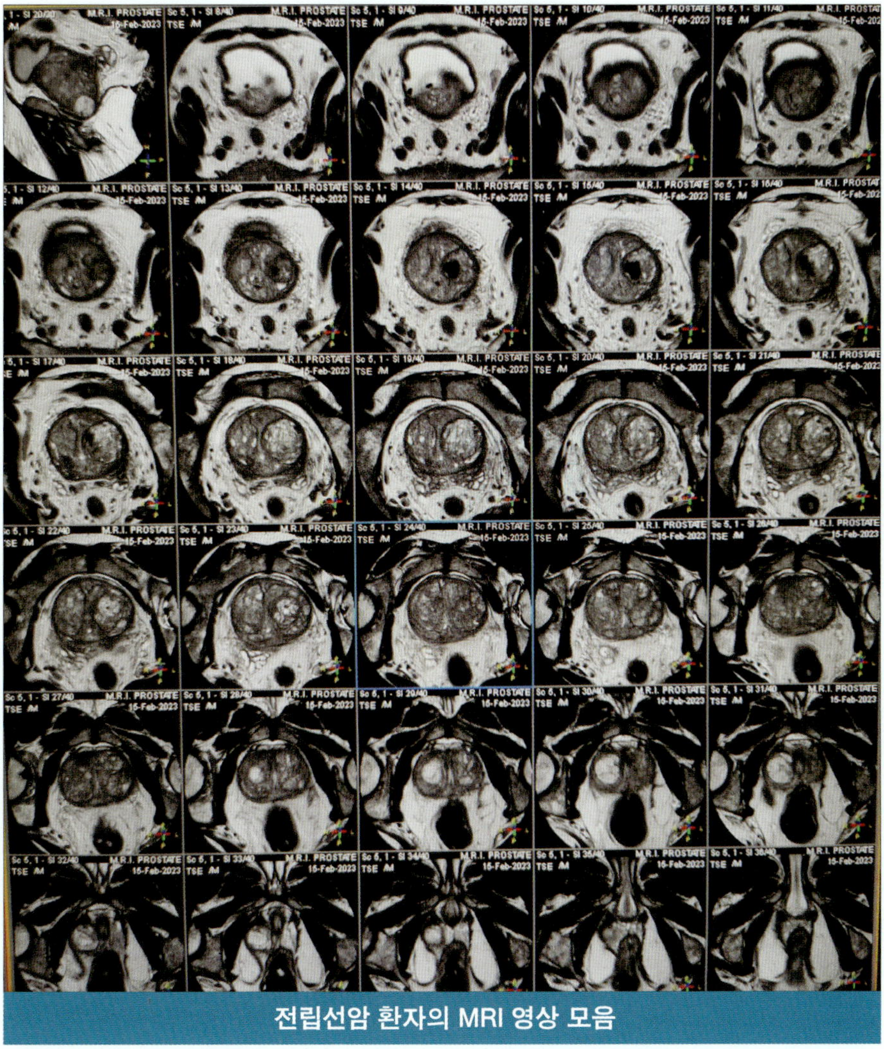

전립선암 환자의 MRI 영상 모음

혹시 고환에 질환이 있을 때도 영상검사로 확인할 수 있나요?

 앞서 부인암을 소개해 드리면서 난소에 대해서 잠깐 말씀드렸는데 남자에게 있어서 난소의 상동기관이 바로 고환이에요. 고환에도 이런저런 질환이 생길 수 있으며 그에 따라 통증이 발생하기도 하고 크기가 커지거나 작아지기도 하죠. 이 고환 질환 대부분은 가장 쉽게 시행할 수 있는 영상의학 검사인 초음파로 확인할 수 있어요.

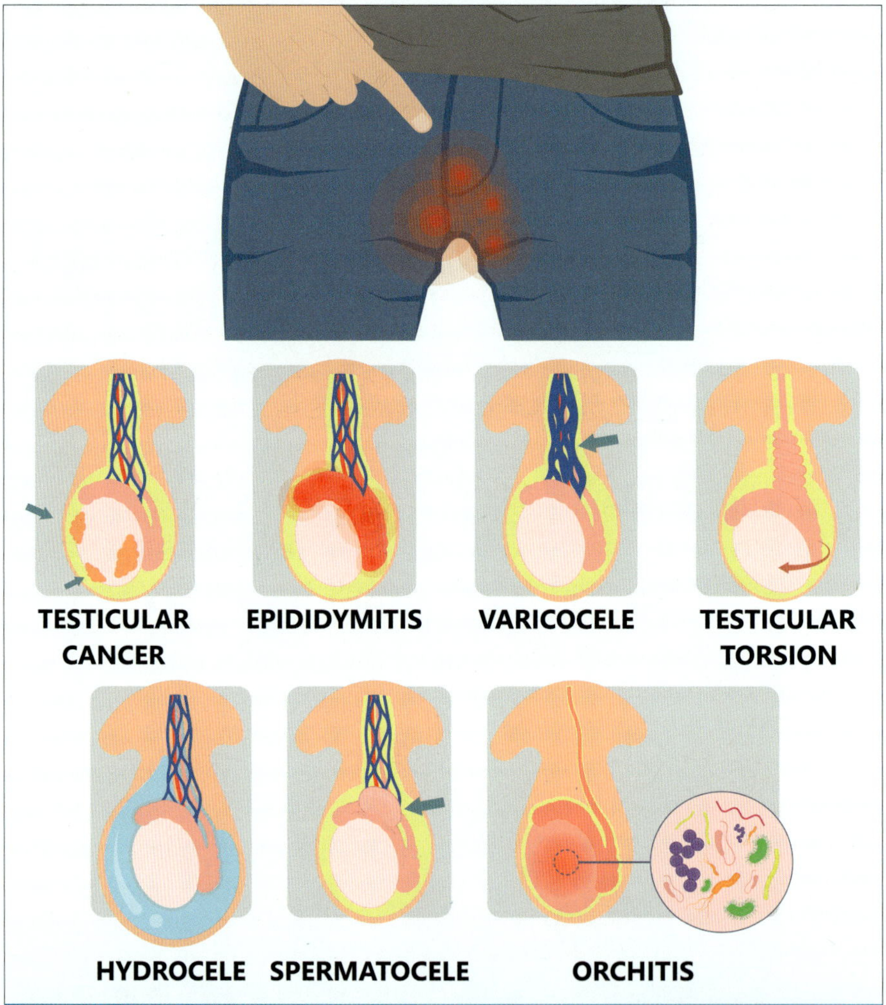

고환에 생길 수 있는 다양한 질환

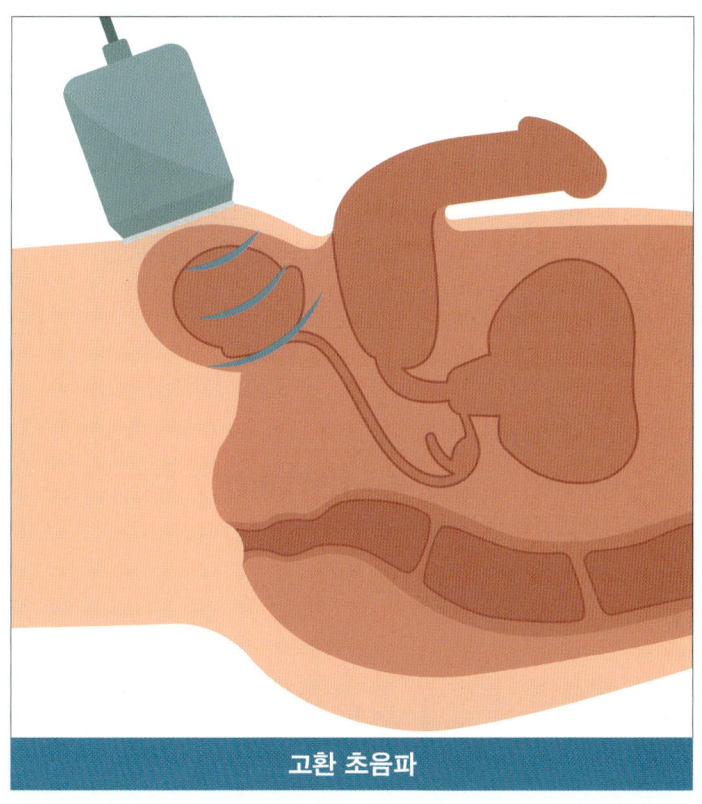

고환 초음파

 초음파로 확인할 수 있는 고환 질환의 예시도 알려주세요.

 신생아의 고환이 음낭까지 제대로 내려오지 못한 경우인 잠복고환을 확인할 수 있어요. 대개는 생후 3개월 이내에 자연적으로 내려오지만 생후 12개월까지 음낭으로 내려오지 않는다면 수술적 치료를 해야 영구 불임을 막을 수 있답니다. 그래서 신생아의 고환이 이상하게 작으면 빠른 검사를 통해서 고환이 음낭 안에 제대로 위치하는지 확인하는 것이 중요해요.

3 산부인과 초음파

Case 25세 여성의 첫 건강검진

25세 여성이 처음으로 회사에 취업하고, 회사에서 제공하는 종합 건강검진을 받게 되었다. 건강검진 당일 예진 항목 중 부인과 항목 질문에 성경험 여부를 묻는 질문이 있었다. 이에 대해서 환자가 문의하는데 어떻게 대답해 줘야 할까?

 보통 건강검진 항목에는 질을 통해서 하는 부인과 검사가 포함되어 있어요. **그중 하나가 자궁 경부 세포 검사(Pap smear)이고 두 번째가 경질식 초음파예요.** 이 두 가지 모두 실제로 여성의 생식기를 통과해서 검사하기 때문에 질 입구 주름(Hymen)의 손상이 발생할 수 있어요. 그런데 대다수의 젊은 여성분이 이에 대해서 모르는 경우가 의외로 많기 때문에 위와 같은 질문을 할 수 있죠.

 그러면 케이스 환자분께는 부인과 검사 중 생식기를 통과하는 검사가 있기 때문이라고 말씀드리면 될까요?

 네. 그리고 자궁경부 세포 검사(Pap smear)는 30세 이하의 성경험이 없는 사람이라면 할 필요가 없는 검사로 알려져 있어요. 즉 성경험이 없는 경우, 위 Case의 환자라면 Pap smear 검사는 하지 않도록 설명하고 안내해야 합니다. 그러나 부인과 질환이 자궁경부암만 있는 것은 아니에요. 그러기 때문에 20대에서도 나타날 수 있는 여러 부인과 질환, 곧 자궁근종, 자궁체부암, 난소낭종 등을 검사하기 위해서 초음파를 통한 검사를 많이 시행하게 되었어요.

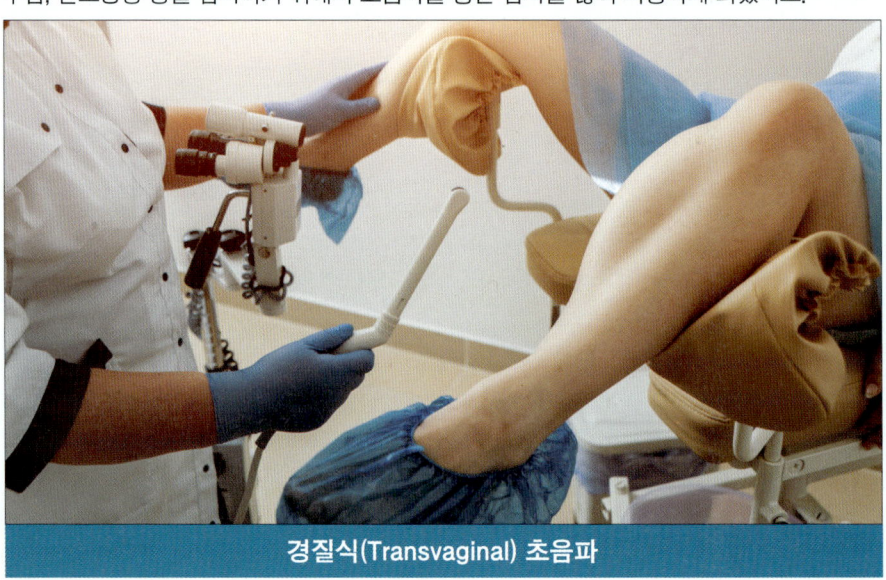

경질식(Transvaginal) 초음파

사진처럼 질(Vagina)을 통해 초음파를 자궁경부의 끝까지 밀어 넣는 검사 방법은 대상자 입장에서는 거북할 수 있겠어요.

 그렇죠. 복부를 통해 초음파를 촬영하면 제일 좋겠지만 우리가 보고자 하는 자궁이나 난소가 보통 복강 뒤쪽(우리 몸의 등쪽)에 위치해서 아주 마른 환자가 아니라면 적절한 검사를 진행하기가 어려워요. 보통 경질식 초음파라는 정식 명칭보다는 부인과 초음파로 많이 불리는데 이렇다 보니 의료인이 아닌 보통 환자는 초음파실에 들어와서야 자신의 질로 초음파 프로브(Probe)가 들어온다는 사실에 놀랄 수 있어요. **특히 성경험이 없는 여성 환자는 의료진과 제대로 의사소통이 되지 않으면 질 입구 주름(Hymen)이 손상될 수 있어 주의해야 하죠. 이 경우는 대안으로 직장을 통해서(경직장, Trans rectal) 초음파 검사를 시행할 수 있어요.**

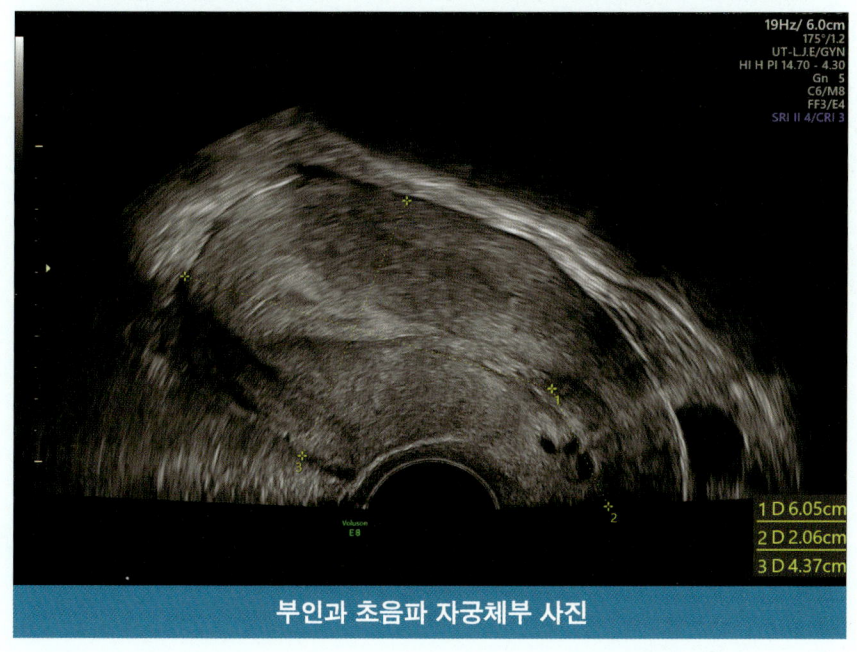

부인과 초음파 자궁체부 사진

부인과 초음파로는 어떤 것을 진단할 수 있나요?

대한초음파의학회에서는 부인과 초음파의 목적을 다음과 같이 소개하고 있어요.

- 여성 생식기(자궁, 난소 및 질) 질환의 발견 및 진단
- 자궁의 근종, 난소의 물혹, 종양 등 종괴성 질환의 발견 및 진단에 특히 유용
- 골반강 내 염증, 난소 염전(꼬임) 등 비종괴성 질환의 진단

이처럼 부인과 초음파는 거의 모든 부인과 질환의 발견에 유용하게 사용되고 있죠. 다만 부인과 초음파에서 매우 중요한 항목이 있는데 완경 이전의 환자는 생리를 하지 않는 기간에 검사를 받도록 하는 거예요. 특히 자궁체부를 정확히 보기 위해서는 생리 직후에 시행하는 것을 권장하고 있어요.

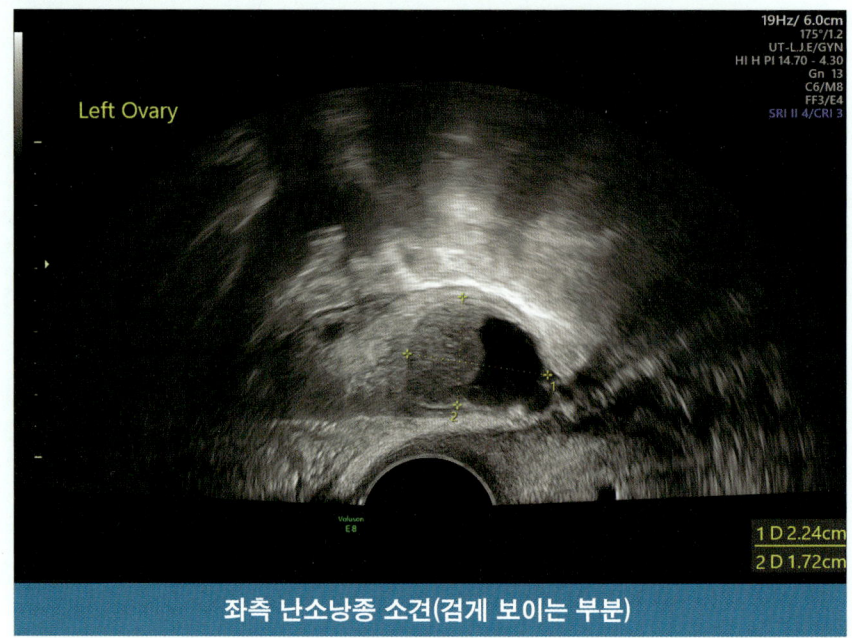
좌측 난소낭종 소견(검게 보이는 부분)

자궁근종에서는 초음파 이외에 다른 검사가 필요 없나요?

 자궁에 발생하는 질환 중에 가장 흔한 것이 바로 자궁근종(Myoma uteri)이에요. 종양의 한 종류이지만 우리가 아는 암, 즉 악성종양은 아니며 양성종양입니다(물론 아주 드물지만 악성으로 변하는 경우도 있어요). 의외로 유병률이 높아서 35세 이상 여성의 40~50%, 즉 절반 가까운 여성이 가지고 있죠. 다만 그 크기나 위치가 크지 않아 무증상인 경우가 많다고 해요. 보통 초음파로 진단이 가능한데 자궁근종으로 판단되면 대개 다른 영상검사를 하기보다는 바로 치료하게 돼요. CT는 아주 예외적인 경우 말고는 초음파보다 더 유용한 임상적인 정보를 주는 것이 아니므로 선호되지 않아요. MRI도 다른 자궁질환, 예컨대 자궁선근증(Adenomyosis), 자궁내막증(Endometriosis) 등과의 감별진단이 어렵거나 하는 예외적인 경우에만 시행되죠.

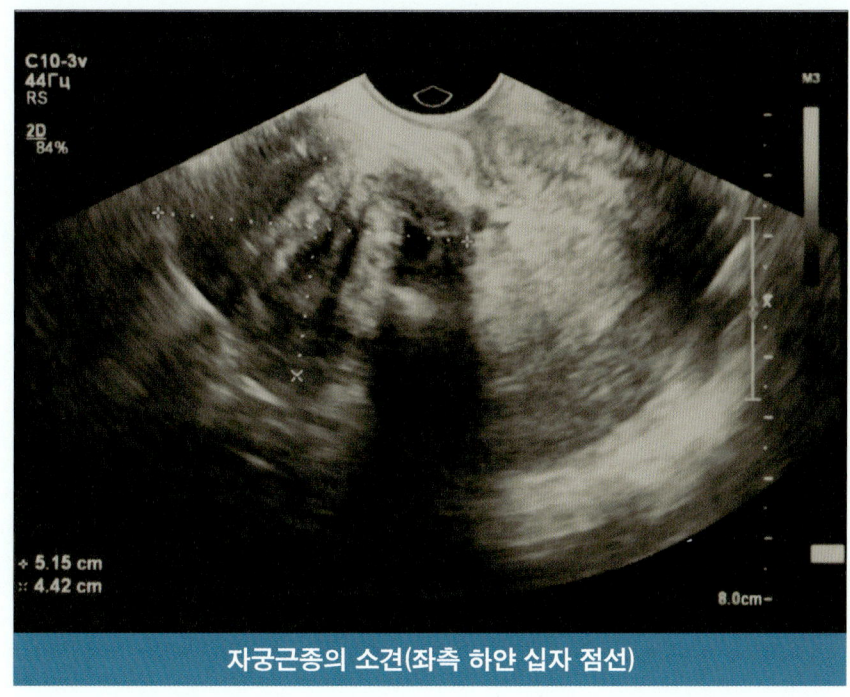

자궁근종의 소견(좌측 하얀 십자 점선)

➕ 한 걸음 더 자궁근종과 하이푸
(High Intensity Focused Ultrasound, HIFU)

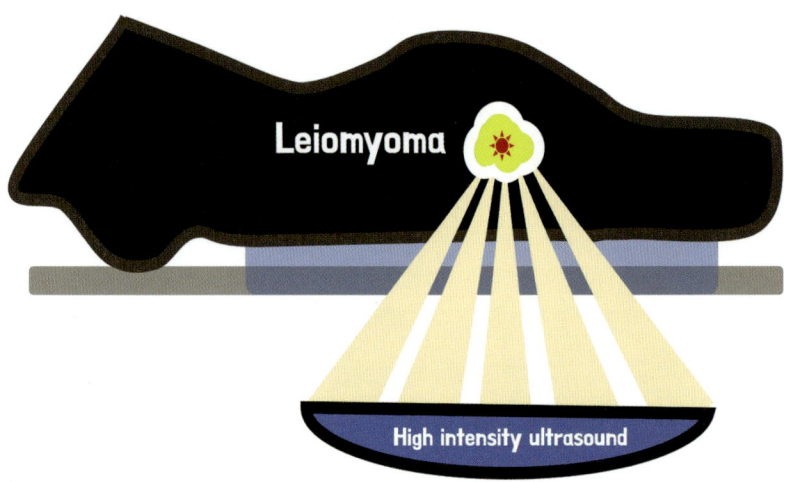

'비수술적 자궁근종 치료'에 대해 들어 본 적이 있으신가요? 바로 '하이푸(HIFU)'라는 치료인데 이는 'High Intensity Focused Ultrasound'의 약자로 '고강도 집속형 초음파'라는 우리말 용어가 있지만 대부분 '하이푸'라고 부르고 있어요. 초음파를 특정 부위에 모아서(집속) 조사하면 해당 부위의 온도가 보통 60~100℃로 올라가는데, 그로 인해 그 위치에 있는 조직을 죽이는 치료 방법이에요. 이러한 초음파를 이용해 진단이 아닌 치료를 하는 것을 치료 초음파라고 하죠.

얼핏 보면 여러 방향에서 한 곳으로 방사선을 조사해서 해당 위치의 암세포를 죽이는 방사선 치료와 비슷하다고 볼 수 있어요. 2000년대 초반 하이푸가 처음 나왔을 때, 암도 치료할 수 있다는 광고도 많이 있었어요. 그러나 현재(2023년 기준) 하이푸는 주로 자궁근종 치료에 쓰이고 있죠. 일부 암 요양병원에서 암 치료에 도움이 된다고 하면서 비급여 치료를 시행하기도 하지만 근거는 부족한 편이에요. 비급여임에도 불구하고 자궁근종에서 하이푸가 계속 명맥을 유지하는 이유는 바로 수술이 불가피한 자궁근종에서 수술적 치료를 대신할 수 있다는 점 때문이에요. 이 부분에 대해서도 사실 여전히 논란이 있으며 2017년 5월에는 식약처에서 이와 관련하여 다음과 같은 안내를 하기도 하였어요.

> • **HIFU 사용 시 주의 사항**
> 1. 일반적으로 임신부, 여성 생식기 관련 악성 병변이 의심되는 환자, 골반염 등 생식 염증이 있는 환자는 금기를 요합니다.
> 2. 향후 임신 계획이 있는 경우에 상대적으로 시술을 자제할 것을 권고합니다.
> 3. 근종 크기가 12cm을 초과하거나 다발성 자궁근종 등이면 특별한 주의를 요합니다.
> 4. 화상 등이 발생하지 않도록 시술 시 각성상태를 유지하는 것이 좋습니다.

⚠ 잠깐 골반부 영상 이미지는 본인 외에는 함부로 보여줘서는 안 돼요!

실제 병원에서 진료를 하면 환자에게 설명하기 위해 영상의학 검사 화면을 보여줄 일이 간혹 있어요. 그런데 골반부 검사 사진은 아무리 보호자가 가까운 가족(자식 또는 배우자)이라고 해도 가능한 한 본인에게만 보여주려고 해요. 가족에게도 보여주고 싶지 않은 신체의 비밀이 쉽게 드러나기 때문이죠. 예전에는 CT 사진이나 초음파 사진 등은 전문 지식이 없으면 이게 어디를 찍은 것이고 어떤 정보를 가지고 있는지 일반인이 알기 어려웠지만 요즘은 너무나도 쉽게 검색이 되기 때문에 잠깐 보고 지나간 화면만으로도 여러 가지 검색이 가능해요.

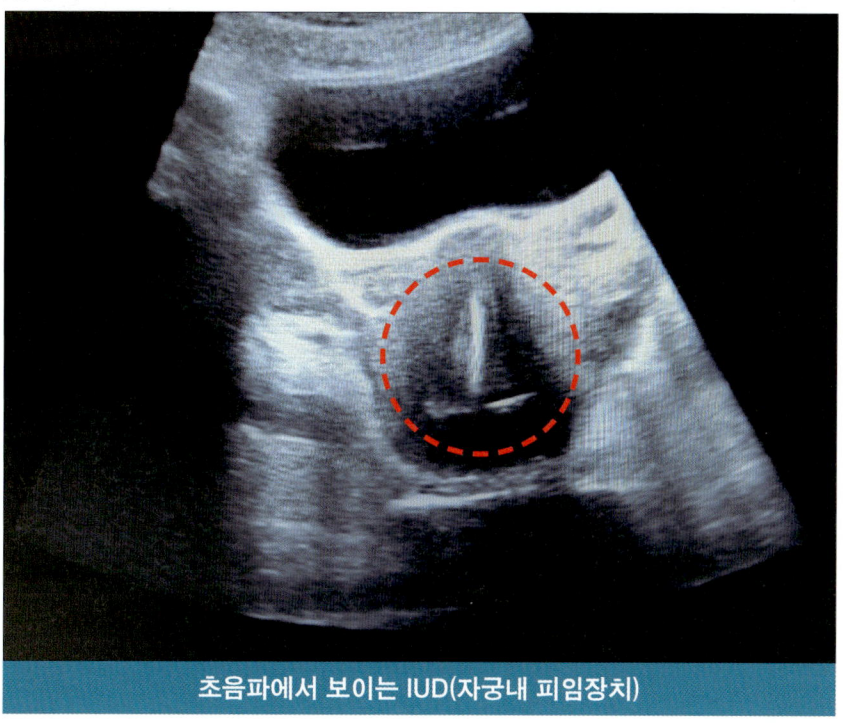

초음파에서 보이는 IUD(자궁내 피임장치)

이 사진은 자궁내 피임장치가 관찰되는 초음파 사진이에요. 환자가 스스로 결정해서 이러한 장치를 했는데 본인의 동의 없이 다른 사람이 이 화면을 보게 된다면 의료진은 법적·도덕적 책임에서 자유로울 수 없겠죠? 사실 이렇게 볼 수 있는 내용은 복부뿐이 아니에요. 여성은 단순 흉부 X-ray 촬영만 하더라도 가슴 보형물을, 남성은 골반 X-ray 촬영을 하면 성기의 보형물을 쉽게 확인할 수 있어요. 그래서 영상검사는 본인에게만 보여주는 것이 안전하며, 특히 간호 스테이션이나 외래에서 영상 프로그램을 띄워 놓고 자리를 비우지 않도록 주의해야 해요!

임신 초기에는 경질식 초음파를 받는다고 하던데 복부 초음파와 어떤 차이가 있나요?

 경질식 초음파는 부인과 영역에서 쓰는 것으로 설명드렸으나 사실 산과 영역에서도 쓰이고 있어요. 임신 10주 이내의 태아는 너무 크기가 작아 복부 초음파에서 잘 확인되지 않으므로 처음 임신테스트기에서 두 줄이 나온 후에 산부인과를 방문하면 복부 초음파가 아닌 경질식 초음파를 이용해 태아를 확인해요. 참고로 임신 기간의 초음파는 영상의학과가 아닌 산부인과에서 검사를 시행한답니다. 태아가 어느 정도 크고 산모의 하복부까지 자궁이 커지면 더는 불편한 경질식 초음파를 할 필요가 없게 돼요. 태아가 엄마 배를 밀어 올릴 정도로 가깝게 있기 때문이에요.

 임신 기간에 초음파를 할 때마다 무엇을 확인하는지 궁금했어요. 어떤 것을 보나요?

 태아의 정상적인 성장을 확인하기 위해서 임신 중에는 초음파를 여러 번 시행해요. 건강보험에서도 정상 단태아의 경우 총 7회의 초음파 촬영을 급여로 가능하게 해주었고, 이는 대한산부인과학회의 산전 정기 진찰 횟수와도 일치하지요. 건강보험에서 명시한 주수별 초음파의 확인 사항은 다음과 같아요.

시행 주수	진단 초음파 종류(명칭)	횟수	확인 사항
임신 13주 이하	제1삼분기 일반	2	임신 여부, 자궁 및 부속기의 종합적인 확인
임신 11~13주	**제1삼분기 정밀**	**1**	**태아 목덜미 투명대 확인, 1삼분기에 진단 가능한 기형 진단**
임신 14~19주	제2, 3삼분기 일반	1	태아의 안녕, 양수량 확인, 태아의 성장 평가
임신 16주 이후	**제2, 3삼분기 정밀**	**1**	**태아의 성장 및 기형 여부 진단, 양수량, 태반 이상 유무 진단**
임신 20~35주	제2, 3삼분기 일반	1	태아의 성장 및 안녕, 양수량, 태반의 이상 유무 확인
임신 36주 이후	제2, 3삼분기 일반	1	태아의 성장 및 안녕, 양수량, 태반의 이상 유무, 태아 위치 확인

11~13주와 16주 이후에만 정밀 초음파가 진행되네요.

 네. 제1삼분기 정밀 초음파에서는 뇌와 주요 심장 기형을 확인하고 복벽 질환이나 폐쇄성 요로질환 등 상당수의 기형을 미리 파악할 수 있어요. 특히 이때 가장 중요한 것이 바로 태아 목덜미 투명대(Nuchal translucency)의 확인이에요. 태아의 목이 중립 자세를 취한 상태에서 측정하고, 그 두께의 기준치는 고정된 수치(예: 12주에서 3.0mm 미만)를 사용하거나 태아의 머리엉덩길이를 활용하기도 해요. 이 수치보다 크게 나오면 다운증후군을 대표로 하는 홀배수체(Aneuploidy) 염색체 이상을 미리 감별할 수 있어요. 다음 예시와 같이 태아의 목 뒤쪽에서 어둡게(저음영) 보이는 부위를 측정하는 거예요.

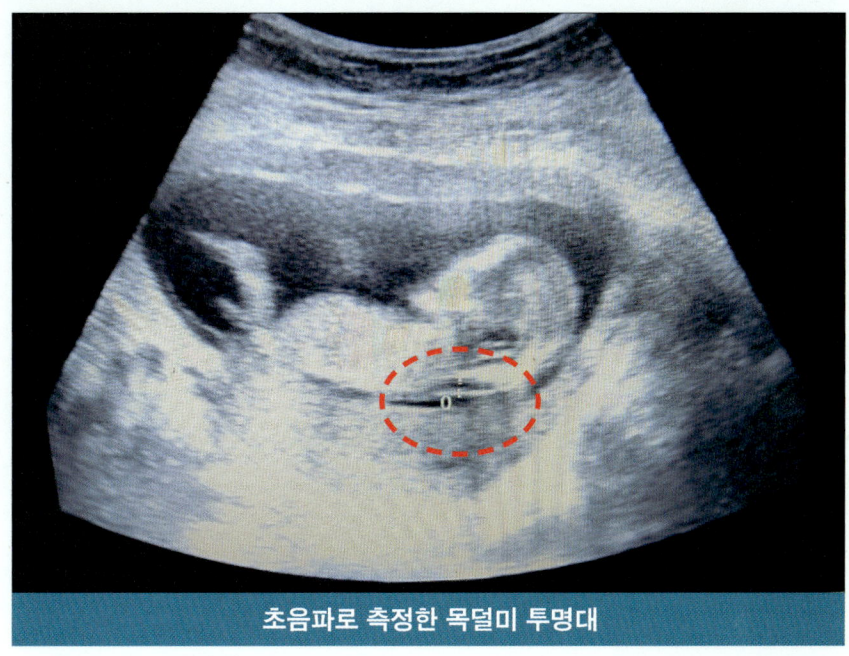

초음파로 측정한 목덜미 투명대

그러면 16주 이후 시행되는 정밀 초음파에서는 무엇을 볼 수 있나요?

 제2, 3삼분기 정밀 초음파의 경우, 우리나라에서는 대부분의 임산부가 받지만 일부 국가에서는 선택적으로 시행하기도 해요. 이 시기에는 태아 신체의 해부학적 구조뿐만 아니라 양수, 태반, 탯줄 등의 이상 유무도 확인할 수 있어요.

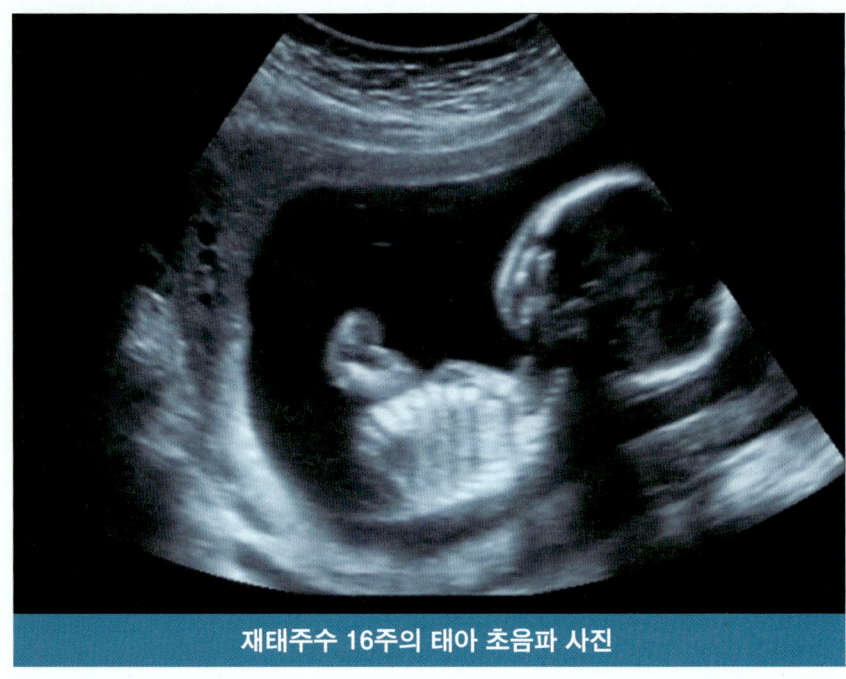

재태주수 16주의 태아 초음파 사진

태아의 주요 심장 기형은 어떻게 확인하나요?

 임신 경험이 있는 선생님들께서는 아마도 초음파 측정 시 "그륵그륵" 하는 소리가 들리고 화면에 태아의 몸에서 빨간색(또는 파란색)이 보이는 초음파를 본 적이 있을 거예요. 이를 통해 피가 흐르는 맥박을 확인하는데 이 맥박을 통해서 심장의 이상 여부를 확인할 수 있어요. 이렇게 발견하는 심장 이상 중에 가장 흔한 것은 심실중격결손, 심방중격결손, 팔로사징후, 대혈관전위 등이 있죠. 이러한 문제가 발견되었다 하더라도 태아가 점점 성장하면서 자연적으로 해결되기도 하고 태어난 직후에 치료 시기를 결정하고 준비하기도 해요.

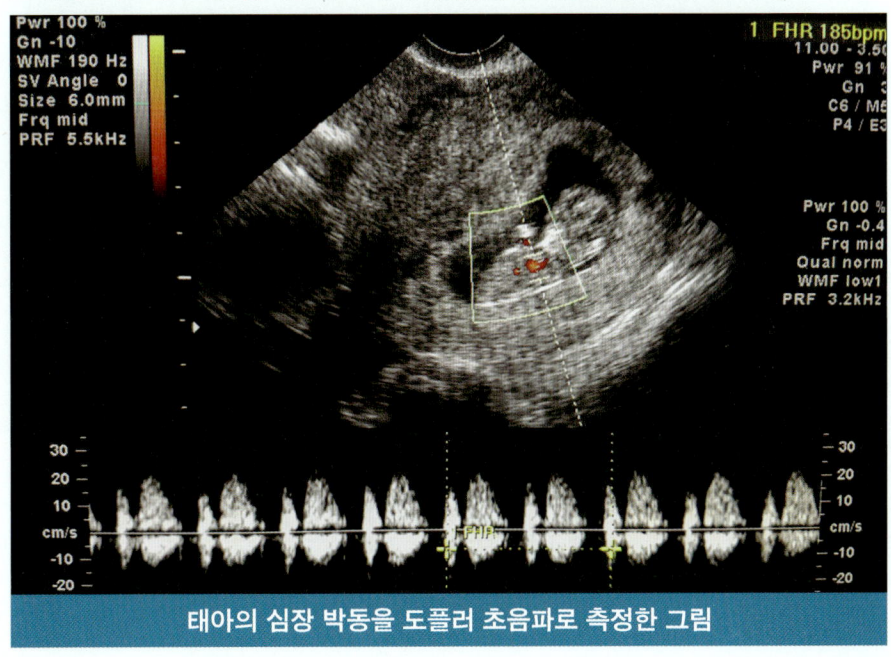

태아의 심장 박동을 도플러 초음파로 측정한 그림

➕ 한 걸음 더   입체 초음파, 배 속의 아기에게 해롭지는 않나요?

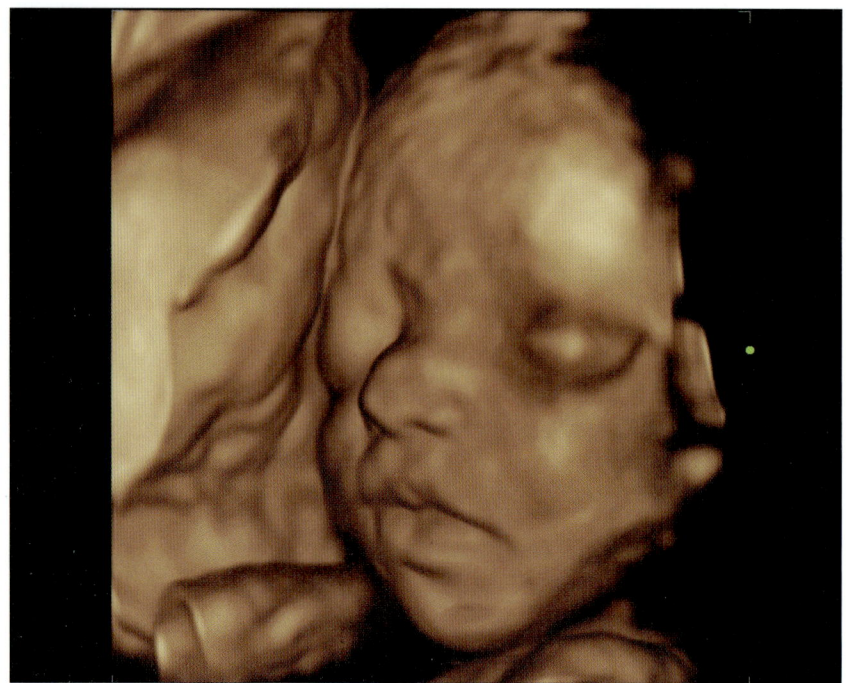

저의 첫째 아이가 배 속에 있던 2009년 즈음은 태아의 얼굴을 볼 수 있다는 3D 초음파가 새롭게 널리 보급되던 때였어요. 그 당시에는 이 3D 초음파가 과연 태아에게 유해하냐 그렇지 않느냐에 대한 논쟁이 다소 있었죠. 특히 2007년에는 이 3D 초음파가 유해하다는 주장이 국정감사에 나오면서 많은 사람의 주목을 받기도 했었어요.

이론적으로 초음파는 과다하게 우리 몸에 조사되었을 때, 쉽게 말하면 몸에 오래 쬐게 되면 열을 내게 되는 열효과가 발생할 수 있어요. 앞서 소개드린 HIFU가 그 원리를 이용한 치료예요. 그런데 진단을 위한 짧은 시간의 초음파에서 이러한 열효과가 발생하여 태아에게 영향을 미쳤다는(태아의 체온을 올렸다는) 보고나 부작용은 들어본 바가 없어요. 우리나라의 각종 자료에서도 특별히 3D(최근에는 아이의 움직임까지 보는 4D도 있음) 초음파가 위험하다는 언급을 찾기도 어렵고요. 이와 관련하여 2007년, 2015년에 각각 해외(FDA)에서 초음파의 잠재적 위험성을 언급하는 기사가 보도되긴 했으나 현재의 소견을 정리해 보면 다음과 같아요.

- 초음파(3D 포함)가 위험하다는 증거는 없다.
- 다만 이것이 혹시라도 있을 잠재적인 위험이 전혀 없다는 것은 아니니 의학적인 필요에 의해서만 하는 것을 권고한다.

➕ 한 걸음 더　자궁난관조영술(HysteroSalpingoGraphy, HSG)

난임 검사 중 가장 대표적인 검사가 경질식 초음파와 자궁난관조영술입니다. 자궁난관조영술은 질을 통해 조영제를 자궁 안에 넣은 후 X-ray를 찍는 방식으로 진행되는 영상검사예요. 난임의 원인은 여러 가지가 있지만 이 검사는 난관(Fallopian tubes)이 막혀 정자가 난소에 도달하지 못해서 발생하는 난임인지를 확인하는 목적으로 시행돼요.

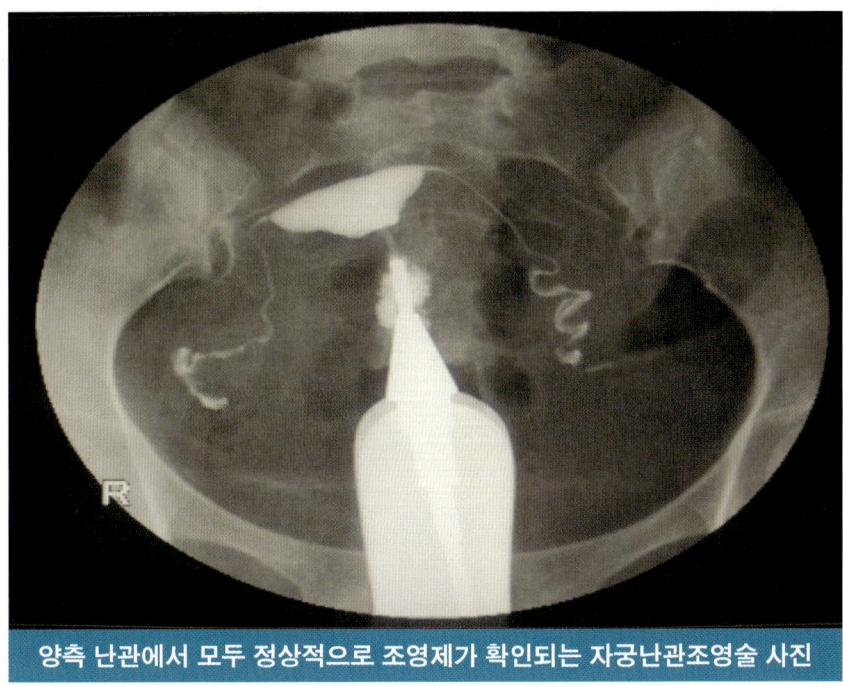

양측 난관에서 모두 정상적으로 조영제가 확인되는 자궁난관조영술 사진

그냥 하나의 영상의학적인 검사이지만 이렇게 따로 설명하는 이유는 매우 아픈 검사로 유명하기 때문이에요. 그래서 좀 더 넣기 편하고 쉽게 볼 수 있도록 고안된 검사가 자궁난관조영초음파(Hysterosalpingo Contrast Sonography, HyCoSy)예요. 일단 질과 자궁에 들어가는 관이 HSG에 비해서 훨씬 얇고 더 정확한 관찰이 가능하며 무엇보다 통증이 덜하죠. 그리고 난임 환자는 이 시술을 건강보험 급여로 받을 수 있기 때문에 더 선호되고 있어요.

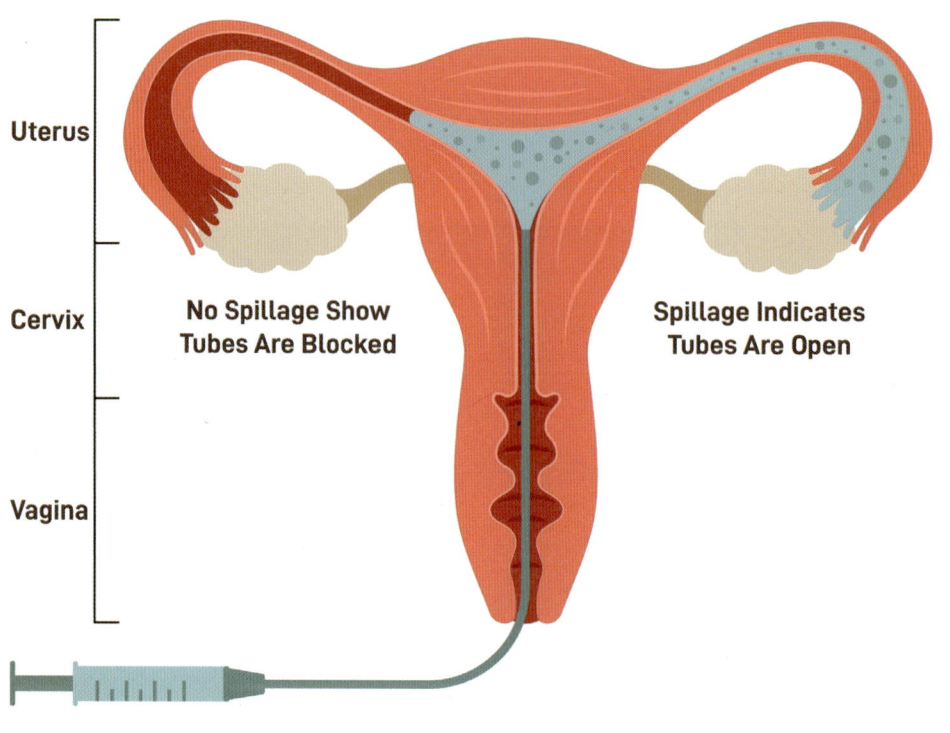

4 비뇨기계 검사

응급실에서 흔하게 볼 수 있는 요로결석에 대해서도 알고 싶어요.

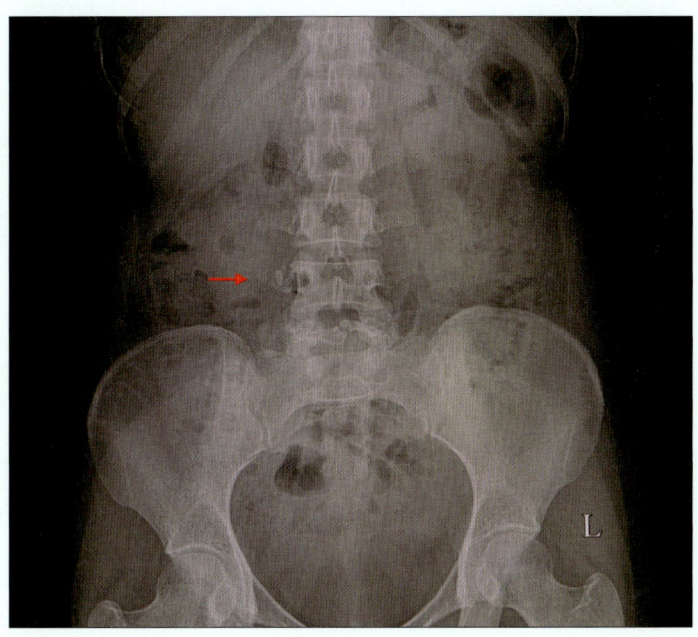

이번 장을 시작하는 Case에서 나온 요로결석에 대해 설명해 드릴게요. '진통제로도 조절되지 않는 극심한 옆구리 통증'이 요로결석 환자의 흔한 주 호소(Chief complaint)예요. 이 환자는 운 좋게도 요석이 잘 보이는 Case지만, 실제로는 골반이나 다른 구조물과 겹쳐서 안 보이는 경우도 상당히 많아요. 이런 경우 정맥깔때기조영술(IntraVenous Pyelography, IVP)이나 CT를 촬영해서 확인할 수 있어요. 정맥깔때기조영술은 조영제 주입 후 신장을 거쳐 요관으로 배출시키는 동안 KUB X-ray를 찍어서 확인하는 검사랍니다. 특히 요로결석은 Calcification(석회화)이기 때문에 조영제를 쓰지 않아도 CT에서 잘 보여서 CT를 촬영할 수 있는 응급실이라면 CT를 선호하죠.

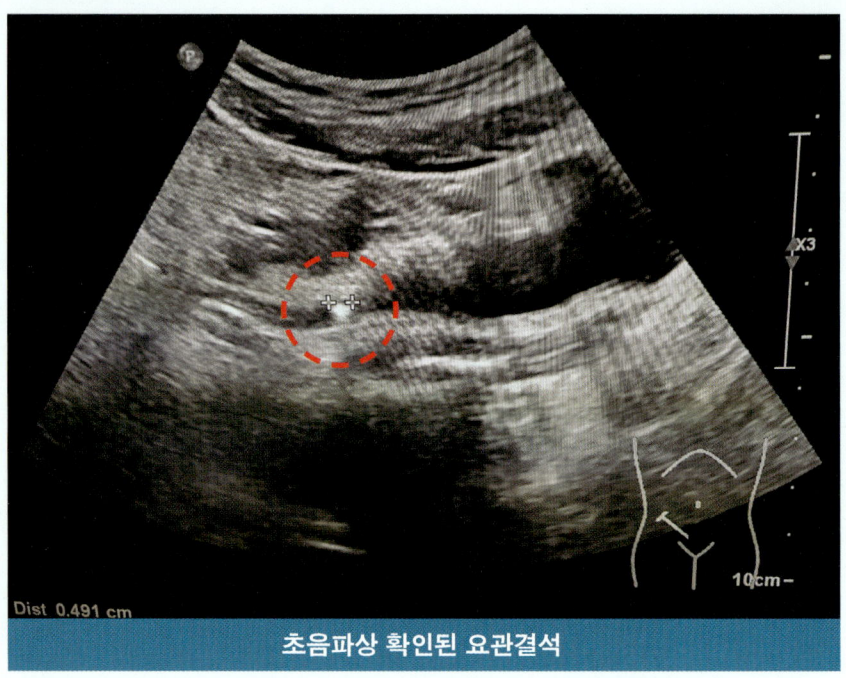

초음파상 확인된 요관결석

 요관에 돌이 있고 통증이 심하다면 빠르게 치료가 필요하겠어요.

 맞아요. 5mm 이하의 크기라면 자연 배출을 시도하지만 더 크면 직접 요관에 진입해 돌을 배출시키는 요관경하 배석술을 하기도 해요. 현재 임상에서 가장 많이 쓰이는 것은 바로 체외충격파쇄석술(Extracorporeal Shock Wave Lithotripsy, ESWL)이에요. 초음파는 아니지만 충격파를 한곳으로 몰아서 돌이 깨지도록 유도하는 치료 방법이지요. 물론 이 ESWL도 금기 적응증(예: 임신 중, 대동맥류, 조절되지 않는 혈액응고 장애 등)이 있기 때문에 시술 전 반드시 확인이 필요해요. 이러한 치료에도 증상이 해소가 안 되거나 요폐색(소변이 나오지 않음)이 나타나면 돌을 빼기 위해 복강경 또는 개복수술을 하기도 하는데, 요관경이나 쇄석술이 점차 발달하면서 실제 수술의 빈도는 크게 줄어들고 있습니다.

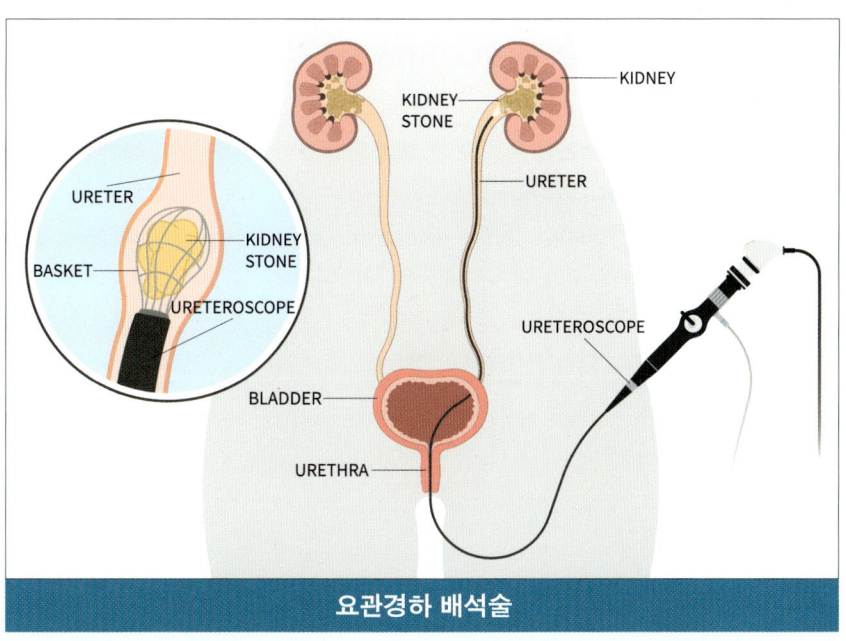

요관경하 배석술

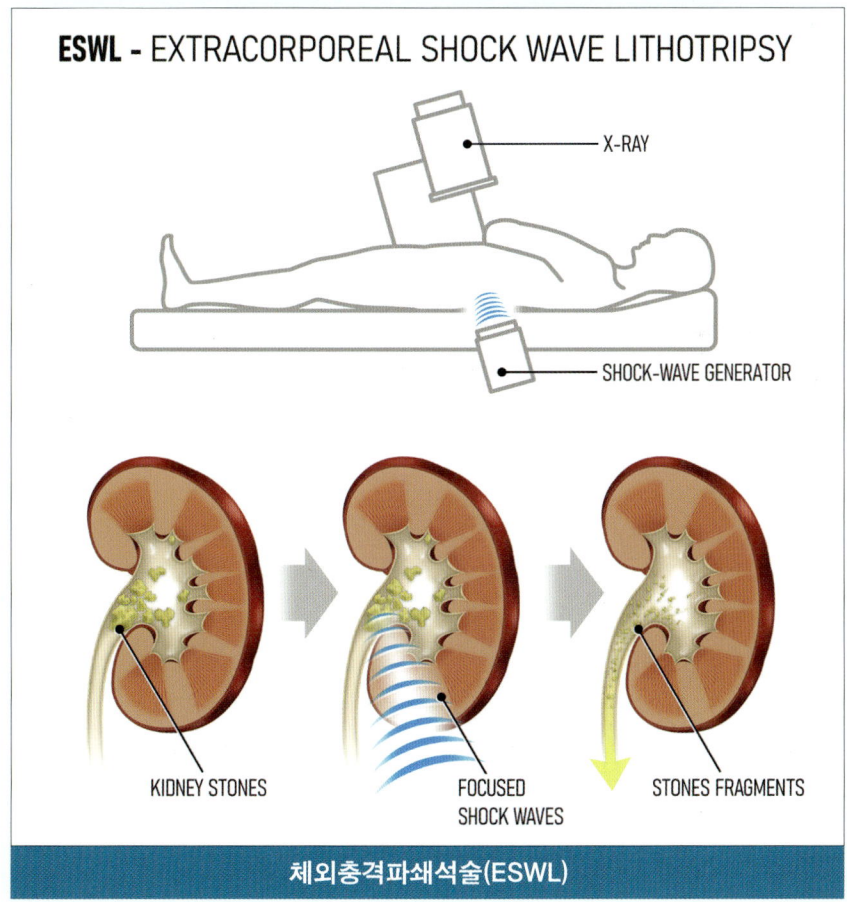

체외충격파쇄석술(ESWL)

[PART 2] 신체 부위별로 꼭 알아야 할 영상의학 소견

⚠️ 잠깐 단일 신장(Solitary kidney) 환자는 특히 더 주의해야 해요!

태어났을 때부터 신장이 하나만 있거나 각종 질병으로 수술을 해서 한쪽 신장을 제거한 환자가 생각보다 많아요. 그런데 **단일 신장 환자는 흔한 요로 결석만으로도 소변이 나오지 않고 그 시간이 길어지면 신장기능을 완전히 상실할 수도 있어요.** 그래서 물을 많이 마시고 경과 관찰을 하는 선택에 주의가 필요하죠. 소변을 내보내지 못하는데 신장이 처리해야 할 물의 양만 늘리는 선택이 될 수 있으니까요. 조영제를 이용한 검사를 할 때도, 똑같은 혈중 크레아티닌 수치라도 단일 신장 환자에게는 좀 더 조심해서 보수적으로 검사를 진행하는 것이 필요해요.

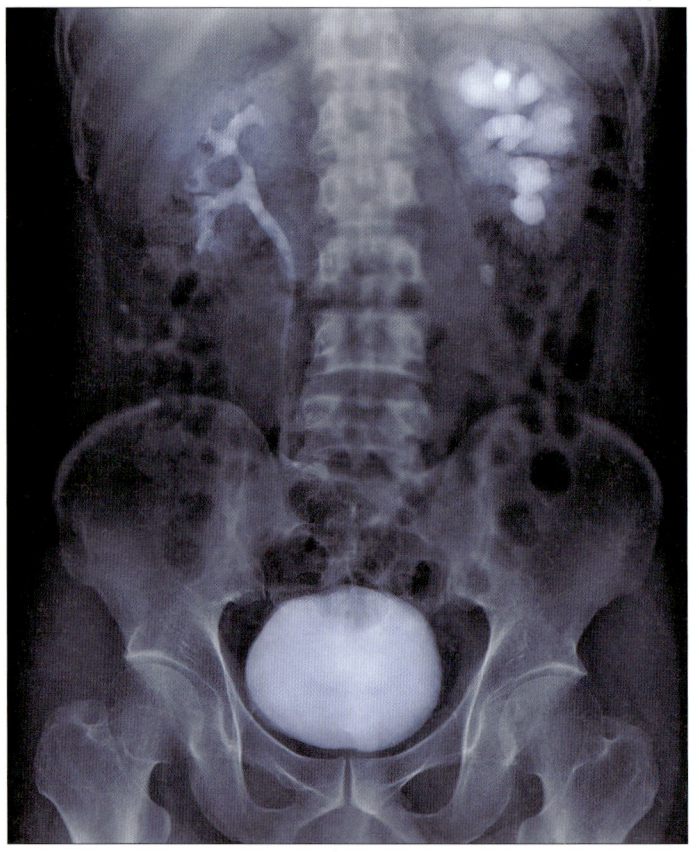

이 사진은 좌측 요관 폐쇄가 있을 때 정맥깔때기조영술(IntraVenous Pyelography, IVP)을 시행한 사진이에요. 좌측 신장(사진의 오른쪽)을 보면 조영제가 신우에서 배출되지 못해 하얗게 가득 차 있는 모습을 볼 수 있죠. 만약 단일 신장 환자가 이런 검사를 받았다면 조영제만으로도 급성신부전에 빠질 수 있어요. 조영제를 쓰는 모든 검사에서 신장 및 신장기능의 확인은 필수이니 잊지 않도록 해요!

방광경은 어떨 때 하는 검사인가요?

방광경(Cystoscopy)은 내시경 기계를 요도로 통과시켜 방광 안을 확인하는 검사로, 방광과 요도의 결석, 전립선비대증, 방광암 등을 진단하는 데 이용해요. 다음과 같이 요도를 통해 방광경을 삽입하여 검사를 시행하죠. 마취 크림과 젤을 바르고 넣긴 하지만 매우 거북하고 아프다고 하네요. 여성은 상대적으로 요도가 짧기 때문에 통증은 덜하다고 해요. 이 동일한 스코프를 여성의 경우에는 자궁경(Hysteroscopy)에서도 사용해요.

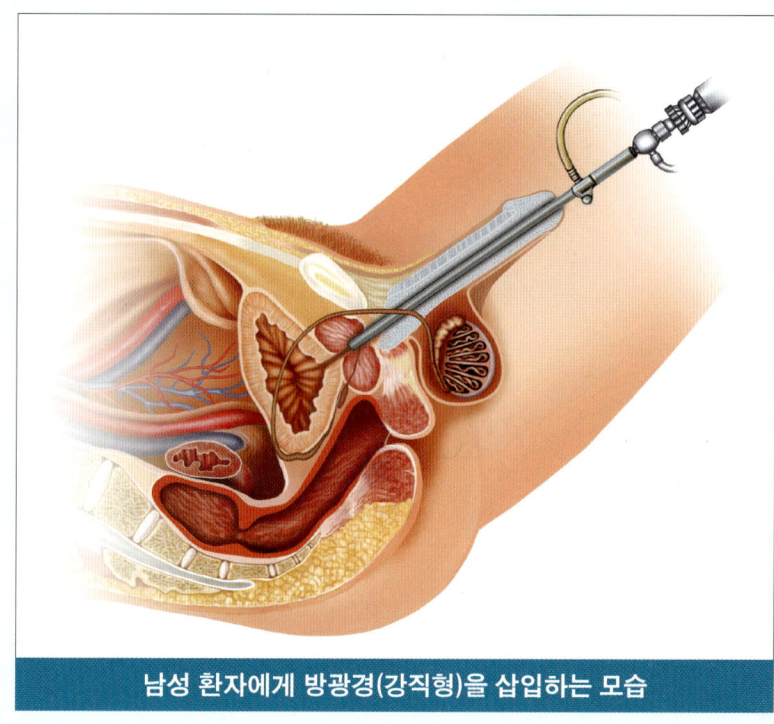

남성 환자에게 방광경(강직형)을 삽입하는 모습

그림으로만 봐도 너무 아플 것 같아요.

 그래서 통증을 줄이기 위해서 조금 더 얇고 휘어지는 굴곡형 방광경을 사용하는 검사도 있기는 해요. 하지만 시야가 강직형에 비해서 다소 떨어지고 방광 생검, 전립선 절제 등의 시술이 불가하기 때문에 아직까지는 강직형의 활용 빈도가 더 높아요. 그리고 환자 간호에서 중요한 것은 검사 후 혈뇨가 자주 발생한다는 점인데요. 게다가 이 검사는 주로 노년층에서 흔한 BPH(Benign Prostate Hypertrophy, 양성 전립선 비대증) 때문에 시행하다 보니 기저 질환으로 인해 혈전 방지를 위한 약물(Clopidogrel 등)을 드시는 경우도 많아서 특히 혈뇨에 대한 관찰이 매우 중요하답니다.

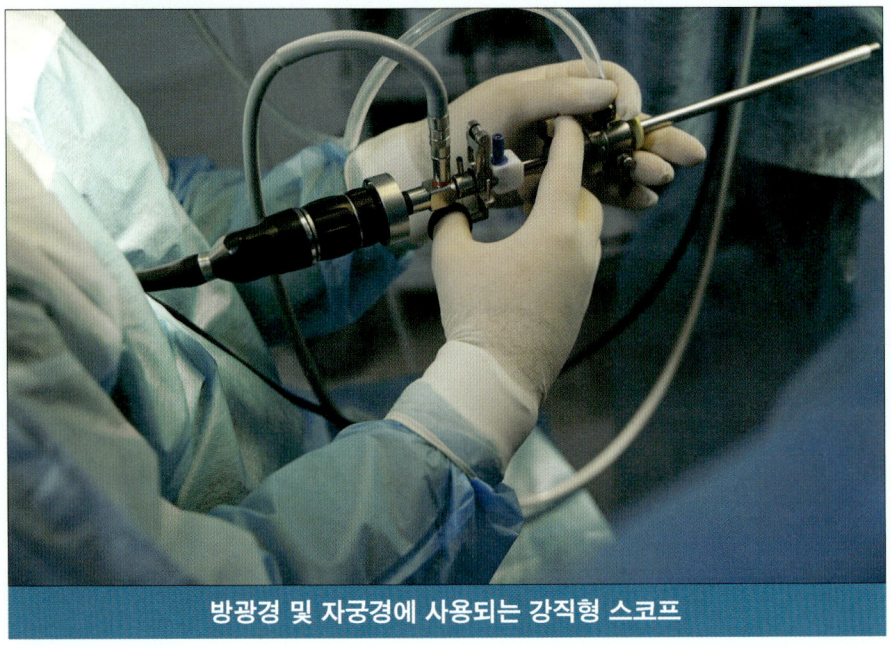

방광경 및 자궁경에 사용되는 강직형 스코프

6 유방(Breast)
(여성에게서 암이 가장 많이 발생하는 곳)

 유방(Breast)은 여성과 남성의 신체 구조가 다른 장기이자 2020년 기준 여성 암 발병률 순위 1위로 등극한 장기예요(이전 1위는 갑상샘암). 유방암은 다른 암에 비해서 상대적으로 젊은 나이에 발생하기 때문에 나이가 젊다고 검진을 소홀히 하는 것은 위험할 수 있습니다.

1 유방촬영술(Mammography)

Case 건강검진에서 시행한 유방촬영술

특이 과거력이 없던 48세 여성이 지난주 건강검진에서 시행한 유방촬영술 검사 결과를 확인하러 내원하였다. 사진은 다음과 같으며, 판독지에는 다음과 같이 적혀 있었다.

> · 판독
> No abnormal findings, Dense breast
> Conclusion: BI-RADS:1 no evidence of breast cancer

환자는 판독지에 Breast cancer가 있는데 이게 유방암과 연관이 있는 것이냐고 하며 매우 불안해한다. 어떻게 설명해야 할까?

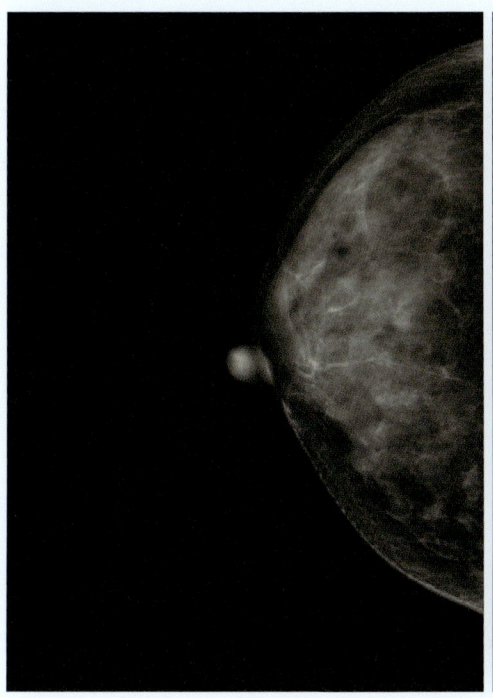
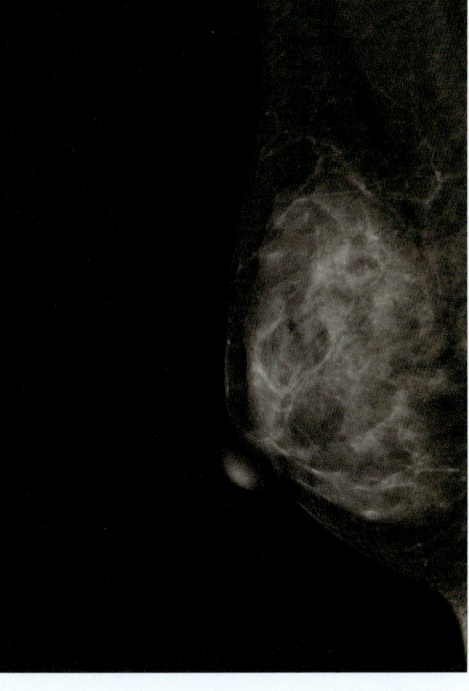

결과지에 BI-RADS 같은 전문적인 용어에 'Cancer'라는 단어도 들어 있기 때문에 환자분이 불안해하실 수 있을 것 같아요.

 결론적으로 이 영상은 "No evidence of breast cancer" 정상 유방의 소견입니다. 다만 우리나라의 경우에는 많은 여성분이 치밀유방(Dense breast)을 가지고 있기 때문에 의사가 보아도 이것을 잘 판독하기는 어려워요. 이제 소개해 드릴 유방의 영상검사는 대부분 유방암의 검진을 위한 촬영인데요, 하나씩 살펴볼까요?

 유방의 해부학적 구조는 어떻게 이루어져 있나요?

 유방의 해부학적 구조는 단순히 지방으로 이루어진 것이 아니라 꽤나 복잡한 구조로 되어 있어요. 일단 유방의 가장 기본적인 발생학적 목적은 수유예요. 유엽(Lobules)에서 모유를 만들어 유관(Duct)을 통해 유두(Nipple)로 이어지는 구조이죠. 한쪽 가슴에는 유엽이 15~20개 있고 그 외의 조직은 모두 지방이에요. 그래서 체중이 많이 나가는 분은 그에 비례해 유방도 큰 것이 일반적이죠.

 그렇군요. 그러면 유방암은 유방의 어느 부위에 발생하나요?

 유방암은 위의 구조 중에서 Lobule(유엽)이나 Duct(유관)에서 발생합니다. 지방이나 피부는 유방암의 원발 병소, 즉 병이 최초로 생기는 부위는 아니에요. 그래서 유방암은 처음 생길 때 외관상으로는 아무런 이상이 없어요. 이 그림처럼 암이 발생해서 유관 내에서만 발견될 경우에는 이것을 유관상피내암(Ductal Cancer In Situ, DCIS) 또는 유관제자리암이라고 해요. 제자리암이란 표현은 병원에서는 잘 쓰지 않지만 실비보험에서 많이 쓰는 표현으로서 "In situ"라는 영어 단어를 그대로 직역한 단어예요. 다른 'In situ암'과 달리, 유관상피내암은 침윤성 암(일반적인 암)과 거의 동일하게 치료해야 하기 때문에 빠른 발견이 중요하답니다.

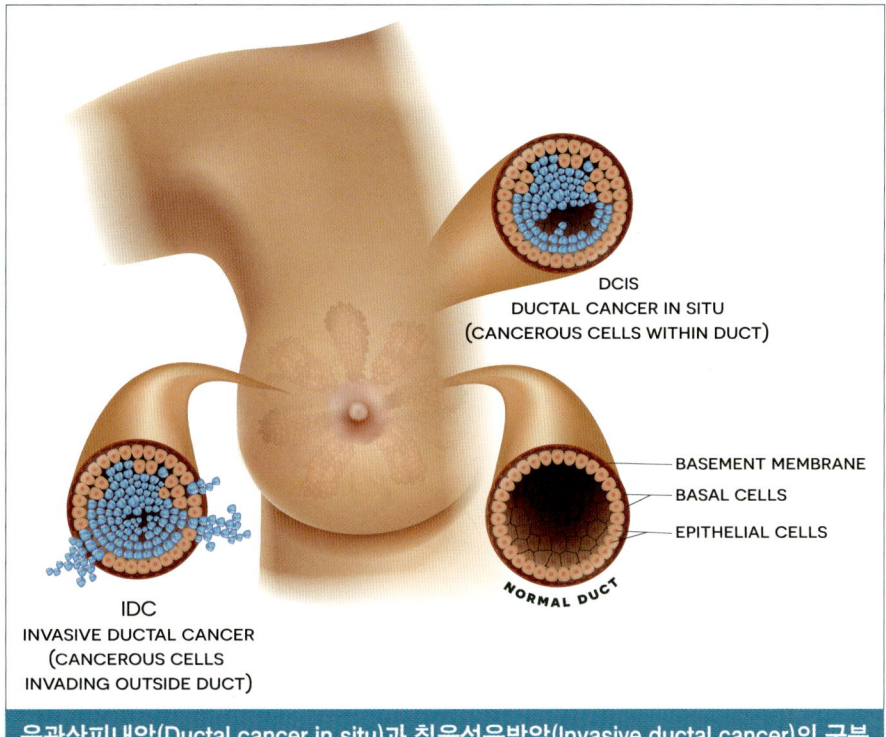

유관상피내암(Ductal cancer in situ)과 침윤성유방암(Invasive ductal cancer)의 구분

유엽이라는 기관은 조금 낯선데, 어떤 특징이 있는지 궁금해요.

유방의 유엽은 기본적으로 무엇을 만들고 생성하는 역할을 해요. 그래서 유방에서 과다하게 생성된 배출물 및 이물질, 병균을 림프절을 통해 배출하고 대부분 겨드랑이, 즉 액와림프절(Axillary lymph node)로 운반하죠. 유두의 상내측(Superomedial)에서 생성된 물질의 일부는 흉골(Sternum)쪽 림프절을 통해 배출되는데, 이곳은 내유림프절(Internal mammary lymph node)이라고 해요. 이 때문에 유방암이 발견되면 림프절의 전이도 자주 발견돼서 영상의학 검사에서 늘 함께 검사를 시행해요.

유방암 진단을 위한 검사로는 어떤 검사가 있나요?

유방암은 영상검사를 하는 명확한 순서가 확립되어 있는데, **유방촬영술→초음파→MRI**의 순으로 이뤄져요. 그중 가장 첫 번째가 바로 유방촬영술(Mammography)이에요. Mammography라는 특수한 기계로 유방을 세게 눌러 압축한 상태로 X-ray를 촬영하게 되는데, 촉진으로 발견되지 않는 초기 병변인 미세 석회화(Micro calcification)도 찾을 수 있으므로 초기 검사로 선호되는 검사예요.

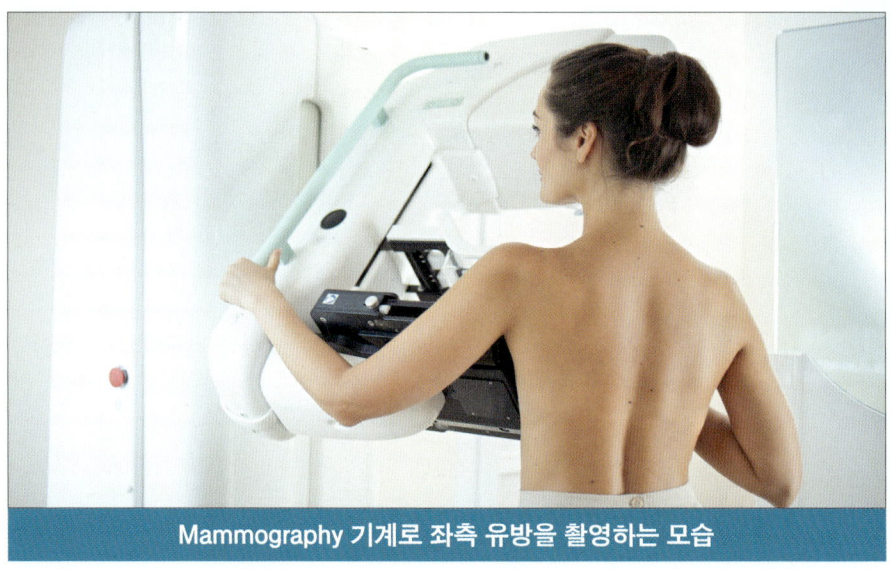

Mammography 기계로 좌측 유방을 촬영하는 모습

유방촬영술 촬영 결과는 어떻게 보이나요?

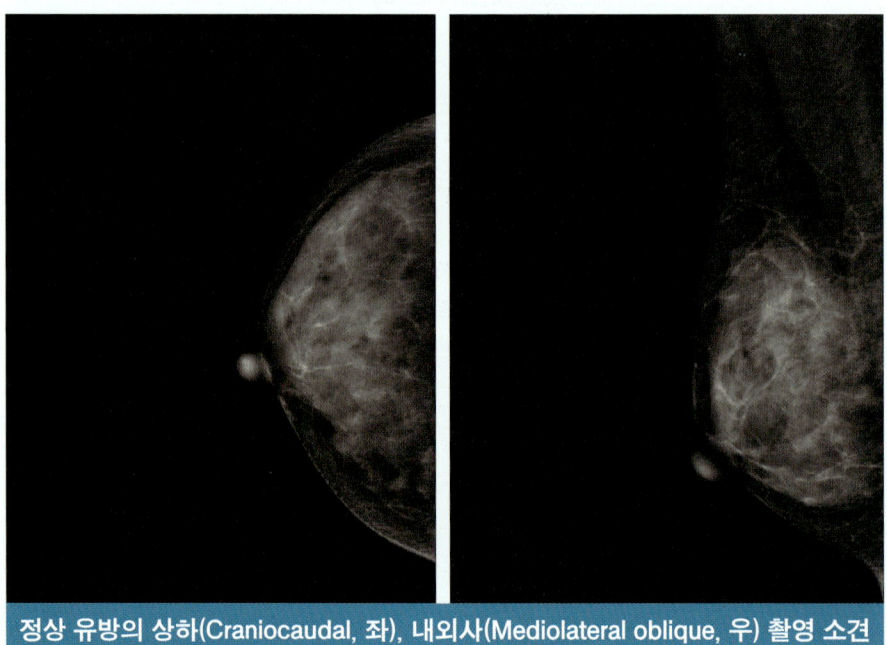

정상 유방의 상하(Craniocaudal, 좌), 내외사(Mediolateral oblique, 우) 촬영 소견

Mammography 촬영을 하면 이와 같은 이미지를 볼 수 있어요. 그런데 이 이미지를 봤을 때, 유방이 다 하얗게 보여서 병변을 알기가 쉽지 않을 거예요. 한국인을 포함한 동아시아 여성은 유방이 크지 않은데 그 안에 조직이 모두 들어있는 치밀유방(Dense breast)이 매우 많기 때문이죠.

그래서 정해진 각도의 사진 두 장만으로는 병변을 찾기가 힘들어서 최근에는 토모신테시스(Tomosynthesis) 촬영 기계가 도입되고 있어요. 토모신테시스 촬영은 유방을 압착한 상태에서 여러 각도의 사진을 획득한 후 이를 비교해서 위양성(병변이 없는데 병이 있는 것처럼 보이는)을 잡아낼 수 있다고 해요.

유방을 눌러서 검사를 하다 보니 아무래도 통증이 심할 것 같아요.

맞아요. **촬영 시 유방을 최대한 강하게 압박하기 때문에 유방의 통증이 상당하다고 해요.** 그래서 촬영 전에 미리 통증이 있을 수 있다는 점을 환자에게 알려주어야 해요. **특히 환자가 배란일 전후에 검사를 받는다면 호르몬의 영향으로 유방이 더욱 단단해지기 때문에 통증도 더 심한 시기라는 점을 알려주면 좋아요.** 통증을 경감하기 위한 최선은 생리 직후의 1주일 동안에 촬영하는 것이지만, 병을 급하게 확인해야 할 때는 바로 검사하는 수밖에 없어요. 심한 통증이라는 단점에도 유방에 특정한 병변(낭성 종괴, 염증성 병변)이 있는 경우가 아니라면 유방촬영술을 생략하는 것은 권고되지 않아요.

➕ 한 걸음 더 　 AI가 활발히 이용되는 또 다른 분야, 유방촬영술의 판독

앞서 흉부 파트에서 AI를 많이 활용한다고 소개해 드렸는데요, 흉부만큼 활발하게 AI를 이용한 판독을 도입하는 분야가 바로 이 유방촬영술 영상 판독 분야입니다.

여러 각도에서 찍은 이미지 여러 장을 사람의 눈으로 비교할 때는 병변을 놓치거나 병변이 아닌데 병변으로 잘못 볼 가능성이 높아져요. 이러한 오류(Human error)를 줄이기 위해 AI를 활용하죠. 이미지를 자동으로 비교하고 비정상 소견을 보이는 환자만을 선별해서 사람이 볼 수 있도록, 즉 '선택과 집중'을 할 수 있게 하는 것이 AI 프로그램의 장점이에요.

유방 검진은 다른 암에 비해서 이른 나이(40세)부터 건강검진에 들어 있어 매우 많은 촬영이 이루어져요. 그에 비해서 실제로 다음 검사가 필요한 환자, 즉 이상 소견이 보이는 환자는 많지 않아서 병변을 찾아내는 판독이 매우 어렵지요. 그런데 거꾸로 병이 있음에도 불구하고 치밀유방 등으로 인해 병을 놓치면 그 후폭풍이 어마어마하게 크기 때문에 이러한 '선택과 집중'은 환자에게도 큰 도움이 되고 있어요.

2 유방 초음파

 그러면 유방 초음파는 어떤 때에 시행하나요?

 일반적으로 유방촬영술에서 이상 소견이 발견되면 유방 초음파를 통해 해당 부위의 정확한 크기와 모양을 확인할 수 있어요. 필요시 초음파 유도하에 바로 조직검사(생검, Biopsy)를 시행하기도 해요.

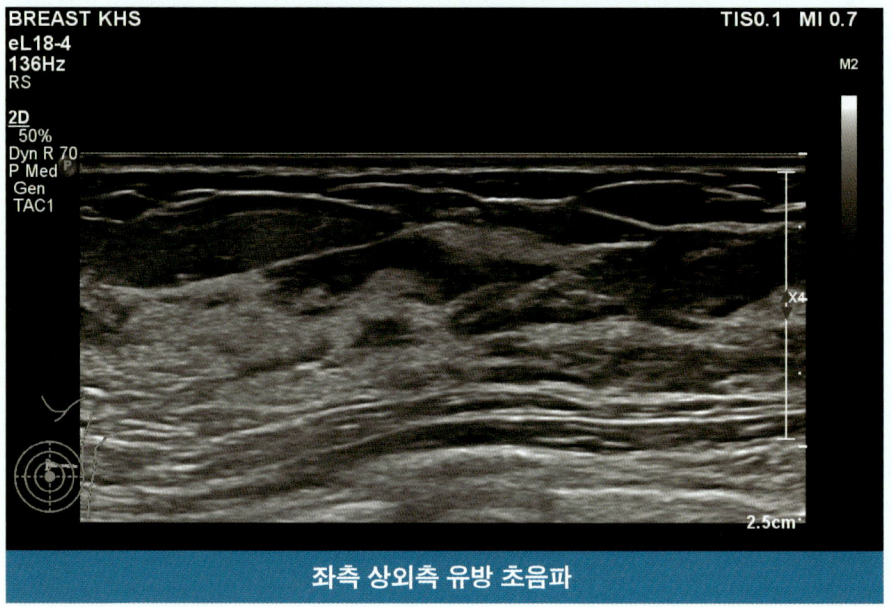

좌측 상외측 유방 초음파

 유방 초음파는 검사하면서 조직검사도 같이 진행할 수 있는데, 왜 유방암 검사 중에서 가장 먼저 하지 않는지가 궁금해요.

 그 이유는 유방암의 가장 첫 번째 소견인 미세 석회화는 초음파에서 잘 보이지 않기 때문이에요. 그렇지만 예외적으로 초음파를 먼저 하는 경우도 있어요. 예를 들어 명확하게 만져지는 병변이 있는 경우, 환자가 임신 중인 경우(유방촬영술도 기본적으로 X-ray이므로), 유방성형술로 인해 유방촬영술이 어려운 경우 등이죠. 유방은 유두를 중심으로 몇 시 방향인지를 보는 것 외에는 해부학적으로 구분할 다른 구조물이 없기 때문에 촬영하는 의사의 숙련도가 매우 중요합니다. **영상의학과 선생님들도 유방 초음파는 '많이 시행하지만 병변을 놓칠까 우려스럽고 어려운 검사'라고 해요.**

이 외에 다른 유방암 검사로는 어떤 것이 있나요?

 기본적인 초음파 외에도 여러 기술이 도입되었어요. 간 초음파에서 소개해 드린 탄성초음파도 유방암을 찾기 위해 이용하는데, 이는 유방암 조직이 다른 유방 조직과 다르게 탄성이 떨어지고 매우 딱딱하기 때문이에요. 또한 유방암은 혈류가 증가하기 때문에 이를 찾는 도플러를 시행하기도 해요. 유방암 환자는 다음 좌측 그림과 같이 혈류가 종괴 내로 들어가는 것을 볼 수 있어요.

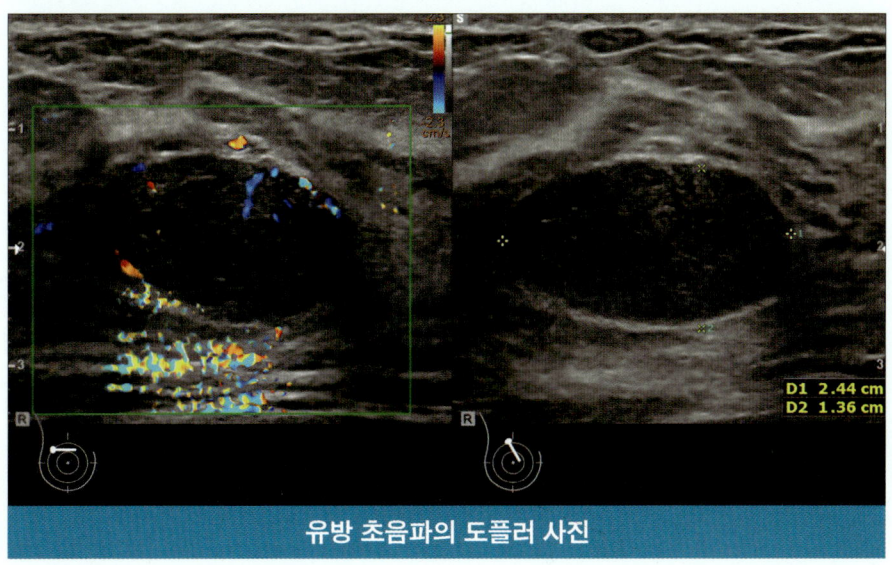

유방 초음파의 도플러 사진

 그런데 조직검사는 반드시 해야 하나요?

 유방촬영술과 초음파를 통해 악성종양(유방암)이 의심되면 조직검사를 하게 되는데 대부분 초음파 유도(Sonoguided), 즉 초음파로 보면서 시행해요. 물론 너무 명백하게 유방암으로 의심되면 바로 수술로 제거할 수도 있어요. 하지만 큰 수술을 하기 전에 명확하게 조직을 얻어서 치료 방침을 세우는 것은 현대의학의 기본입니다. 병리 소견에 따라서 전절제 또는 유방보존 수술을 정하기도 하고 수술 전 항암 여부를 결정하기도 하기 때문이에요.

초음파로 할 수 있는 조직검사에는 어떤 종류가 있는지 궁금해요.

 초음파로 하는 조직검사는 크게 세 가지, 세침흡인 검사(Fine needle aspiration Bx.), 핵생검법(Core needle Bx.), 그리고 맘모톰(Mammotome)이 있어요. 이 중에서 세침흡인 검사는 매우 가는 바늘을 이용해서 가장 통증이 적기는 하지만 병소를 정확히 찾는 것이 힘들고 얻어낸 병변의 양이 병리 검사에 부족한 경우가 많아서 최초 검사로는 잘 활용하지 않아요. 그래서 가장 많이 하는 것이 핵생검법이에요. 핵생검법은 한 번이 아닌 여러 번 찔러야 하고 세침흡인 검사보다 통증이 크다는 단점이 있어요. 물론 세침흡인으로도 충분한 검사가 가능하다고 주장하는 학자도 있지만 아직까지는 핵생검법이 표준으로 쓰이고 있답니다.

 세침흡인 검사와 핵생검법이 각각 장단점이 있네요.

 네, 맞아요. 그런데 바꿔 말하면 두 검사 모두 제한점이 있다는 것인데 이러한 점을 극복하고자 개발되어 조직검사와 일부 치료를 함께 하는 방법이 바로 맘모톰이에요. 흔히 말하는 맘모톰은 이 기계를 만든 회사의 이름인데요, 대한초음파의학회에서는 이 맘모톰에 대해서 다음과 같이 설명하고 있어요.

> 맘모톰은 굵은 바늘을 병소에 넣고 진공흡입기를 작동하여 바늘 안으로 조직을 끌어들인 후, 바늘 내부의 회전 칼을 작동시켜 자동으로 병변을 잘라 유방 밖으로 배출시키는 방법입니다. 맘모톰은 바늘을 한 번만 삽입한 후 여러 번 조직 채취를 할 수 있어 환자의 불편이 적고, 굵은 바늘을 사용하므로 정확한 조직검사를 위한 충분한 조직을 채취할 수 있어 절개 조직검사와 동등하게 오진 없는 조직검사를 할 수 있습니다. 즉, 양성과 악성 구별은 물론이고 세세한 조직학적 형태를 분류할 수 있을 뿐 아니라 작은 양성종양은 이 시술을 통해 영상적으로 완전한 제거가 가능하므로 작은 상처로 일종의 내부적 수술이 가능합니다.

'양성종양만 영상적으로 완전한 제거가 가능하다'고 되어 있죠? 즉, 맘모톰 생검을 하더라도 악성(유방암)이 확인되면 추가적인 수술을 하는 것이 안전하다고 보시면 될 것 같아요.

➕ 한 걸음 더   BI-RADS category

앞서 Case에서 나왔던 BI-RADS를 소개해 드릴게요. 유방촬영술, 초음파, MRI 모두에서 유방 판독의 중요한 기준이 바로 BI-RADS(Breast Imaging Reporting And Data System)라는 카테고리 분류예요. 이 카테고리는 0부터 6까지 총 7개의 기준이 있으며, 어떠한 검사를 하든지 각 병변에 대해서 'BI-RADS 카테고리 몇'이라고 기재를 하게 되어 있어요.

최종 판정	권고	악성 가능성
0: 불완전 판정	추가 검사 또는 이전 검사와의 비교	해당 없음
1: 정상	정기 검진	0%
2: 양성 소견	정기 검진	0%
3: 양성 추정	6개월 간격 추적 검사	>0%, ≤2%
4: 악성 의심 4A: 낮은 악성 의심 4B: 중간 악성 의심 4C: 높은 악성 의심	조직검사	A: >2%, ≤10% B: >10%, ≤50% C: >50%, <95%
5: 악성	조직검사	≥95%
6: 조직검사로 확진된 악성	해당 없음	해당 없음

BI-RADS의 최종 판정과 권고(2013년 5판 기준)

영상 판독지의 이 BI-RADS 숫자를 보면, 이 병변의 악성 정도와 다음 검사를 어느 정도 판단할 수 있어요. 다만 기억해야 할 부분은 0으로 나온 것은 1보다 작다고 해도 좋은(악성이 없는) 병변이 아니라 바로 다시 검사를 해야 한다는 거예요.

3 유방 MRI

유방 MRI는 어떤 경우에 시행하나요?

악성을 의심하는 소견이 확실한 경우 또는 수술을 앞두고 있는 경우에는 CT를 건너뛰고 바로 MRI를 촬영하게 돼요. 유방암 병변은 CT 조영제를 통해서 병변을 확인하기가 매우 어렵고 MRI가 가장 민감하게 병변을 찾아내기 때문에 유방에서는 기본적인 검사라고 할 수 있죠. 특히 MRI상에서 이전 초음파나 유방촬영술에서 의심하지 못했던 병변이 있는지를 꼭 확인하고 수술 범위를 결정하기 때문에 수술 전 반드시 필요한 촬영이에요. 유방 MRI 촬영은 유방 촬영을 위한 별도의 기구 위에서 엎드린 자세를 취하게 하고 시행해요.

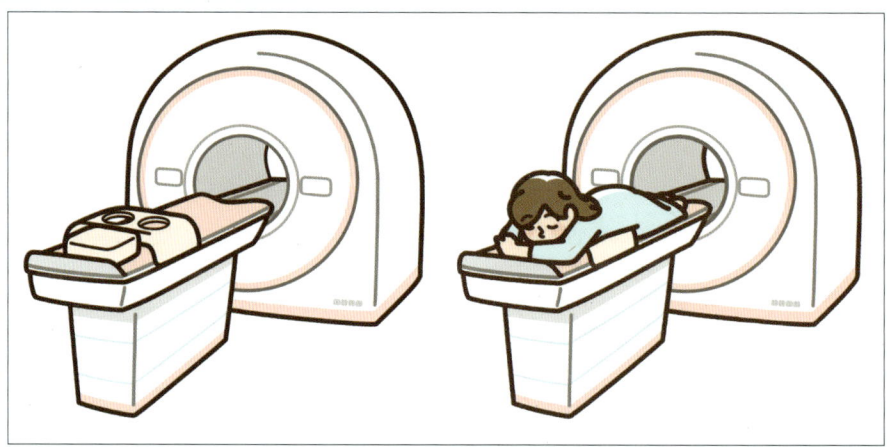

엎드린 자세로 촬영한다는 특징이 있군요.

그 때문에 **폐소공포증이 있는 환자라 하더라도 유방 MRI 촬영 시에는 진정요법을 하기 어려워요**. 누워 있는 상태에서는 기도를 관찰하면서 진정을 하고 진행할 수 있지만 엎드린 경우에는 이러한 모니터링이 불가능하기 때문이죠. 대부분의 기관에서 유방 MRI 촬영 시 중증도 이상의 진정을 시행하지 않는다고 해요.

유방 MRI 시 준비 사항에는 어떤 것이 있는지 알고 싶어요.

먼저 **완경 전의 환자는 생리 주기에 따라 정상 유방도 조영증강을 보일 수 있기 때문에 생리 주기에 맞춰서 촬영**을 해야 해요. 보통 생리 주기의 2주째에 MRI를 촬영해야 가장 정확한 영상을 얻을 수 있어요. 또한 한번 MRI 촬영을 할 때 굉장히 여러 번의 시리즈 촬영이 이루어져요. 조영제를 주입한 후 시간 간격을 두고 4~5회 이상의 촬영을 하는 경우가 대부분이며 병원에 따라서는 추가적으로 여러 가지 조작을 가한 영상을 촬영해요. 그래서 유방 MRI는 다른 MRI에 비해서도 이미지 숫자가 매우 많아요. 찍는 것이 많은 만큼 검사 시간이 길게 소요되어 보통 최소 30분 이상 걸리죠.

다음 유방 MRI 사진을 보니 병변이 어디 있는지 명확히 확인할 수 있네요.

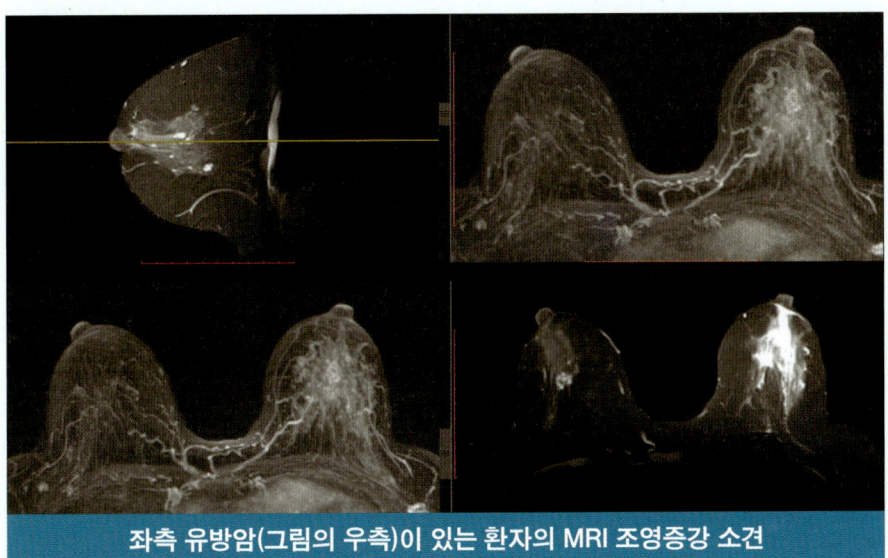

좌측 유방암(그림의 우측)이 있는 환자의 MRI 조영증강 소견

이처럼 조영증강이 강하면 병변을 확인하기가 쉽지만 실제로 이렇게 쉽게 판독할 수 있는 사례는 많지 않아요. 영상의학 내에서도 유방 MRI는 매우 전문적인 분야로 별도의 파트가 나뉘어 있을 정도니까요.

유방에서는 이러한 검사를 통해 유방암만 진단할 수 있나요?

그렇지는 않아요. 자궁만큼은 아니지만 유방도 많은 양성종양이 발생하는 기관이에요. 대표적으로는 단순 낭종, 섬유선종 등이 있는데, 이들 대부분은 위의 유방촬영술과 초음파, MRI의 조합으로 진단할 수 있어요. 보통 유선이라고 많이 부르는 유관의 질환으로 인해 비정상적인 분비물이 나오거나 혈성 분비물이 있는 경우에는 유관조영술(Galactography)이라는 검사를 시행하기도 해요.

➕ 한 걸음 더 남자의 유방 질환

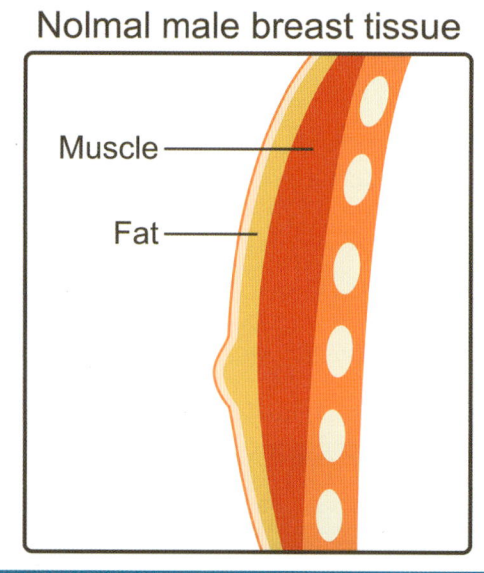 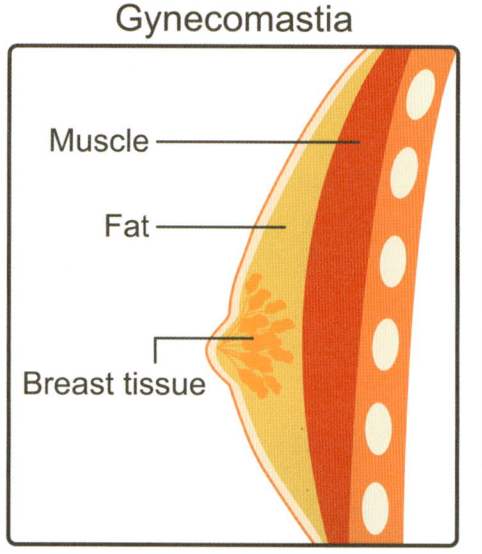

진성 여성형 유방(우측). Breast tissue가 발달한 것을 볼 수 있다.

Gynecomastia라는 단어를 들어보셨을까요? 남자가 여성처럼 유두 밑에 유선조직이 발생하는 병이 바로 Gynecomastia(여유증)입니다. 단순히 살이 쪄서 가슴 부위가 커지는 것은 가성 여성형 유방인데 사춘기에 비만이 심하면 성호르몬의 분비와 어우러져 진짜 유선조직이 있는 살찐 가슴(진성 여성형 유방)을 가지게 돼요. 다음으로 흔한 원인은 약제예요. 근육을 키우는(보디빌딩) 헬스 동호인들이 간혹 남성호르몬(아나볼릭 스테로이드)을 과다하게 주사할 경우 그에 대응하는 여성호르몬의 양도 함께 자연적으로 생성되어 유두 주변에 유선조직이 발달하기도 해요. 또한 최근 전립선암의 빈도가 늘어나고 있는데 그로 인해 남성호르몬 억제 치료를 받게 되면서 70~80대 남성이 갑자기 유선조직이 생기기도 하고요.

이렇게 생긴 유선조직에서도 여성과 동일하게 유방암 확률이 높아져요. 남자도 유방암이 생길 수 있다는 말이죠. 보통 여성 발생률의 1/100 정도의 빈도이긴 하지만 없는 것은 아니에요. 유방암은 여성만의 병이 아니라는 것을 알 수 있겠지요?

7 근골격계
(가장 흔하게 다치고 자주 검사하는 부위)

 학창 시절에 운동하다가 손가락, 팔, 다리 등을 다쳐서 X-ray를 찍은 경험이 있는 분이 많을 텐데요, 그만큼 '뼈'를 다쳤는지 여부를 확인하기 위해 꼭 필요한 것이 근골격계의 영상검사예요. 특히 요즘은 어린아이보다 노인 인구가 압도적으로 늘어나면서 어깨, 허리, 무릎 등 관절의 질환을 확인하기 위해 X-ray 촬영이 많이 이루어지죠. 나아가 건강보험 급여가 되지 않음에도 불구하고 MRI 촬영도 많이 시행되고 있어요.

1 근골격계 X-ray

Case 자전거를 타다 넘어진 환자

21세 남자 환자가 자전거를 타다가 옆으로 넘어져 오후 9시에 응급실에 내원하였다. 환자가 넘어진 것은 오전 11시이고, 오후 3시에 다른 의원에 들러서 다음과 같은 X-ray를 찍었고 큰 이상이 없다고 들었지만 좌측 허벅지의 통증이 점점 악화되어 내원하였다. 환자에게 X-ray 촬영을 다시 해야 한다고 설명하자 환자는 매우 화를 내면서 중복 과잉 검사라고 한다. 어떻게 설명해야 할까?

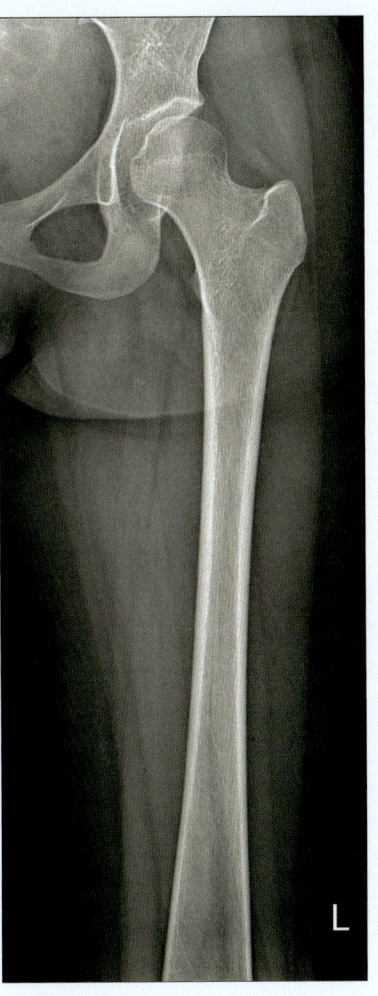

만약 위의 사례처럼 통증이 있는 부위의 X-ray가 딱 한 장뿐이라면 그리고 환자의 증상이 단순한 타박상이 아닌 것 같다면 다른 각도에서의 X-ray 촬영이 반드시 필요해요. 그 이유를 이제 함께 배워보도록 해요. 이번 장에서는 가장 대표적인 X-ray, CT, MRI 검사가 어떤 것을 보는 데 특화되어 있는지와 해당 검사 간호를 위한 검사별 특징과 골밀도 검사에 대해서 알려드릴게요.

 영상의학 검사에서 볼 수 있는 뼈의 특징은 무엇인가요?

 건물에서도 기초가 되는 구조를 골조(骨組)라고 해요. '뼈대'라는 단어에서도 알 수 있듯이 뼈는 우리 몸의 기본적인 구조를 이루는 중요한 조직이에요. 그리고 모양이 비슷한 뼈는 있지만 완전히 똑같은 뼈는 없으며, 이 그림에서 볼 수 있듯이 뼈는 모든 부위가 동일한 밀도로 이루어진 게 아니에요. 치밀한 부분이 외부에 있고 내부에는 해면체라고 하는 구멍이 약간 뚫린 그물 같은 구조이죠. 해부학 시간에 배운 것처럼 성인은 대개 206개의 뼈를 가지고 있고 각 뼈와 관절마다 고유한 X-ray 촬영법과 검사법이 있어요.

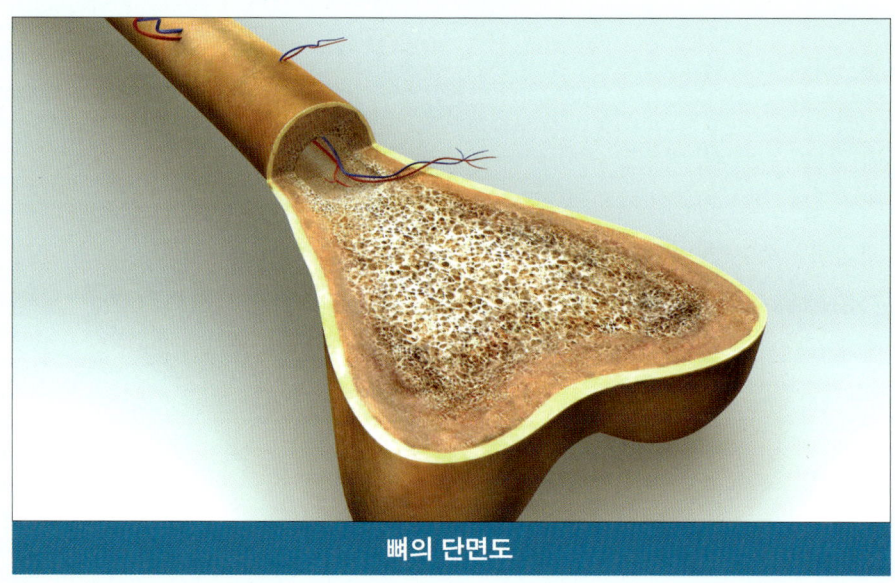

뼈의 단면도

그렇군요. 그런 특징이 X-ray에서는 어떻게 보이는지 궁금해요.

 뼈의 이중적인 구조는 X-ray를 찍으면 더 잘 알 수 있어요. 사진에 보이는 것처럼 더 하얗게 보이는 부분과 사이에 그보다는 약간 비어 있는 부위로 확인할 수 있죠.

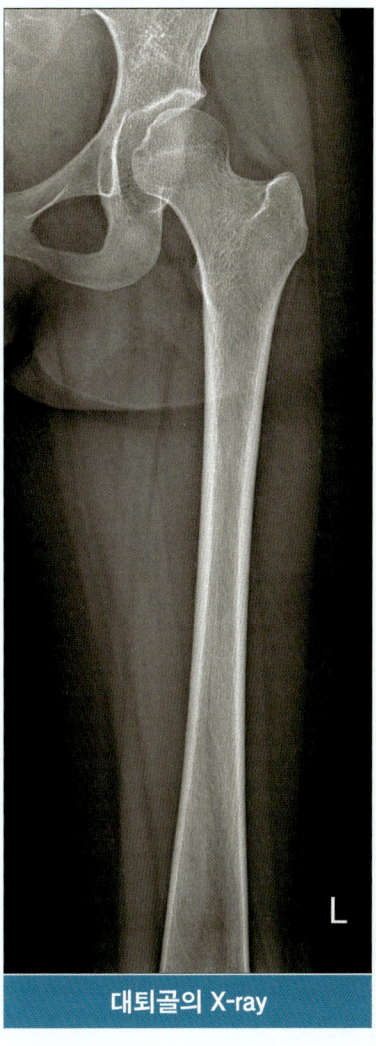

대퇴골의 X-ray

 그런 구조 때문에 골절이 일어나는 건가요?

 내부가 비어 있기 때문에 골절이 일어나는 것은 아니에요. 뼈는 생각보다 매우 강해요. 동일한 무게의 돌에 비해서 더 단단한데 특히 정강이뼈는 수직 충격만 놓고 보면 몇 톤 이상도 버틸 수 있어요. 그렇지만 뼈에 가해지는 힘의 방향이 뼈가 잘 버틸 수 있는 방향이 아니라면 결국 골절이 발생하게 되지요. 참고로 가장 골절이 많이 일어나는 부위는 손, 팔, 쇄골 순이라고 합니다. 넘어지면서 손을 짚을 때 가장 많이 다친다고 하네요. 특히 뼈는 위아래에서 비트는 힘(회전응력)에 특히 약해서 이럴 경우에 가장 쉽게 골절이 일어나게 돼요.

골절은 X-ray에서 어떻게 보이나요?

 뼈가 완전히 부러진 것은 X-ray에서 비교적 쉽게 발견할 수 있어요. 뼈의 연속성이 끊어지는 부위가 나타나기 때문이에요. 그런데 이 '쉽다'는 것에는 전제조건이 있어요. 바로 사진을 촬영하는 각도가 매우 중요해요. 촬영을 정확한 각도에서 하지 않으면 있는 골절도 발견하기 어렵거든요. 이 사진에서도 좌측의 측방촬영 X-ray에서는 골절 소견을 찾기가 어렵죠? 보통 전후/좌우(AP & Lat) 각각 한 장씩은 기본으로 촬영해야 골절 유무를 정확히 확인할 수 있어요. 왜 앞의 Case에서 추가 촬영을 해야 하는지 조금은 이해가 되시죠?

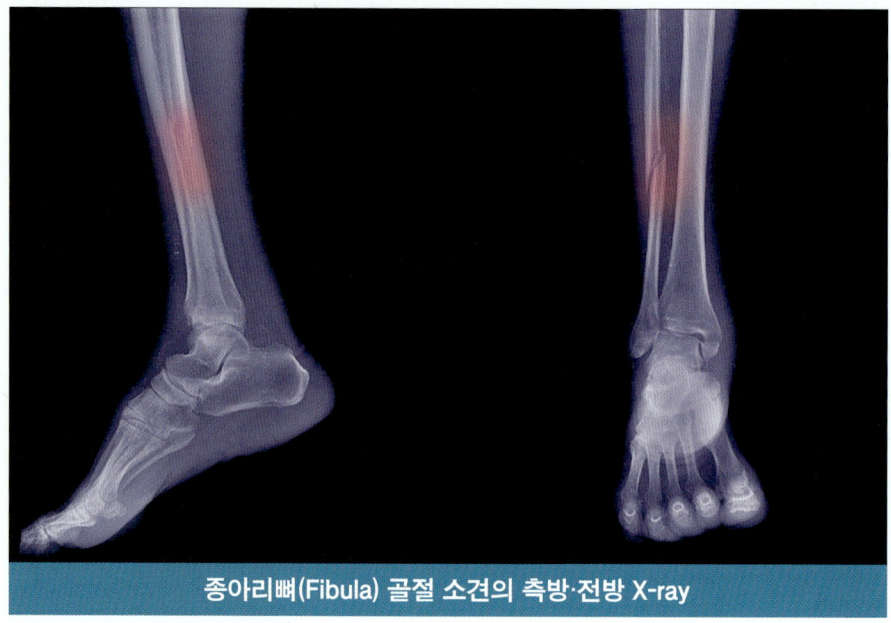

종아리뼈(Fibula) 골절 소견의 측방·전방 X-ray

 네, 선생님. 그러면 이렇게 여러 장의 촬영이 필요한 다른 경우도 있나요?

 관절의 움직임이 여러 방향으로 나타나고 하나의 뼈가 아닌 여러 개의 뼈가 관절을 이루는 복합관절(어깨, 무릎, 발목 등)의 경우 관절마다 고유한 촬영 각도가 있어요. 특히 어깨, 발목 같은 복합관절은 같은 부위에서 각도를 돌려가며 여러 장의 X-ray를 찍는 경우가 많아요.

복합관절은 여러 각도에서 촬영해야 하는군요. 어떤 예시가 있는지도 궁금해요!

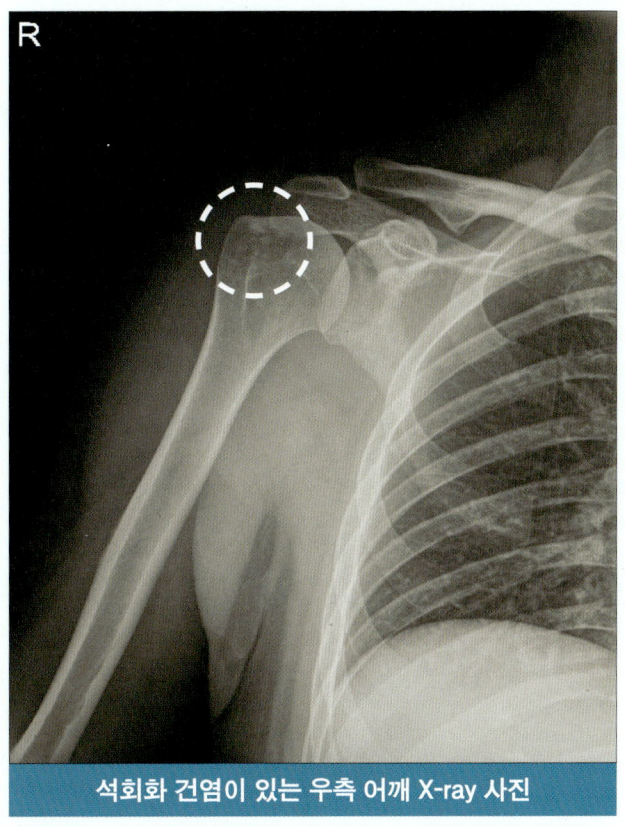

석회화 건염이 있는 우측 어깨 X-ray 사진

어깨의 예를 들어볼게요. 어깨뼈 위의 하얀 부분이 보이나요? 관절낭에 석회(하얀 원)가 생겨 통증을 유발하고 있는데, 사실 이것을 확인하기 위해서는 보통 4~6개 이상의 방향에서 X-ray를 찍어야 해요. 그렇게 찍고 나서야 '아, 저기에 석회가 있구나.'라고 알 수 있게 되죠. 그럼에도 불구하고 X-ray로 확인하기 어려운 골절은 더 정확하고 입체적인 검사인 CT의 도움을 받게 됩니다.

➕ 한 걸음 더 X-ray를 많이 찍으면 위험한 거 아니에요?

X-ray 촬영을 하면 방사선에 노출되는 것은 사실이므로 원칙적으로 X-ray는 가능한 한 적은 횟수로 찍는 것이 좋긴 해요. 특히 임산부는 적은 양의 방사선도 위험할 수 있기 때문에 임신 기간에는 X-ray를 기반으로 한 검사를 최소한으로 진행하죠. 그런데도 왜 위와 같이 관절 한 부위를 여러 번 촬영해야 하냐고 물으실 수 있을 거예요. 그 이유는 방사선 노출 위험을 줄이려고 한 번만 찍어서 무의미한 검사를 하는 것보다 여러 번 촬영해서 의학적 필요(뼈의 이상 여부를 정확히 확인)를 달성하는 것이 더 중요하기 때문이에요.

그리고 X-ray는 1회 촬영에서 피폭되는 방사선량이 매우 적어요. 일반인이 일상생활에서 받는 자연방사선량이 연평균 3mSv(미리시버트: 방사선 피폭량의 단위) 정도인데 X-ray 한 장을 촬영할 때 받는 방사선량은 보통 0.05~0.2mSv예요. 여러 번 촬영을 한다 해도 1~2mSv를 넘는 경우는 거의 없죠. 더군다나 요즘의 X-ray 촬영 장비는 촬영당 방사선 피폭량을 줄이는 방향으로 계속 발전하고 있기 때문에 실제로는 방사선 피폭량이 더 낮아요. 그 예시로 치과에서 많이 촬영하는 치아 파노라마 촬영은 0.01mSv까지 피폭량이 낮아졌어요. 그래서 **정확한 병변 확인을 위해 X-ray를 여러 장 찍는 것은 충분히 감당할 수 있는 위험이고 그 이득이 훨씬 크지요.**

 이 환자분은 늑골 골절이라는데 몇 번째 갈비뼈인지 어떻게 확인할 수 있나요?

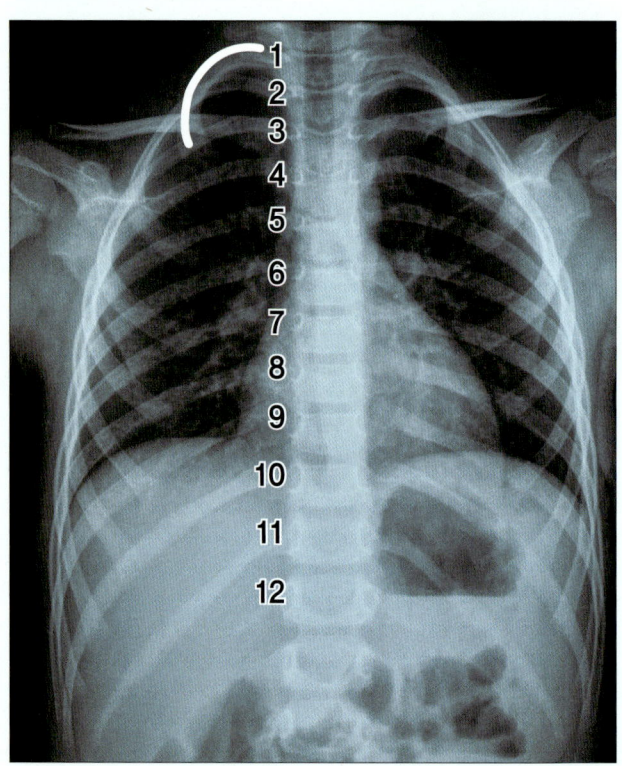

늑골의 순서를 확인할 때는 이 사진처럼 유난히 모양이 다른 첫 번째 갈비뼈를 기준으로 해서 (하얀 선) 그 뼈가 척추와 만나는 부분을 기준으로 하나씩 내려가면서 확인하는 것이 그나마 가장 쉬워요. 물론 아래쪽 12번 갈비뼈부터 거슬러 올라가면서 세는 방법도 있긴 한데 소아는 12번이 거의 보이지 않는 경우도 있고 해부학적 변이도 있기 때문에 1번부터 확인하는 것이 정석적인 방법입니다.

늑골 골절일 때는 어떤 촬영법으로 확인할 수 있나요?

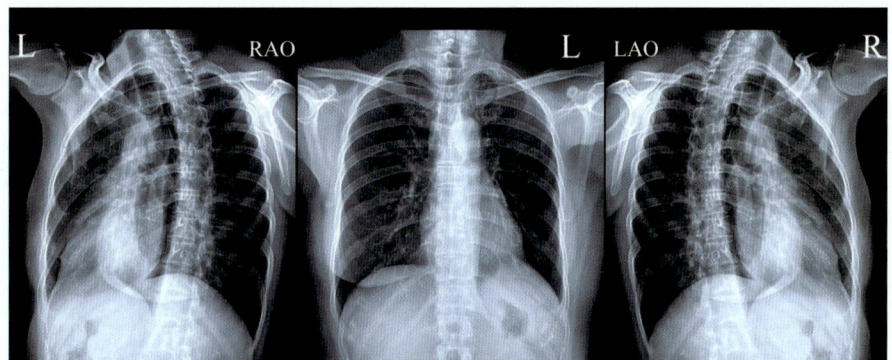

보통 위와 같이 약간 대각선으로 기울여서 심장을 피해 온전히 갈비뼈를 확인하는 Rib series 를 촬영해서 골절 여부를 확인해요.

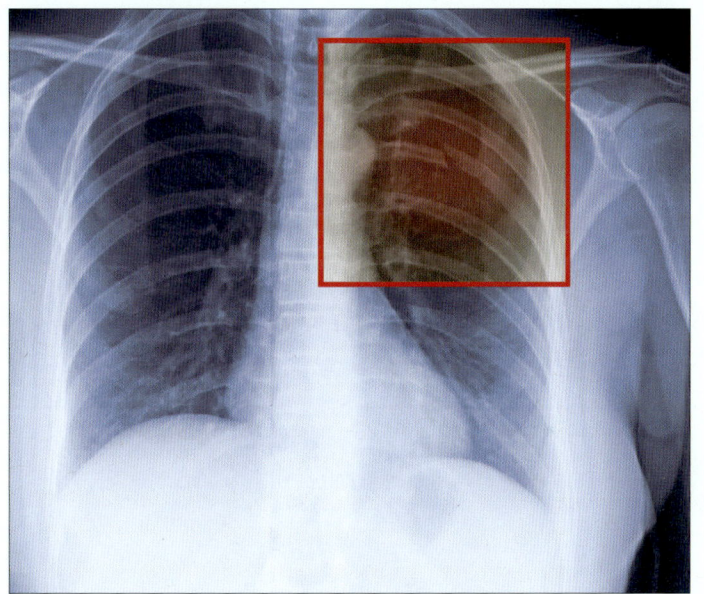

실제 골절 소견은 이처럼 보이는데 사실 이렇게 잘 보이는 경우는 매우 드물어요. 미세한 골절은 아주 작은 금이 간 것처럼 보이는 경우가 대부분이라 늑골 골절을 찾는 것은 생각보다 매우 쉽지 않지요.

➕ 한 걸음 더 "골절이 없다!"라고 확진하는 건 결코 쉽지 않아요.

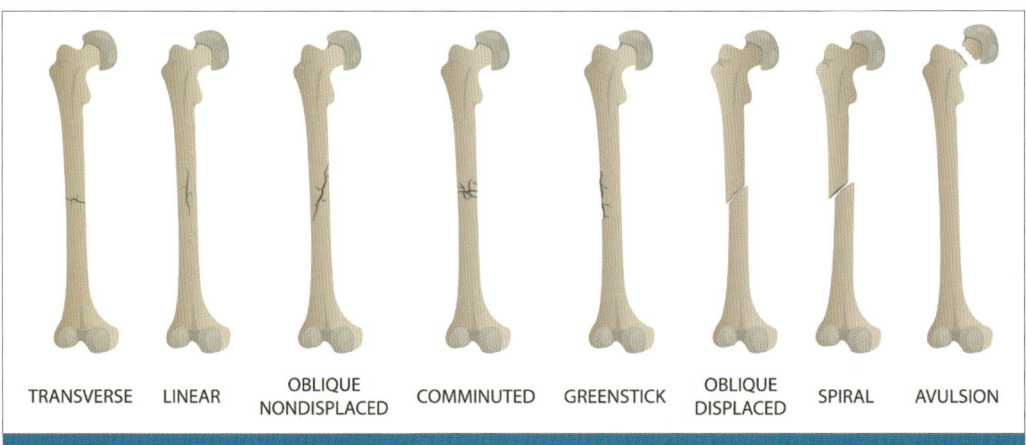

여러 종류의 골절

X-ray는 골절에 대해 가장 오랫동안 손쉽게 시행된 검사이지만 사실 X-ray만 가지고 골절을 확진하는 것은 정말 어려운 일이에요. 그 이유는 골절이 눈에 보일 만큼 명확한 경우(Spiral, Avulsion 등)가 아니면 찾기가 매우 힘들기 때문이에요. X-ray가 다소 오래된 기종이거나 X-ray 설정을 잘못해서 찍을 수도 있고, Linear처럼 장골과 같은 방향으로 골절이 있으면 X-ray에서 발견하기 어려울 때도 있어요. 그래서 골절이 의심되어 찍은 X-ray의 판독지에 "No fracture"라고 명시적으로 적혀 있는 경우는 대단히 드물고 "No evidence of fracture" 곧 골절을 의심할 소견은 확인하지 못하였다고 적는 것이 일반적이죠.

따라서 골절이 없는 것 같아 환자를 귀가시킬 때도 늘 환자에게는 '안 보이는 골절이 있을 수 있으니 통증이 심해지면 꼭 다시 오시라'고 설명해야 해요.

 무릎 관절염도 X-ray로 진단할 수 있나요?

 고령 인구가 많아지면서 관절 질환이 폭발적으로 늘어나고 그만큼 무릎 관절의 촬영도 많이 이루어지고 있죠. X-ray가 무릎에서 어떤 도움을 주는지 알려드릴게요. 그림처럼 무릎 X-ray를 촬영하면 두 뼈 사이의 공간(빨간 원)이 보이는데 이 공간이 적절한 두께로 두 뼈 사이의 공간을 만들고 있는지 여부에 따라서 무릎의 골관절염(Osteoarthritis) 위험을 평가할 수 있어요. 두 뼈 사이의 공간(정확하게는 X-ray에서는 하얗게 나오지 않는 연골)이 잘 있는지(Intact) 보는 거예요. 여기서 더 정확하게 검사하려면 무릎을 더 굽히고 각도를 다르게 하여 찍는 방법도 있어요. X-ray만으로도 상당수의 관절염은 발견이 가능하기 때문에 실제로도 자주 시행되는 검사랍니다.

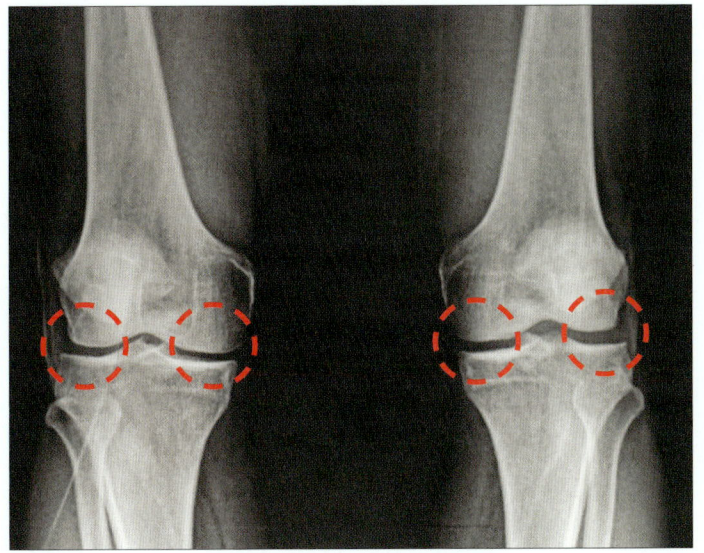

➕ 한 걸음 더 어린이의 뼈는 달라요.

이 이미지는 어린이의 손을 찍은 X-ray 사진이에요. 어른과 다르게 뼈가 X-ray에 다 찍히지 않는 모습을 볼 수 있죠. 특히 손바닥 부위의 뼈들이 아직 완전히 골화가 되지 않아 몇몇 뼈의 공간이 비어 있는 것처럼 보여요. 최근 소아 성장에 대한 부모의 관심이 많아지면서 손 X-ray로 뼈 나이를 측정한다는 걸 들어보신 분도 있을 거예요. 위의 뼈들이 골화되는 정도를 가지고 지금 뼈 성장이 어느 정도 이루어졌는지를 측정하는 거예요.

사실 뼈 나이보다 더 중요한 것은 이런 아이들이 외상을 입었을 때 골절 여부를 적절히 판단하기가 어렵다는 거예요. 골절이 없는 것처럼 보여도 실제로는 골절이 있을 수 있고, 특히 성장판 주변이 골절되면 해당 뼈가 잘 자라지 않을 수도 있어요. 이처럼 소아의 X-ray 판독은 훨씬 어렵고 그만큼 조금 더 신경 써서 해야 하지요.

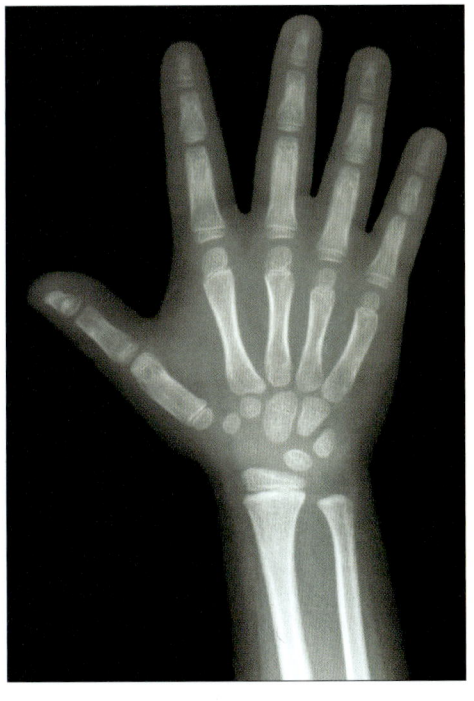

2 근골격계 CT, MRI

 근골격계 진료에서 CT는 어떤 기능을 하나요?

 CT는 기본적으로 X-ray를 기반으로 하는 영상의학 검사이기 때문에 뼈의 상태를 보는 데 매우 우수한 검사예요. X-ray에서 찾지 못하는 골절도 CT에서 발견되는 경우가 많이 있어요. 외상, 뼈와 연조직 종양, 추간판을 포함한 척추 이상 진단에도 CT를 활용하죠. 특히 작은 뼛조각이 떨어져 나간 경우나 관절 사이에 위치한 유리체(떨어져 나간 조각)의 유무 확인에 매우 유리해요.

 CT 검사에는 또 어떤 장점이 있나요?

 또 하나의 장점은 가만히 누워 있는 상태에서 매우 빠른 시간 안에 골절 유무를 확인할 수 있다는 거예요. 이 점은 특히 외상 환자에게 매우 중요하죠. 만약 몸의 어느 부위에 골절이 있을 수 있는 외상 환자의 체위를 X-ray 촬영 각도를 맞추기 위해 계속 변경한다면 골절을 악화할 가능성이 매우 높겠죠? 그리고 통증으로 인해 X-ray 촬영을 위한 자세 유지가 어려운 경우도 많아서 빠르고 정확한 CT가 더 빛을 발하게 되죠. 또한 뼈의 외상을 확인하기 위한 CT 촬영 시에는 조영제를 쓰지 않아도 되는 것도 장점이에요.

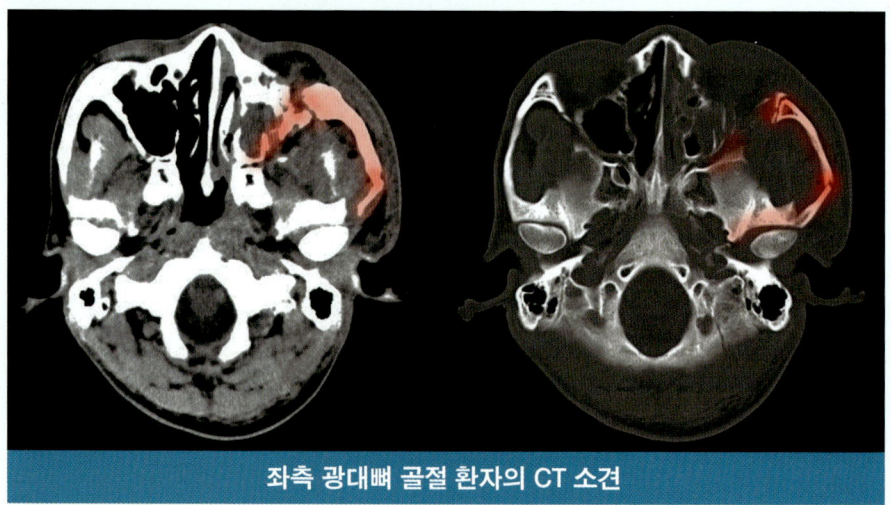

좌측 광대뼈 골절 환자의 CT 소견

 CT에 이렇게 장점이 많은데 어떤 경우엔 왜 MRI를 찍으라고 하나요?

 몇몇 경우를 제외하고는 대부분 비급여 항목인 MRI가 환자에게 매우 부담스러운 것이 사실이에요. 그럼에도 불구하고 MRI가 여전히 각광받고 있는 이유는 볼 수 있는 구조물이 CT에 비해서 훨씬 다양하고 특히 이것이 환자의 증상에 매우 중요한 정보이기 때문이에요.

MRI가 꼭 필요한 대표적인 경우는 어떤 때인가요?

 먼저 척추를 살펴볼까요? 기본적인 척추뼈의 위치 변화는 X-ray나 CT만으로도 충분히 확인이 가능해요. 그런데 추간판탈출증 등 많은 척추 질환이 뼈의 문제가 아니에요. 추간판이 튀어나오거나 신경이 눌리거나 인대가 두꺼워져 척추관이 좁아지는(협착증) 등의 문제로 인해 발생하는데, X-ray 기반으로는 이러한 것을 알기가 매우 어려워요. 이럴 때는 척추관 내의 구체적인 구조를 구분하여 알려주는 MRI가 필요하죠.

 추간판탈출증은 MRI에서 어떻게 보이나요?

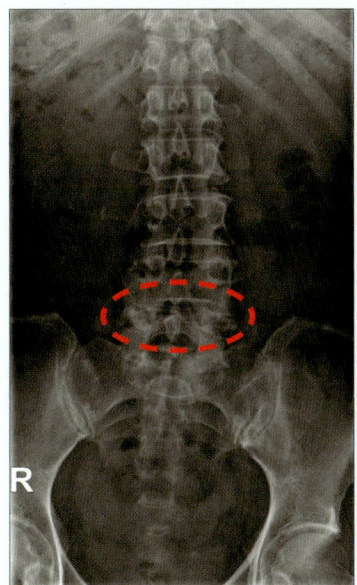
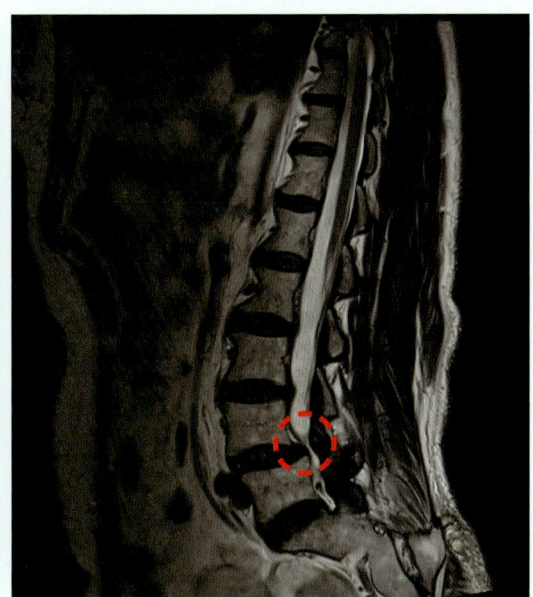

이 두 개의 사진은 같은 환자의 사진이에요. 왼쪽 X-ray에서 다른 척추와 달리 척추 사이 공간이 좁고 어긋나 있는 부분이 보이나요? 이 사진에서는 L4-L5 사이에 무슨 문제가 있겠다는 정도로만 생각할 수 있어요. 반면 오른쪽 MRI를 보면 그림과 같이 L4-L5 사이(빨간 원)에 검은색의 추간판이 뒤로 튀어나와서 하얀색의 척추관 영역을 압박하는 것을 확인할 수 있어요. 이렇게 MRI로는 구체적으로 어느 부분에 의해서 통증이 일어나는지를 확인할 수 있는 거죠.

척추 MRI에서 추간판 말고 또 다른 것도 확인할 수 있나요?

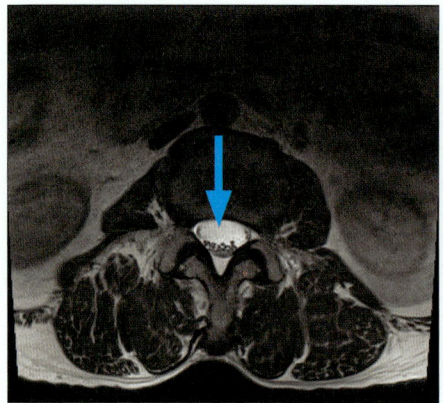 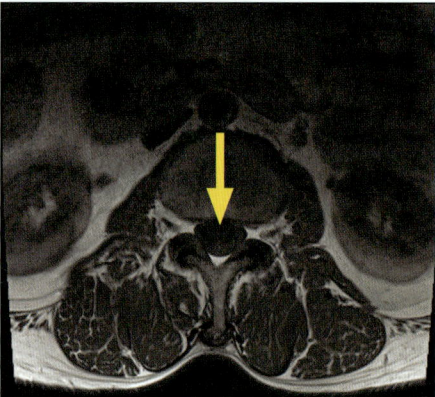

MRI T2(좌측)에서는 척수액(하얀 부분, 파란색 화살표)과 신경 다발(검은색 점이 모여 있는 부분)이 구체적으로 구분이 돼요. 반면에 T1(우측)에서 척추관(노란색 화살표)은 그저 구분되지 않은 검은색 공간으로 보입니다. CT를 찍어도 척추관 내부는 우측처럼 구분되지 않게 보이기 때문에 그만큼 MRI가 척추 질환에서는 중요한 역할을 하는 것이죠.

 정밀한 진단에는 MRI가 꼭 필요하겠네요. MRI로만 진단이 가능한 것에는 또 무엇이 있나요?

 전방십자인대 파열은 많이 들어보셨죠? 약자로 ACL(Anterior Cruciate Ligament)이라고 하는 전방십자인대는 무릎 관절, 즉 대퇴골(Femur)과 경골(Tibia) 사이에 위치하는데, 이 부위의 손상은 오로지 MRI에서만 관찰이 가능해요. MRI를 촬영하면 X-ray에서는 무릎 사이 공간으로만 보이던 부분을 하나하나 구분할 수 있어요. 사진을 보면 무릎 주변 근육(짙은 회색, 빨간 원), 지방(하얗게 보이는 부분, 하얀 원)이 서로 명확하게 구분돼요. 특히 ACL(노란 원)은 정말 특정 시상면에서만 보이는 인대예요. 이렇다 보니 관절 손상에서는 'CT에서 안 보이면 MRI'라는 절차가 확립되었어요. 비싸고 하기 힘들지만 다른 검사로 정확히 병을 알 수 없을 때는 관절에 꼭 필요한 검사죠.

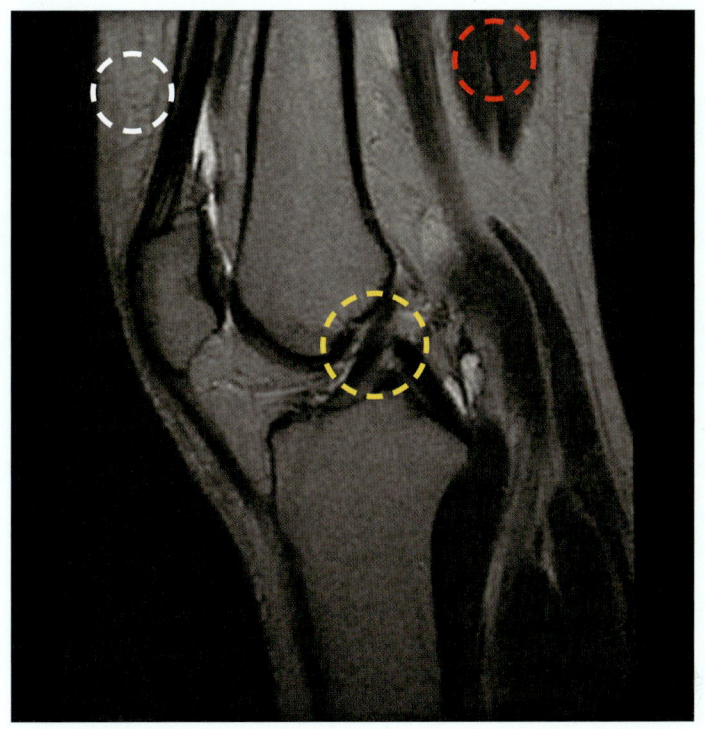

> ✓ **TIP** 척추 MRI 전에 환자에게 예상 소요 시간을 알려주세요.

척추 MRI는 검사에 소요되는 시간이 매우 길어요. 작은 규모의 병원에서는 한 부위(요추, 흉추 등)를 촬영할 때 보통 30분 정도라고 안내하는데, 실제 대형 병원에서는 연구 목적으로 촬영 Sequence를 추가하는 경우도 있고, 또 복합 촬영(흉추+요추 동시 촬영 등)을 하면 1시간이 넘어가는 경우도 종종 발생해요.

특히 MRI는 촬영 중 움직임이 크면 해당 세션을 처음부터 다시 찍어야 해요. T1을 찍다 움직이면 T1을 전체적으로 재촬영해야 하죠. 보통 한 세션에 5~10분이 걸린다면 움직일 때마다 5~10분씩 추가가 되기 때문에 사실 환자에게 꽤 고통스러워요. 그래서 MRI 촬영이 있다면 환자와 보호자에게 대략적인 촬영 시간을 미리 알려주는 것이 좋아요.

3 근골격계 초음파

 근골격계에서 초음파도 많이 사용되나요?

 그럼요. 요즘 근골격계의 치료에서 가장 각광받는 분야가 바로 초음파 유도하에 관절강(Bursa)에 직접 약물을 주입하여 통증을 완화하는 치료예요. 트리암시놀론(스테로이드의 한 종류) 주사를 통해 염증을 완화해 주는 치료가 대표적이죠. 운동선수들은 이보다 더 고농도의 진통제(데포메드롤, 속칭 대포주사)를 맞기도 하고요. 이러한 주사는 팔꿈치, 어깨, 무릎, 손목 등 여러 곳에 사용되는데 모두 그림과 같이 초음파를 통해 관절 사이의 위치를 정확히 파악한 후에 주입해요.

 초음파가 정확한 주사에 도움이 되나 보네요.

 맞아요. 주사 바늘이 금속 재질이라 초음파에서 아주 정확하게 위치와 길이가 파악되기 때문에 정말 많은 도움이 된답니다. 심지어 주사액이 들어가서 관절강 내부에 퍼지는 모습까지 실시간으로 보면서 시술이 가능해요. 최근에는 무릎의 연골 재생을 도와준다는 주사(콘쥬란 등)도 나와서 이러한 초음파는 정형외과나 통증클리닉의 필수 기구가 되고 있어요.

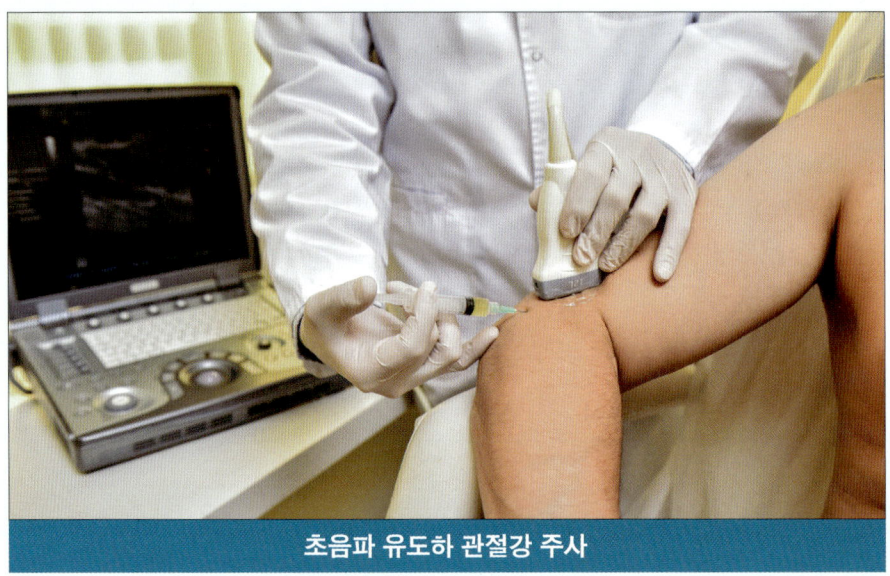

초음파 유도하 관절강 주사

그렇군요. 그러면 초음파의 단점은 무엇인가요?

 초음파는 촬영 범위가 다소 짧아서 시술하고자 하는 위치가 초음파로 찾아가기에는 깊으면 사용할 수 없어요. 예를 들어 추간판탈출증 등으로 인해 척추 신경절이 눌린 경우(우리가 흔히 디스크라고 하는 증상)에는 해당 신경절을 찾아서 진통 주사를 넣거나 신경을 태우는 경피적 신경 차단술을 해야 하는데 이럴 때는 초음파 사용이 어렵죠.

 그럴 때는 어떤 방법을 사용하나요?

 이때는 앞서 Part 1에서 소개해드린 C-arm이라는 장비로 X-ray를 촬영하면서 신경절을 찾아 바늘을 꽂고 치료를 진행해요. 이때 Part 1에서 말씀드린 것처럼 생각보다 C-arm의 방사선량이 적지 않기 때문에 꼭 방호복을 입고 시술을 진행하는 것이 무엇보다 중요해요.

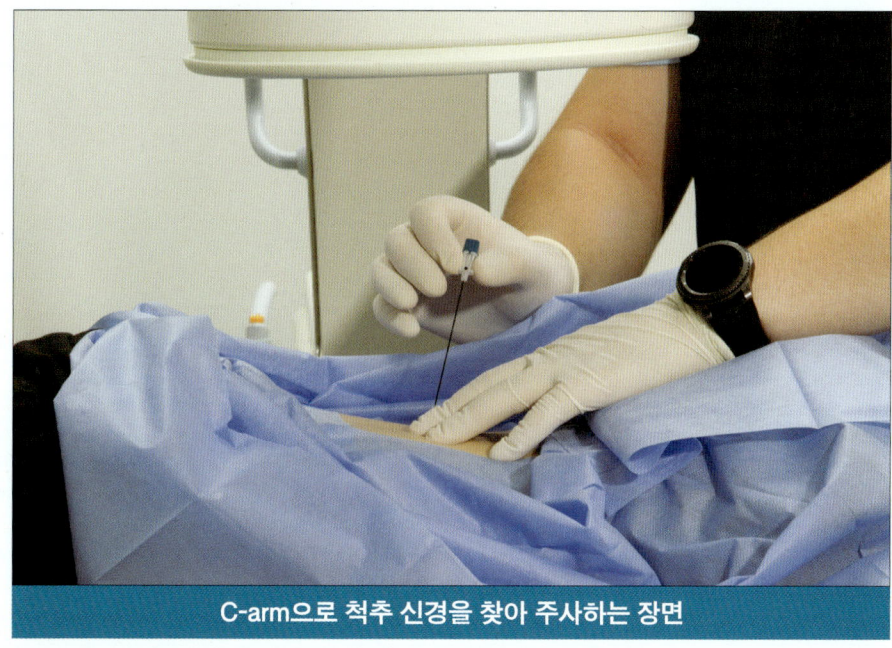

C-arm으로 척추 신경을 찾아 주사하는 장면

4 골밀도 검사

 선생님, 골밀도 검사에 대해서도 알려주세요.

 50세가 넘어가면 많은 건강검진에서 골밀도 검사(Bone densitometry)를 권장하고 있어요. 그렇다 보니 골밀도 검사는 근골격계에서 시행하는 가장 흔한 핵의학 검사라고 봐도 무방해요. 골밀도 검사는 주로 요추(L-spine)와 대퇴골에서 시행하고, 핵의학 검사지만 특정한 동위원소를 주사하지 않고 시행하는 검사예요. 이중에너지 X선 흡수 계측법(Dual-energy X-ray Absorptiometry, DXA)을 많이 사용하는데, 이름에서도 알 수 있듯이 에너지가 높은 X-ray와 낮은 X-ray로 각각 촬영하여 얻은 자료로 골밀도를 계산하는 방법이에요. 골다공증이나 골연화증을 조기에 발견하는 목적으로 주로 쓰이고 골절의 경과 관찰에 사용되기도 해요.

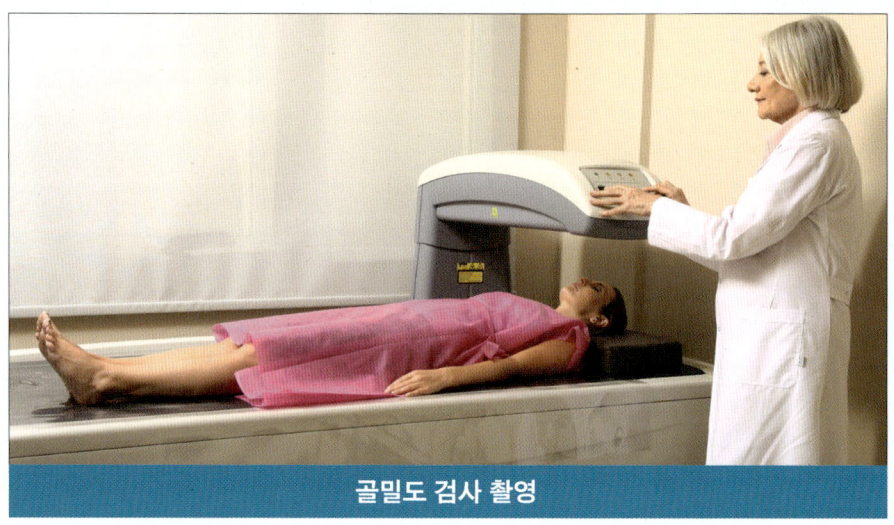

골밀도 검사 촬영

 X-ray로 골밀도를 확인할 수 있다니 정말 신기하네요. 검사 결과의 해석은 어떻게 하나요?

 골밀도 검사가 끝나면 그림과 같은 결과지에 T score와 Z score라는 두 개의 점수가 나와요. T score는 건강한 젊은 성인과 비교한 점수, Z score는 동일 연령의 성인과 비교한 점수인데 -1.0이면 평균보다 1표준편차(Standard deviation)만큼 감소가 있다는 뜻이에요. T score를 기준으로 -1.0에서 -2.5 사이면 골감소증, -2.5 이하일 때는 골다공증이라고 진단할 수 있어요.

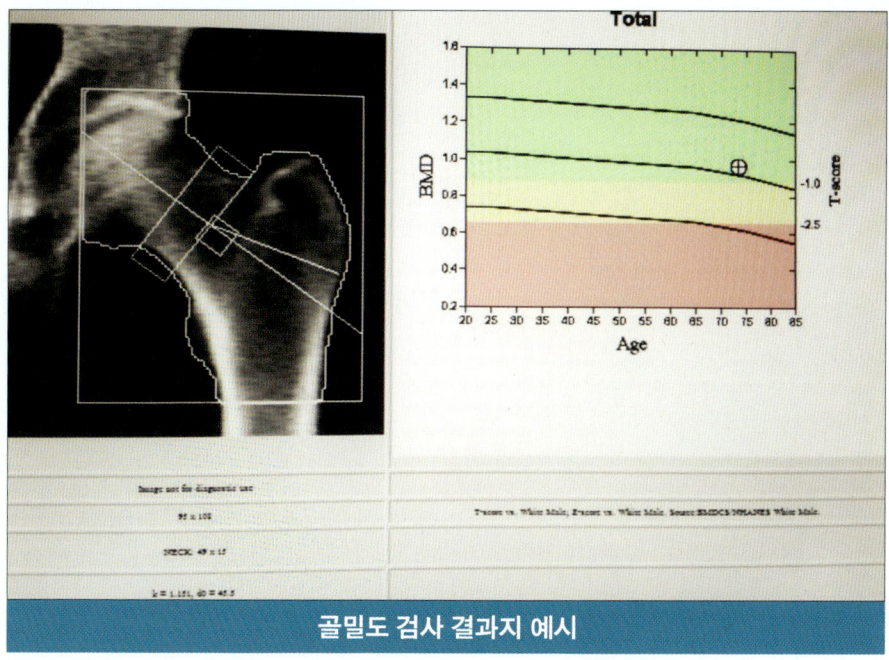

골밀도 검사 결과지 예시

그렇군요. 골밀도 검사에서 제가 알아야 할 주의 사항이 있나요?

주사를 놓고 하는 검사가 아니라 특별한 주의 사항은 없어요. 하지만 조영제가 투여되거나 다른 핵의학 검사를 먼저 할 경우에는 골밀도 검사에 영향을 주기 때문에 같은 날에 이러한 검사가 없는지는 확인해야 해요.

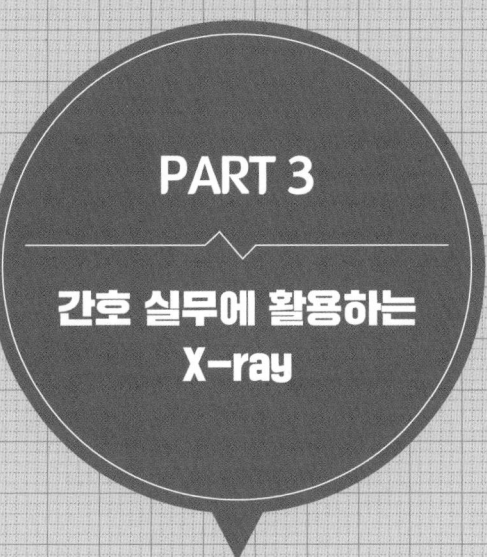

PART 3

간호 실무에 활용하는 X-ray

1) 중심정맥관 확인하기 • 210
2) 삽관 확인하기 • 217
3) 배액관 확인하기 • 224

1 중심정맥관 확인하기

 중심정맥관이 뭔가요?

 한글 용어보다 C-line으로 더 익숙한 중심정맥관은 신체의 중심정맥, 특히 상대정맥에 삽입하는 카테터예요. 삽입 부위에 따라서 이름이 바뀌긴 하지만 카테터가 끝나는 위치는 대부분 상대정맥이나 심장의 우심방이지요. 병원에서 C-line을 가지고 있다고 하면 일단 중증환자이거나 혈관이 좋지 않을 가능성이 높아요. 또한 일부 약제는 혈관을 손상할 우려가 있어서 꼭 이 중심정맥관을 통해 들어가야 하는 경우도 있고요. 그 대표적인 것이 항암제와, 그 항암제를 넣기 위한 Chemoport(케모포트)입니다.

 상대정맥이나 우심방을 X-ray에서 어떻게 확인하나요?

 제 X-ray 사진을 보며 기본적인 위치를 소개해 드릴 텐데요, 이 부분은 어떠한 규칙을 따르기에는 사실 개인별 편차도 크고 환자의 상태에 따라서도 달라지기 때문에 알려드리는 내용이 절대적이라고 생각하면 안 된다는 것을 기억해 주세요.

우측 팔의 정맥이 상대정맥과 만나는 곳은 대개 쇄골이 흉골과 만나는 정도의 높이라고 해요. 심장이 종격동의 크기만큼 좁아지는 부분(하얀 선) 정도를 보통 우심방의 시작이라고 보면 되고요. 두 부위의 사이(노란 화살표)가 중심정맥 카테터의 끝이 위치하는 상대정맥의 범위가 됩니다.

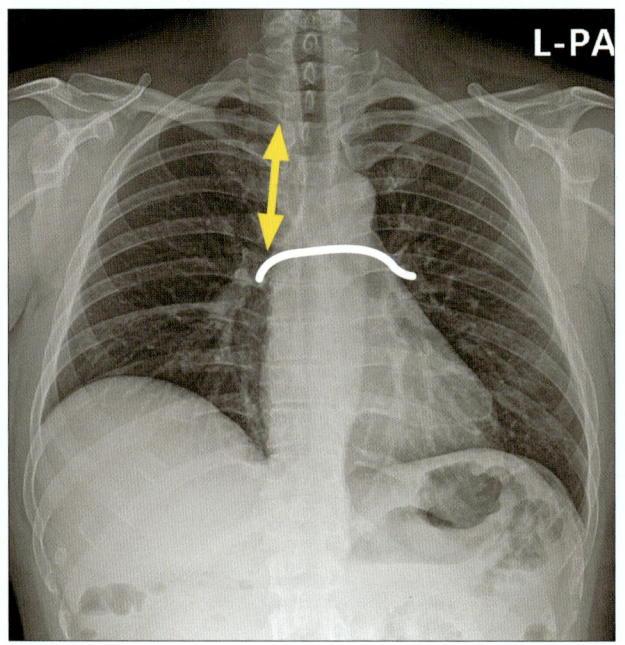

중심정맥관이 있는 환자는 무엇을 주의해야 하나요?

 중심정맥과 직접 이어져 있다 보니 중심정맥관을 통한 감염의 가능성을 늘 조심해야 해요. 그래서 C-line 부위를 신경 써서 드레싱하죠. 또한 몇몇 종류의 중심정맥관은 혈전 등으로 기능을 상실하게 되면 삽입 시술을 다시 해야 하기 때문에 막히지 않게 관리하는 것도 중요하고요. 이제 중심정맥관을 확인하는 방법을 종류별로 알려드릴게요.

1 말초삽입형 중심정맥관(PICC)

 병동에서는 PICC를 많이 보게 되는 것 같아요.

 아무래도 가장 오래 거치를 할 수 있다 보니 그만큼 많이 볼 수 있는 것이 PICC(Peripherally Inserted Central Catheter)입니다. PICC는 전완의 척측피정맥(Basilic vein), 요측피정맥(Cephalic vein), 상완정맥(Brachial vein) 등 팔 정맥으로 삽입되며 카테터의 끝부분은 상대정맥(Superior vena cava) 또는 우심방(Right atrium) 접합부에 위치하게 돼요.

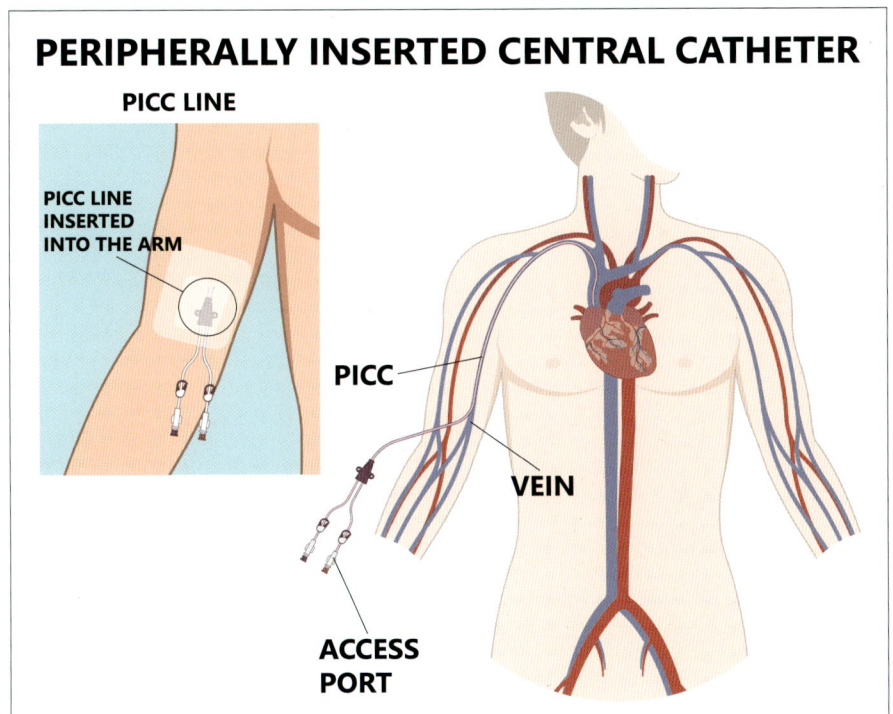

PICC 시술 직후 X-ray로 잘 삽입되었는지 확인하던데 어떤 부분을 보면 되나요?

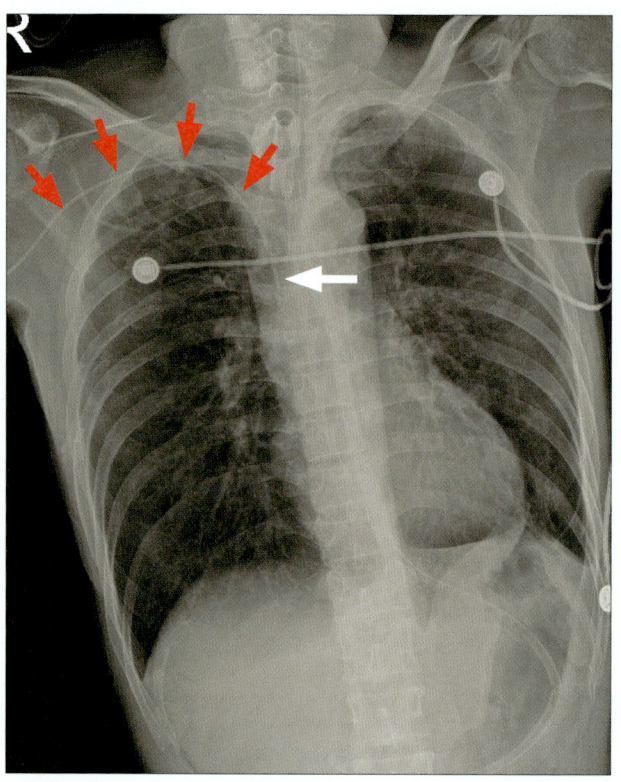

그림에서 빨간 화살표로 표시된 라인이 보일 텐데 이것이 바로 PICC예요. 카테터가 하얀색 화살표 부위에서 끝나는데 바로 이 위치를 확인하는 것이 X-ray 촬영의 이유이죠. 이 환자는 카테터 끝부분이 심장보다는 다소 위쪽에 위치하기 때문에 조금 더 깊게(그림에서 더 아래쪽으로) 들어가도 되지만 그래도 상대정맥에 잘 위치하고 있어요. PICC가 당겨지거나 위치가 바뀌면 위의 X-ray와 다른 위치에서 카테터의 끝부분이 보입니다. 그래서 매 촬영 시 시술 직후의 X-ray와 위치가 어떻게 바뀌는지를 확인해야 하죠.

2 비터널형 중심정맥관(Arrow 등)

 비터널형 카테터와 터널형 카테터를 구분해서 쓴 이유는 시술 장소와 관리 방법이 다르기 때문이에요. 비터널형은 응급실이나 병동이나 중환자실에서 종종 보실 수 있는 'C-line 잡는다'는 시술에 의해서 삽입되는 카테터예요.

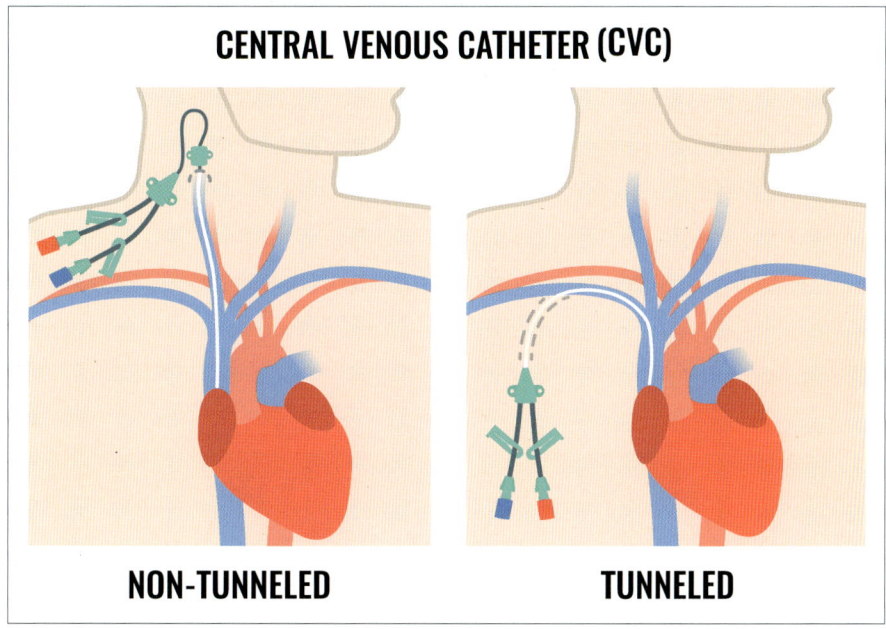

 아, 그러면 병동 Bed-side에서 삽입하는 중심정맥관은 모두 비터널형이군요.

 맞아요. 다음 사진에 보이는 것이 바로 애로우(Arrow)로 불리는 중심정맥관입니다. 사실 이름은 제품에 따라 다르게 불리기도 하는데 제가 수련받은 병원에서는 '트리플 루멘'이라고 부르기도 했어요. 병동 Bed-side에서 시술이 가능하지만 감염의 위험이 높기 때문에 장기적으로 거치하지는 않는 것이 원칙이고, 감염을 예방하기 위해 드레싱이 주기적으로 필요하죠. 보시는 것과 같이 관이 두껍지 않기 때문에 투석 등에서 사용하기는 쉽지 않아요. 삽입 부위는 주로 Subclavian이지만 Internal jugular vein을 통해서도 종종 시행돼요.

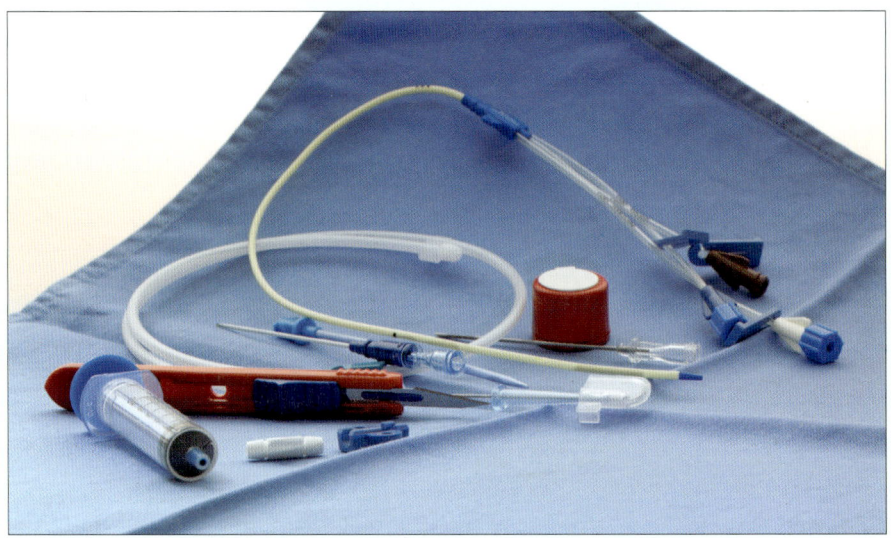

비터널형 중심정맥관을 삽입한 후의 X-ray 사진도 궁금해요.

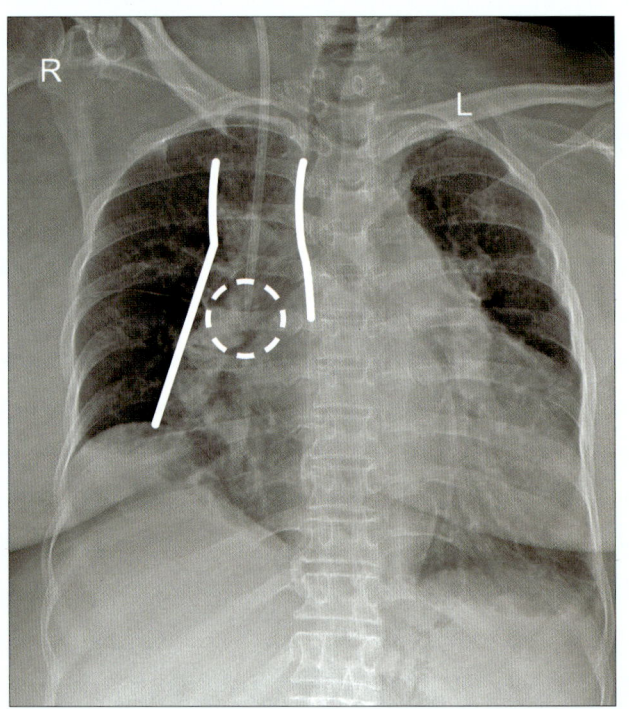

PICC 때와는 그림이 조금 다르긴 한데요, 카테터가 끝나는 곳이 상대정맥(경우에 따라서는 우심방)에 위치한다는 큰 원칙은 동일합니다. 이 환자는 병적 상태로 인한 Mediastinum widening(종격동 확장)이 있어 카테터의 위치가 척추와 조금은 거리가 떨어져 있어요. 그래서 다소 이상해 보일 수 있지만 하얀 윤곽의 상대정맥 사이 하얀 원 안에 카테터 팁이 잘 위치하는 것을 확인할 수 있습니다.

3. 터널형 중심정맥관(Chemoport, Hickman catheter)

터널형 중심정맥관은 비터널형과 어떤 차이가 있나요?

터널형 중심정맥관은 카테터의 시작 부위를 피하에 위치시켜서 감염 위험에 더 안전하고 오랫동안 유지할 수 있는 중심정맥관이에요. 다만 거치를 위한 프로세스가 침습적이기 때문에 수술방이나 조영실에서 시행해야 해요. 그래서 더 깊은 위치에 더 굵은 관을 위치시킬 수 있어요. 특히 케모포트는 수개월 이상, 예컨대 항암 기간 내내 위치시킬 수 있기 때문에 항암치료가 예정된 경우에는 대부분 시술을 하게 돼요. 항암이 끝나더라도 바로 빼지 않고 다음 항암 예정이 없는 것을 확인한 후에 제거하고요.

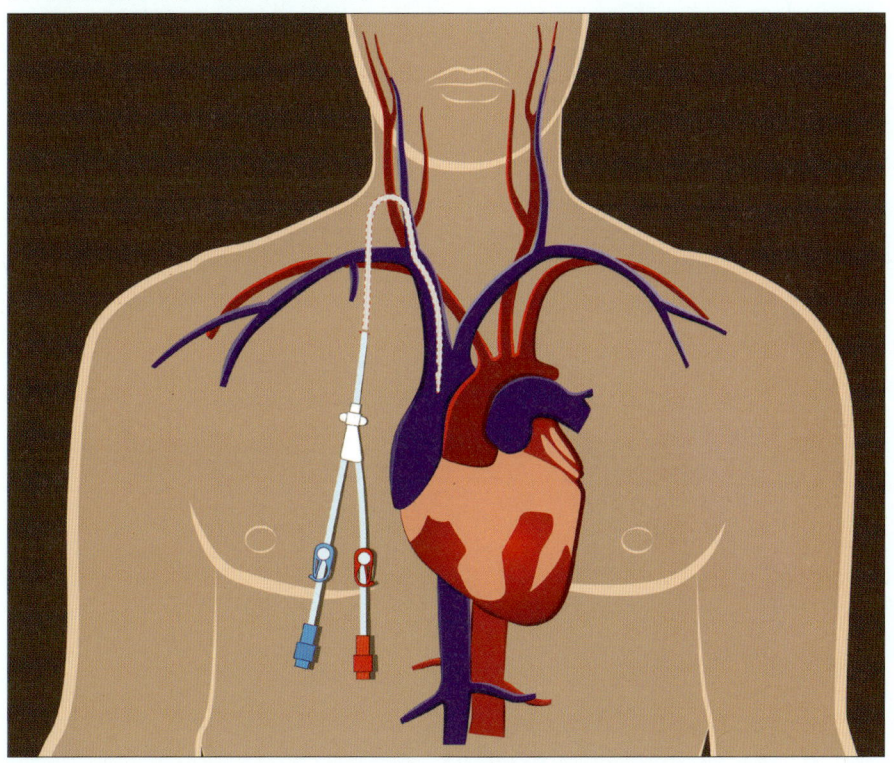

X-ray로 위치를 확인하는 것은 다른 중심정맥관과 비슷하다고 보면 되나요?

네, 맞아요. 이번에도 실제 사진과 함께 볼까요? 다음 사진은 전형적인 히크만 카테터의 거치 소견이에요. 하얀색 카테터 끝단이 상대정맥 주변에 잘 거치되어 있는 것을 확인할 수 있죠. PICC처럼 외력에 의해서 끌려 나가는 경우는 많지 않지만 Routine X-ray 촬영 시에 위치 확인은 꼭 해야 합니다.

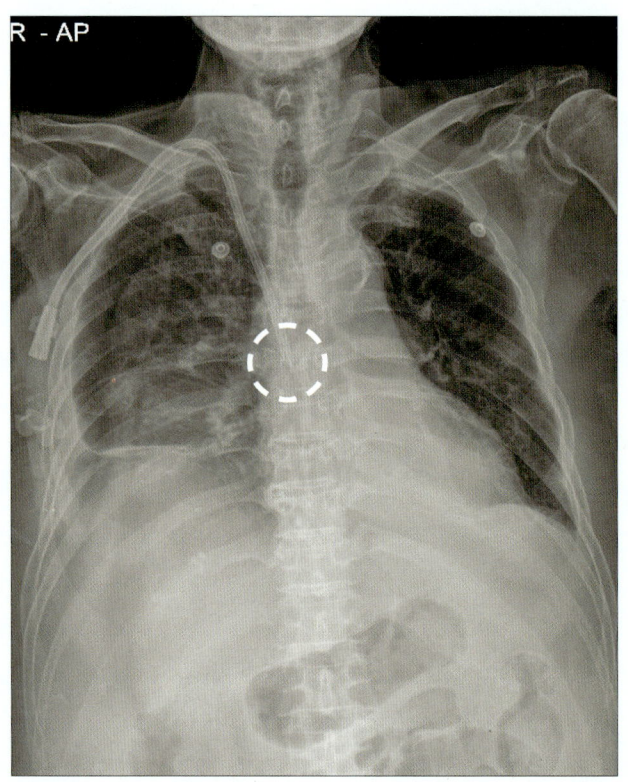

다음 사진은 케모포트를 시술한 후의 사진이에요. 위의 PICC나 히크만의 그림에 비해서 끝나는 위치가 깊게(하얀 원) 위치하고 있기는 하지만 거치 자체는 적절하게 되어 있습니다.

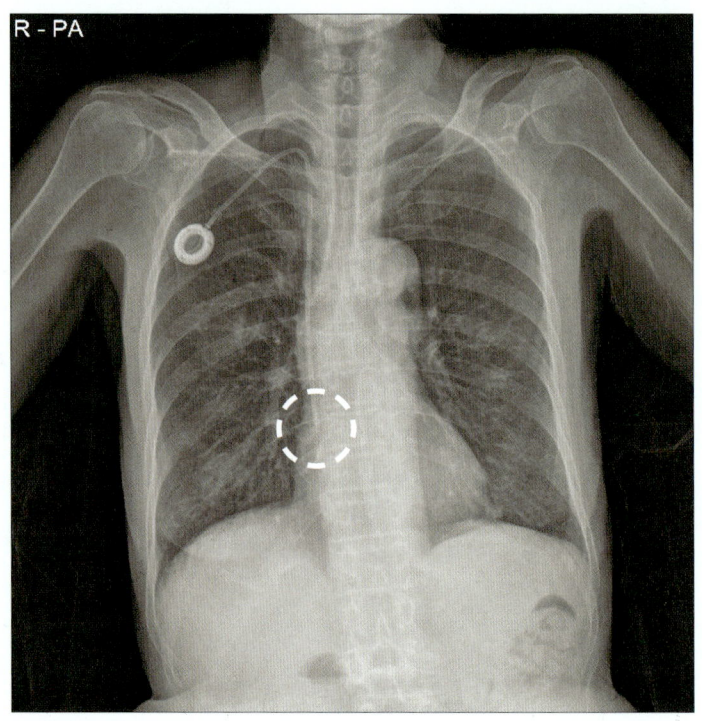

2 삽관 확인하기

1 비위관(L-tube)

 L-tube 삽입 후에도 X-ray 촬영이 많이 이루어지는 것 같아요.

 사실 비위관을 삽입한 후 주사기로 공기를 집어넣으면서 위장에 청진기를 대서 소리가 나는지를 확인하는 것이 정석적인 확인 방법이고, X-ray 촬영은 보조적인 확인 방법이었어요. 하지만 비위관이 폐에 들어갔을 때의 위험성을 피하기 위해, 그리고 환자 컨디션이 안 좋거나 협조가 어려운 경우에는 청진 자체가 어렵기 때문에 실제 비위관으로 음식을 주기 전에 거의 대부분 X-ray 확인을 하죠.

 위로 잘 들어갔는지 확인하려면 어느 부위의 X-ray 촬영이 필요한가요?

 실제 비위관 거치 후에는 복부(Abdomen)보다는 흉부(Chest) X-ray를 확인하는 것이 조금 더 간단해요. 비위관은 코와 식도를 거쳐 위장으로 들어가는 것이 정상적인 위치인데 위장(Stomach)은 대부분 Chest X-ray에서 같이 보이기 때문이죠.

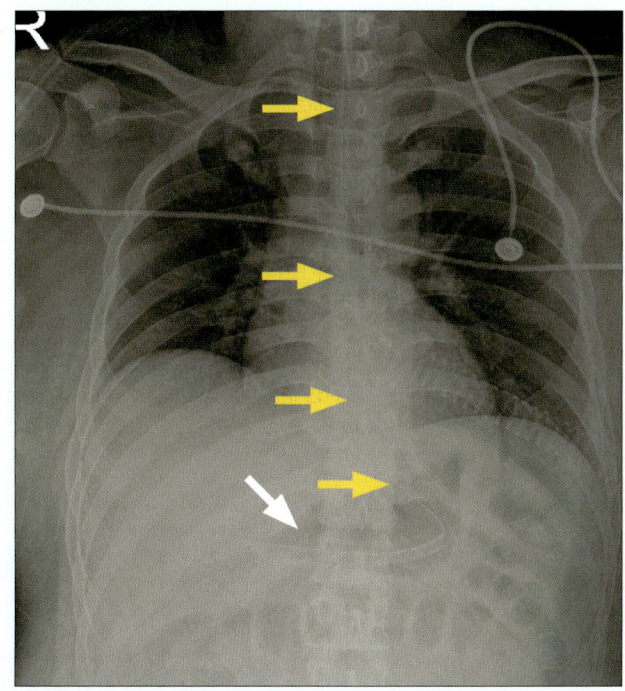

이 사진은 잘 들어간 L-tube의 모습이에요. 노란색 화살표 위치를 지나는 L-tube가 하얀 화살표, 즉 위장에서 잘 끝나는 것을 볼 수 있죠.

만약 튜브가 잘못 들어가면 어떻게 보여요?

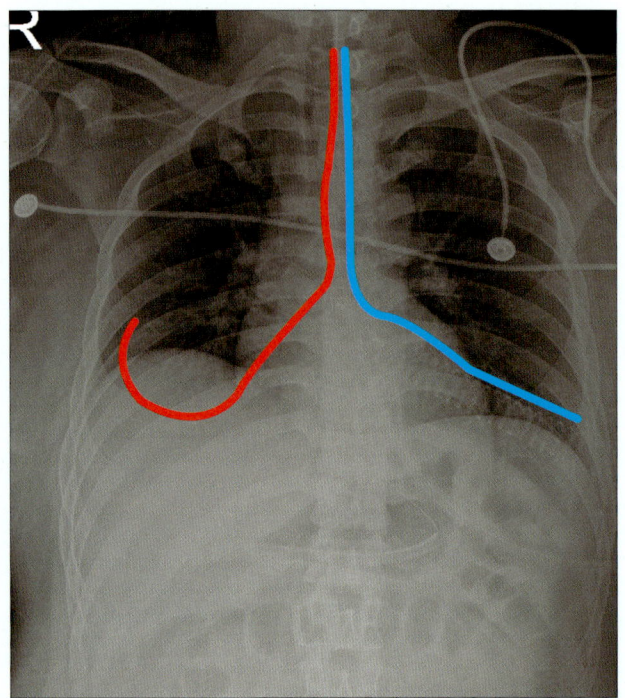

L-tube가 잘못 들어가서 기관지 쪽에 위치하게 되면 빨간색(우측 폐)이나 파란색(좌측 폐) 선과 같이 위치해요. 이런 경우에는 바로 L-tube를 빼고 다시 넣어야 해요. **복부 X-ray만 찍을 경우에는 이처럼 폐에 잘못 거치된 L-tube를 확인할 수 없기 때문에 이렇게 흉부 X-ray의 도움을 받는답니다.**

2 기관내관(E-tube)

호흡이 어려운 환자를 살리는 희망과도 같은 시술이 Intubation(기관내삽관)이죠. 기관내삽관은 처음 넣는 것이 워낙 어렵다 보니 삽관 자체에 신경을 많이 쓰게 되지만 실제 들어간 이후에 적절하게 위치하는 것도 매우 중요해요. E-tube(Endotracheal tube)의 위치는 Chest X-ray에서 확인이 가능해요. 이때 **가장 주의해서 보아야 할 부분은 바로 튜브가 끝나는 지점의 위치입니다.**

튜브의 끝이 어디에 위치하는 것이 맞나요?

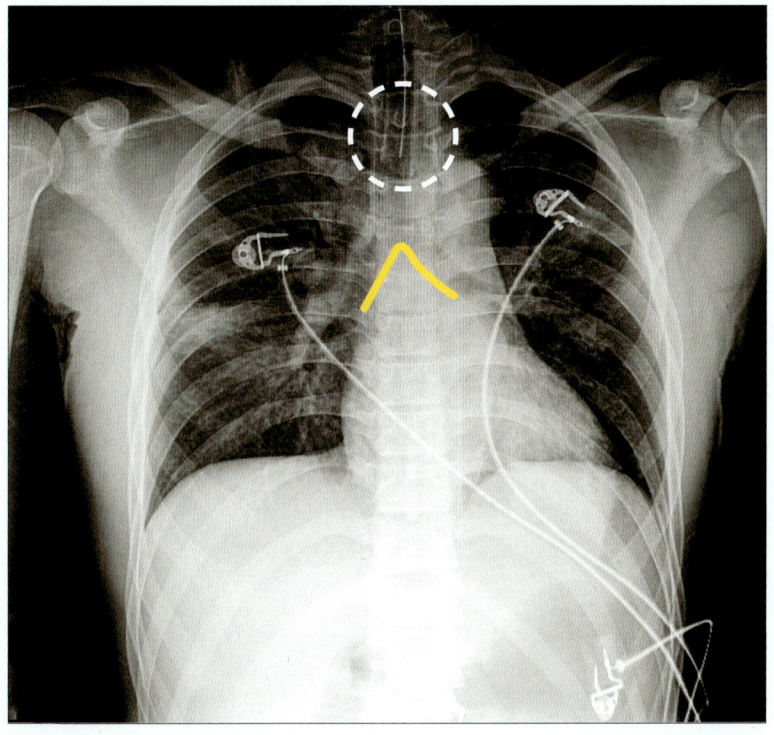

튜브가 끝나는 지점의 적절한 위치에 대해서는 교과서적으로 여러 해설이 있지만 대개 기관지 분지(기관지가 갈라지는 부위) 위치에서 5cm 상방을 많이 얘기하고 흉추 2-4 level이라고 설명하는 경우도 있어요. 위 사진을 보면 노란색으로 표시한 부분이 기관지 분지이고, 그 위에 하얀 원이 E-tube가 끝나는 위치입니다. 이렇게 기관지 분지에서 다소 거리가 떨어진 곳에 끝이 위치하도록 하는 이유는 양쪽 폐에 고르게 벤틸레이션이 되도록 하기 위해서예요. 만약 관이 한쪽 기관지로만 연결된다면 다른 쪽의 폐는 무기폐가 되기 때문이죠. "Endotracheal tube atelectasis"를 구글 등에서 검색해 보시면 관련 논문을 다수 보실 수 있어요. 실무적으로는 앞서 소개한 것처럼 **기관 분지에서 몇 cm 위에 위치시키는 것도 중요하지만 이전의 X-ray 이미지와 비교해서 위치가 크게 바뀌지 않았는지를 확인하는 것도 중요해요.**

3 기관절개관(T-tube)

외상, 이물, 염증 등 여러 가지 원인으로 인해서 코와 입으로 호흡할 수 없는 경우에 기관을 일시적 혹은 영구적으로 절개하여 숨을 쉴 수 있게 만드는 것이 기관절개술(Tracheostomy)이고, 이 곳에 위치하여 숨을 쉬도록 도와주는 것이 바로 기관절개관(Tracheostomy tube)이에요. 병원에서는 T-tube 내지는 '트라코'로 불리기도 하죠.

T-tube도 X-ray 확인이 꼭 필요한가요?

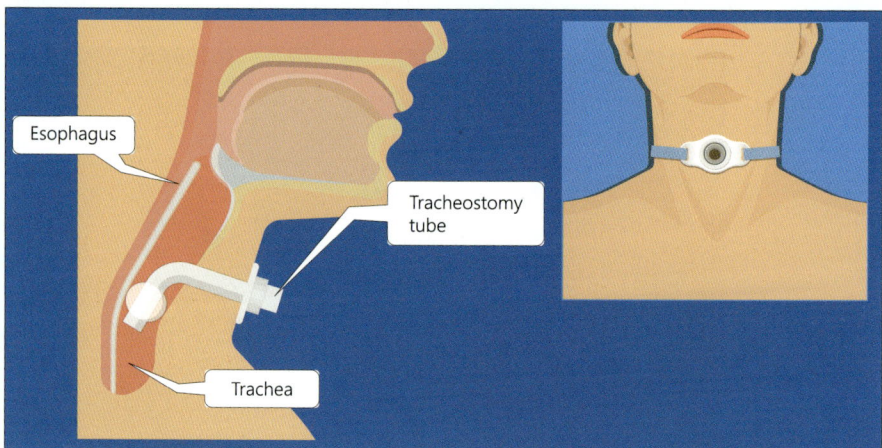

사실 T-tube는 E-tube처럼 X-ray가 위치 확인에 엄청 중요한 역할을 하지는 않아요. T-tube가 잘못 들어가는 경우는 보통 위의 그림처럼 튜브 끝이 기관에 위치하지 않고 다른 연조직(기관과 피부 사이 등)에 위치하는 경우인데, 앞뒤로 찍는 X-ray에서 이러한 오류는 확인이 쉽지 않기 때문이에요.

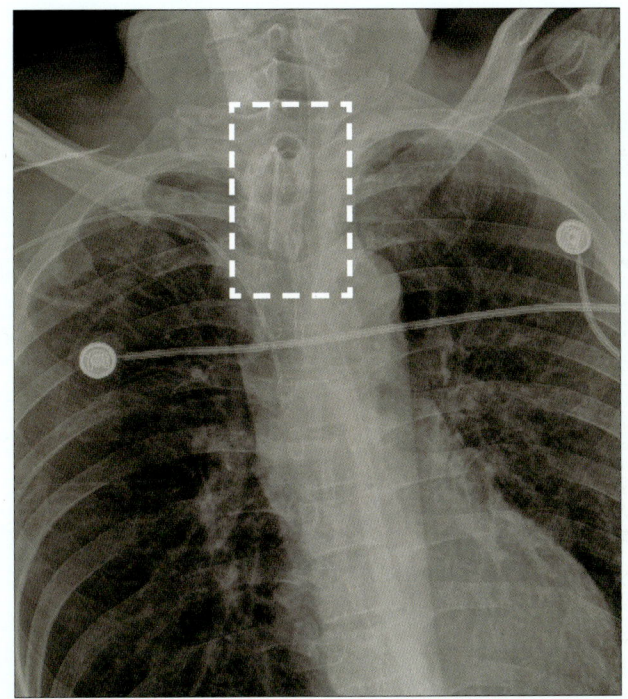

그렇지만 위의 그림처럼 T-rube의 윤곽이 주기관지에 위치하는 것은 확인할 수 있죠(하얀 네모 안). 만약 튜브가 주기관지 윤곽의 바깥에 위치한다면 잘못된 것이고 이전의 X-ray 이미지와 비교해서 위치가 많이 바뀌었을 때도 확인이 필요해요.

4 요관 카테터(Double J stent)

요관 카테터는 무엇인가요?

콩팥과 방광 사이의 교통이 원활하지 않으면 콩팥에서 만들어진 소변이 내려오지 못해서 수신증(Hydronephrosis)이 발생하고 이어서 여러 문제가 나타나는데 이때 넣는 관이 요관 카테터예요. 흔히 'Double J'로 불리는 관을 방광과 신우 사이에 넣어요. 영상 유도하에 방광경을 이용해서 넣는 것이 표준 시술법이지요.

앞서 소개해 주신 관들처럼 Double J 카테터도 X-ray에서 위치 확인이 가능한가요?

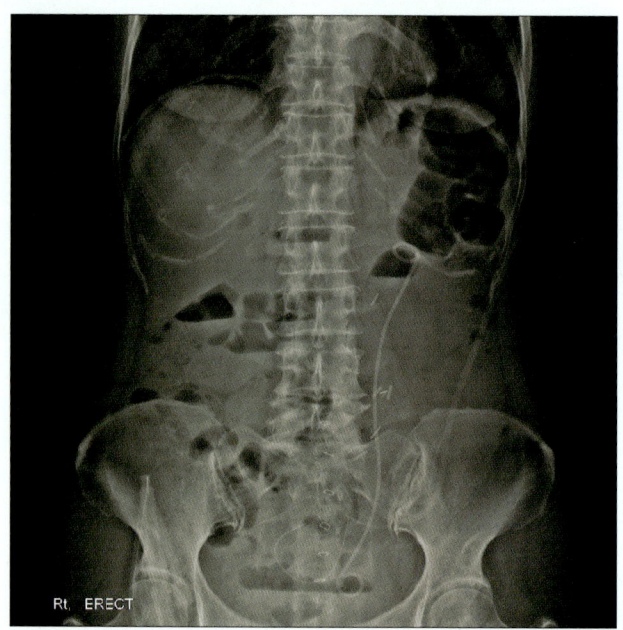

사진의 우측(환자의 좌측)을 보시면 척추 바로 옆에 길게 위아래로 위치한 하얀 관이 하나 보이실 거예요. 바로 이것이 Double J 카테터의 정상적인 위치예요. 카테터의 하방은 방광 내부에 위치해야 하는데 대개 대퇴골두 사이에 위치하면 크게 틀리지 않아요. 그리고 카테터 상방 끝은 신우에 위치해야 하는데 사실 X-ray에서는 신장의 윤곽이 잘 보이지 않아 카테터 상방 끝 위치가 적절한지를 확인하기는 어려워요. 대개는 요추 2번의 양측에 위치하는 게 일반적이지만 이 또한 사람마다 해부학적 변이가 있을 수 있거든요. 그래서 최초 시술 직후의 위치와 이후의 촬영을 비교하는 것이 중요하답니다.

아래 그림은 환자의 우측(그림의 좌측)에 위치한 Double J 카테터의 사진이에요. 위에서 말씀드린 아래쪽 카테터의 위치를 한번 확인해 보세요.

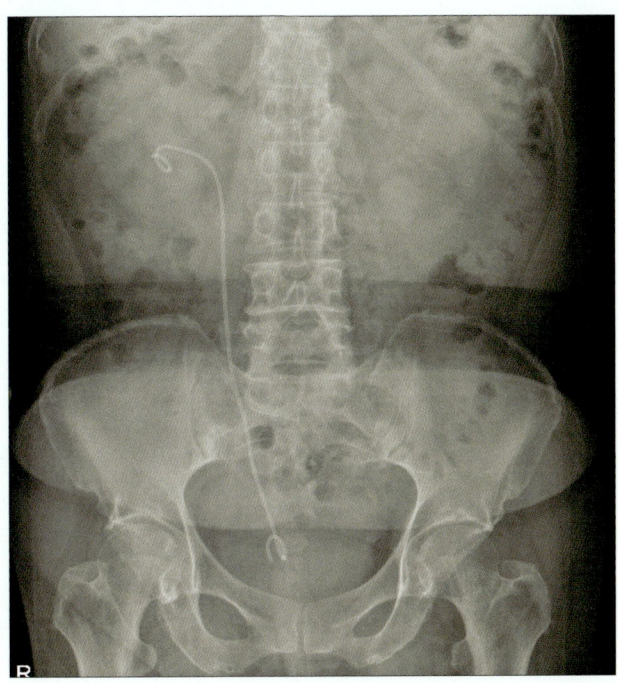

3 배액관 확인하기

1 흉부 배액관(Chest tube, PCD)

 Part 2의 흉부에서 배웠던 Chest tube에 대해서도 알고 싶어요.

 우리가 흔히 Chest tube라고 하는 흉관은 액체를 빼는 배액 기능도 있지만 배기, 즉 기체를 빼는 경우에도 많이 쓰여요. 그래서 Pneumothorax(기흉) 환자에게도 흉관을 삽입하죠.

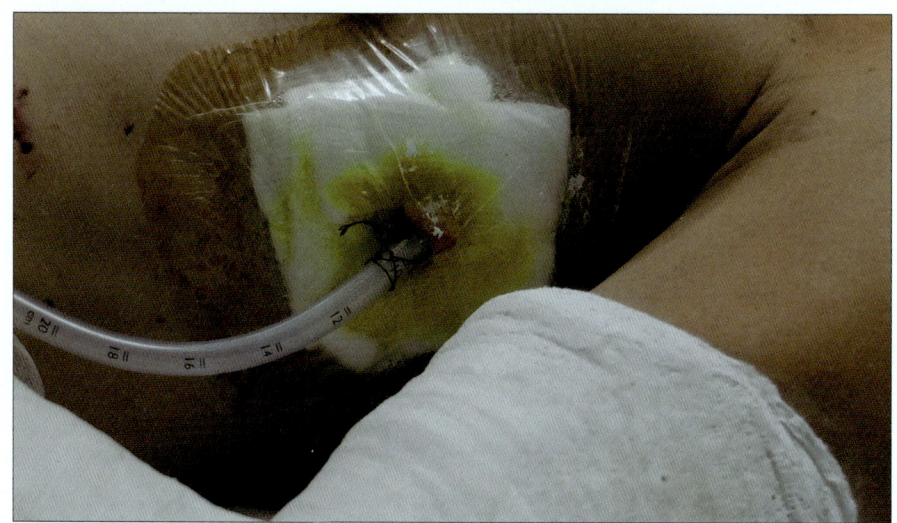

Chest tube의 X-ray 사진은 다음과 같아요. L-tube처럼 X-ray에서 잘 보일 수 있도록 관 옆에 라인이 그어져 있는 경우가 대부분이고 Tube의 끝은 더 잘 보이도록 되어 있어요. (어디인지는 따로 말씀 안 드려도 아실 수 있을 것 같네요.)

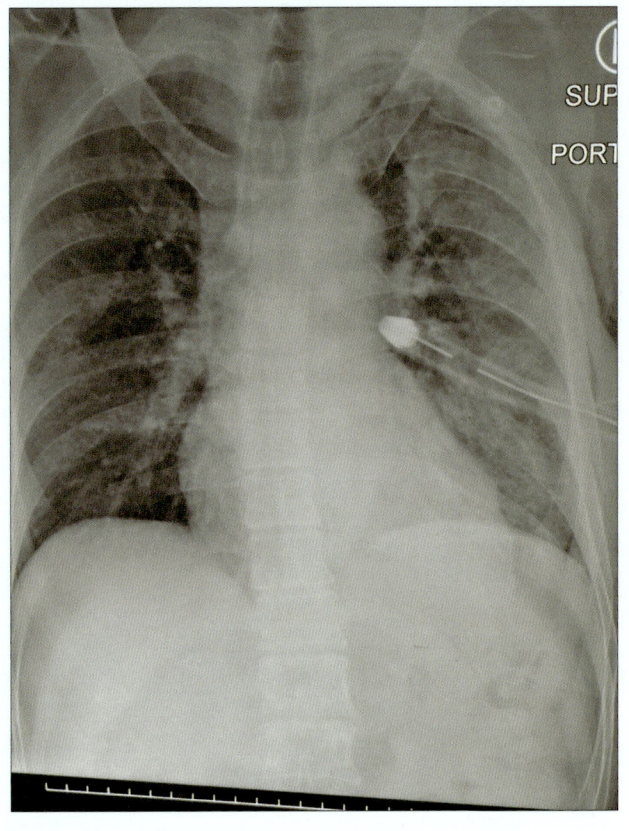

 Chest tube의 X-ray에서는 어떤 점을 주의 깊게 봐야 하나요?

 기흉으로 공기만 빼는 경우에는 흉관 끝의 위치가 크게 중요하지 않지만 배액을 위해 흉관을 넣은 경우에는 액체가 모여 있는 곳에 흉관 끝이 위치해야 해서 X-ray로 이를 확인해야 할 수도 있어요. 흉수는 X-ray에서 희게 보이고 아래로 모여 있는 특성이 있는데 관 끝이 해당 위치에 잘 있어야 배액이 잘되겠지요?

배액이 잘될 때는 X-ray를 매일 비교하면 흉수의 양이 줄어드는 것도 확인할 수 있어요. 배액이 잘되더라도 배액량보다 흉수가 더 많이 만들어지는 상황이면 X-ray에서는 더 악화된 것처럼 보일 수도 있고요. 배액량은 배액량대로 보아야 하지만 환자의 전신 상태는 배액량과는 별도로 관찰이 필요하다는 점을 기억해 주세요.

Chest tube는 다른 관에 비해서도 아주 두꺼운 것 같아요.

 그렇죠? 두꺼운 만큼 넣을 때의 통증도 심해요. 그래서 요즘에는 주목적이 배액인 경우 흉관 대신 경피적 배액관(Percutaneous Catheter Drainage, PCD), 즉 작은 관을 넣어서 배액을 시행하는 경우가 많죠. PCD는 꼭 흉곽에만 적용되는 것은 아니고 모든 경피적 배액관을 통칭하는 용어예요.

그림에서 하얀 원 안에 배액관의 끝이 위치한 것을 볼 수 있어요. 이렇게 배액관이 잘 위치하는지 매일 X-ray를 통해서 비교할 수 있죠. 위치가 이전과 많이 바뀌거나 액체가 저류된 곳과 카테터 끝이 위치한 곳이 다르면 배액관의 기능을 제대로 할 수 없기 때문에 꼭 확인이 필요해요.

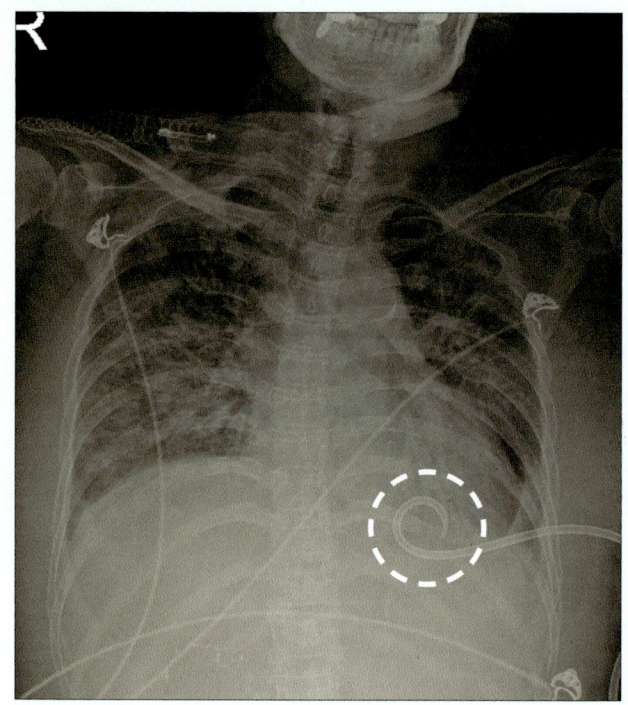

2. 경피적 신루(PCN)

경피적 신루란 무엇인가요?

앞서 잠깐 소개해 드린 '경피적'이라는 용어가 또 나오네요. 경피적 신루(PerCutaneous Nephrostomy, PCN)는 요로의 문제로 소변을 배출하지 못하는 환자에게 소변을 아예 체외로 배출할 수 있는 경로를 만들어 주는 시술이에요. 환자가 이 PCN을 가진 채로 퇴원하기도 하고 장기 입원 시에도 늘 체외에 위치하고 있기 때문에 부딪히거나 당겨지면 위치가 바뀔 수 있는 도관이죠.

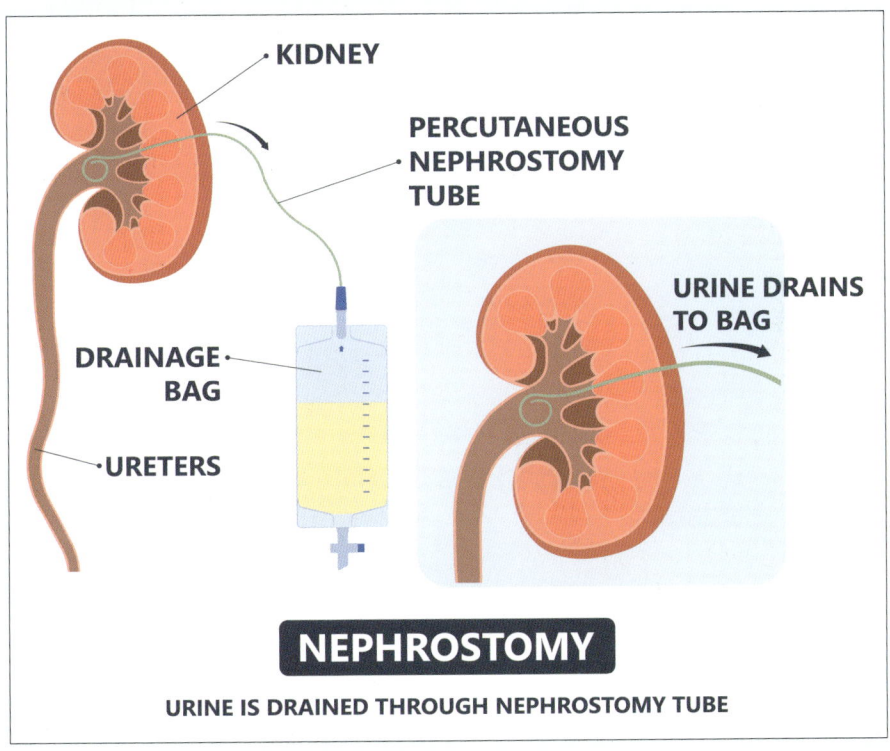

일반적으로는 다음 사진과 같이 신장과 척추 사이에 카테터의 끝이 위치하게 되고 반대편은 몸 밖에 위치해요.

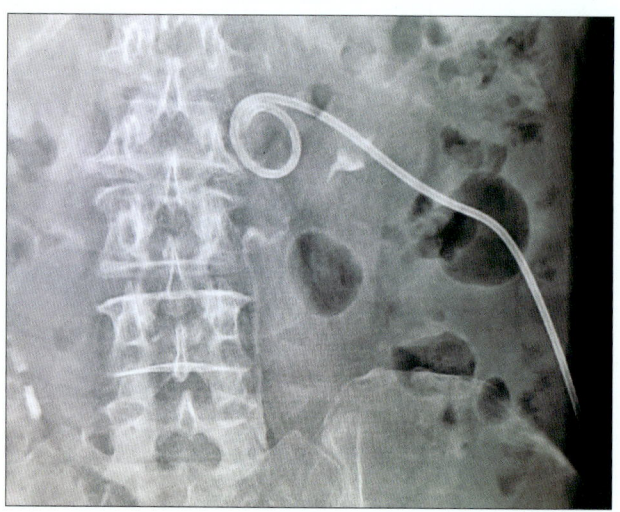

 Double J 카테터에서 봤던 위치와 비슷한 것 같아요.

 네, 맞아요. 신우(콩팥 깔때기)에 위치하기 때문에 Double J 카테터와 시작 위치는 동일해요. 그림의 왼쪽(환자의 오른쪽)에 있는 신우에서 체외로 배출되는 PCN의 위치를 확인할 수 있어요. 역시 이 **PCN도 다른 배액관의 간호와 마찬가지로 최초 시술 직후의 X-ray와 이전 X-ray를 비교해서 위치 변화가 큰 경우나, 위치가 비슷하더라도 기능을 잘하지 않는 경우에 확인이 필요해요.**

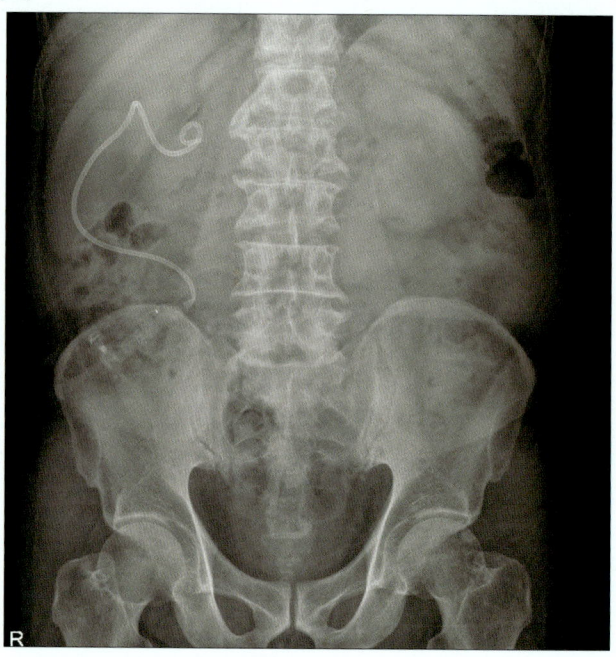

3. 담즙 배액관(PTBD, PTGBD)

체외 배액관에는 또 어떤 것이 있나요?

소화기 계통에서도 체외 배액관이 이용되는데요, 담관과 담낭에 직접 삽입하여 담즙을 배출하는 배액관이 대표적이에요. 담관과 체외를 연결하면 PTBD(Percutaneous Transhepatic Biliary Drainage), 담관이 아닌 담낭에 직접 연결하면 PTGBD(Percutaneous Transhepatic GallBladder Drainage)라고 부릅니다.

담즙 배액관에는 어떤 특징이 있는지 알려주세요.

이 PTBD는 다른 체외 거치 카테터(배액관)에 비해서 더 많이 신경을 써줘야 하는 배액관인데 일단 시술이 복잡해요. 이름에서도 알 수 있듯이 그냥 피부(Cutaneous)만 통과하는 게 아니라 간을 통째로 뚫고(Transhepatic) 가서 담관과 만나게 해야 하는 어려움이 있어요. 그래서 최초로 관을 거치할 때 ERCP(내시경역행담췌관조영술)를 통해서 담관을 조영하는 프로세스가 같이 이뤄져요.

앞에서 알려주셨던 ERCP가 담즙 배액관을 삽입할 때도 사용되는군요.

네, ERCP가 배액관 삽입만을 위한 시술은 아니지만 배액관 삽입에는 ERCP가 꼭 필요해요. 다음 그림이 ERCP를 통해 도관을 역으로 담관에 넣은 후 조영제를 쏴서 담관의 모양을 확인하는 모습이에요. 동영상 사이트에서 PTBD를 검색어로 넣어 보시면 시술 장면을 많이 보실 수 있을 거예요.

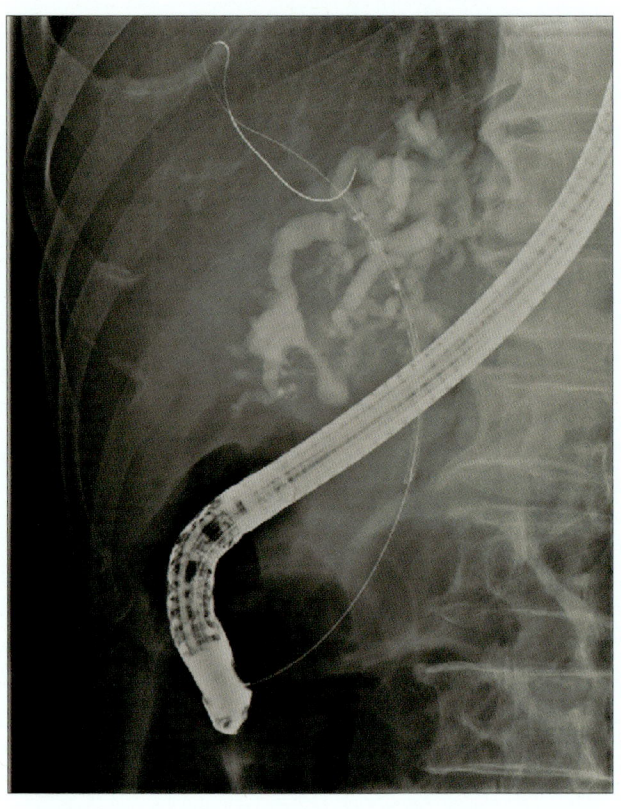

담즙 배액관을 삽입한 후에는 X-ray에서 위치를 어떻게 확인하나요?

이렇게 담관을 찾은 후에 간을 뚫고 카테터를 거치하면 다음 그림과 같이 환자의 담관 안에 카테터 끝이 위치하게 돼요. 사실 X-ray에서 담관과 담낭의 정확한 위치를 확인하는 것은 거의 불가능해요. 그래서 ERCP와 같은 시술을 통해서 담관의 위치를 직접 확인하는 것이지요. 그렇지만 간의 한복판에 담낭이, 간의 내부에 담관이 위치하기 때문에 관을 넣은 후에는 희미하게나마 간 안에 관이 위치하는 것을 확인할 수 있어요.

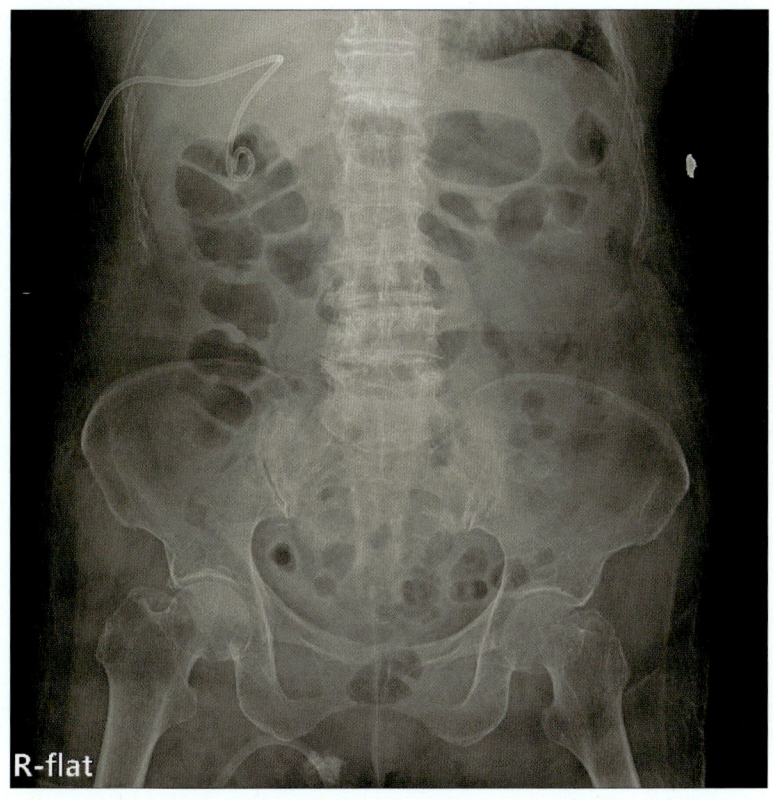

이렇게 힘들게 하는 시술인 만큼 시술한 후의 관리도 중요할 것 같아요.

그렇죠. **넣은 카테터가 빠지지 않고 배액이 잘 되도록 계속 관리하고 확인**해야 한답니다. 일단 위와 다음 페이지의 사진처럼 X-ray를 통해서 배액관 위치가 원래 위치에 잘 있는지 확인하는 것이 중요해요. 특히 최초 시술 직후의 X-ray 사진과 비교하는 것이 큰 도움이 됩니다. 매일 찍는 X-ray에서 카테터의 위치가 너무 많이 이동했고 배액도 잘 안된다면 확인이 필요하겠죠? 그리고 배액관에는 대개 깊이를 확인할 수 있는 눈금이 있는데 이게 달라지지 않았는지도 보아야 해요. 눈금의 위치가 바뀌었다면 배액관이 뽑혔거나 반대로 더 깊이 들어갔을 수도 있어요. 그리고 배액량과 배액 양상을 주기적으로 확인하며 관 자체가 꺾이거나 막혀서 기능을 못 하지 않는지도 살펴봐야 하죠.

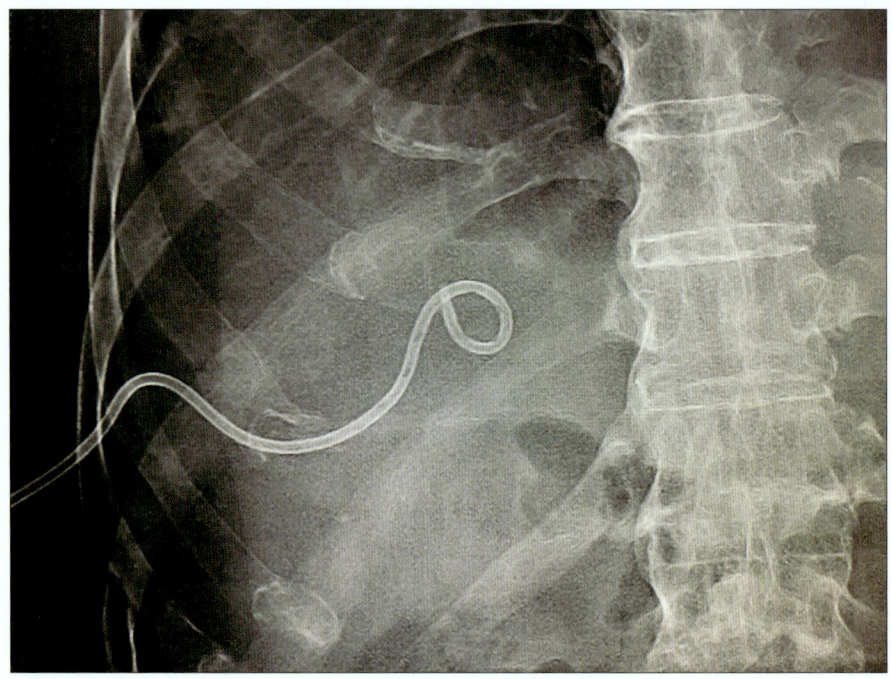

PTGBD도 아래와 같이 조영제를 써서 담낭에 위치한 것을 확인하면서 시술하게 되는데요, 시술 이후의 위치 확인은 PTBD와 비슷하게 진행하면 돼요.

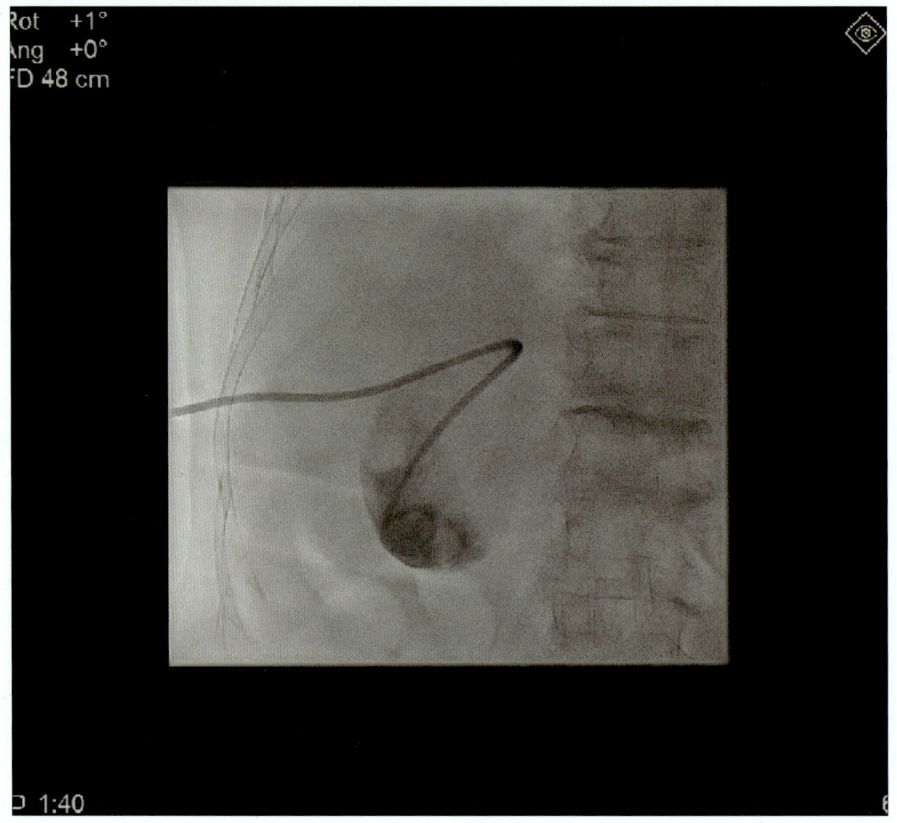

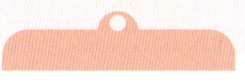

Reference

- 서울대학교 의과대학 영상의학교실, 『영상의학』, 일조각, 2021년, 493p.
- 심대무 외, "척추 주사요법을 시행한 정형외과 의사 수부에 발생한 방사선 유발 피부괴사", 대한정형외과학회지, 대한정형외과학회, (2014): 250-254
- 송지영 외, "한국형 흉부 MRI 영상 진단 정당성 권고안", 대한영상의학회지, 대한영상의학학회, (2021): 562-574
- 김정수 외, "심장혈관 중재적 시술의 시술자 피폭 선량에 관한 연구", 한국방사선학회논문지, 한국방사선학회, (2016): 181-186
- 대한초음파의학회 웹사이트, https://www.ultrasound.or.kr
- 식품의약품 안전처 안전사항정보게시판 웹사이트, https://www.mfds.go.kr
- 대한산부인과학회 산전 정기진찰 안내 웹사이트, https://www.ksog.org
- 홍완기, "오늘부터 척추 MRI 급여 확대…급여기준 주요 QnA", 의협신문, 2022년 3월 1일
- 이주영, "루닛, 3D 유방암 검진 AI 솔루션 '루닛 인사이트 DBT' 유럽 출시", AI타임즈, 2023년 12월 19일

프셉마음 신규 간호사를 위한 진짜 실무 팁 [영상의학과편]

초판 1쇄 발행: 2024년 5월 16일
초판 4쇄 발행: 2024년 10월 4일
발행처 : 드림널스
저자 : 원용균
책임 편집 : 이희은
편집 : 배현진
자문 및 감수 : 상계맑은내과 오현호 원장
　　　　　　　고려대학교 안암병원 간호부 교육팀 간호사 박근혜
　　　　　　　이대서울병원 심장혈관중환자실 주임간호사 신영미
　　　　　　　서울대학교병원 암정보교육센터 간호사 유미옥
교정·교열 : 신수일
디자인 : 민혜빈

· 드림널스 도서, 굿즈, 온라인강의
　www.dreamnurse.co.kr

· 카카오톡 플러스친구 : 드림널스　　　· 인스타그램 : dreamnurse7　　　· 유튜브 : 드림널스

- 이 책의 저작권은 드림널스에 있으며, 저작권법에 따라 무단 전재와 복제를 금합니다.
- 실무 기반 도서로 병원별 지침 및 특성에 따라 차이가 있을 수 있습니다.
- 판쇄에 따라 내용 차이가 발생할 수 있으며 이는 드림널스 홈페이지를 통해 공지하겠습니다.

> 드림널스는 여러분의 간호 업무 중에 어려우셨던 부분과 도서에 대한 아이디어를 기다리고 있습니다.
> 드림널스 출판사를 통해 책 출간을 원하시는 분들은 아래의 메일주소로 출간제안서를 보내주시기 바랍니다.
> 드림널스 메일주소: dreamnurse7@naver.com

간호사, 간호학생을 위한 임상 실무서 프셉마음

드림널스에선 오늘도 성장통을 겪고 있을 간호사분들을 위해 각 분야의 전문가인 선배 간호사들이 먼저 경험한 실무 노하우를 모았습니다. 후배의 성장을 응원하는 프리셉터의 따뜻하고 진심어린 마음을 담아 탄생한 도서, '프셉마음'을 여러분께 전합니다.

- 감염관리실편
- 감염환자 간호편
- 기초편
- 내과 환자파악편
- 내분비계 간호편
- 내시경실편
- 마취회복실편
- 비뇨의학과편(핸드북)
- 산부인과편
- 상처·장루편
- 소화기 간호편
- 신경과편
- 신생아 간호편
- 신생아중환자실편
- 심혈관계편
- 아동간호편
- 약물계산편(핸드북)
- 약물편(핸드북)
- 영상의학과편
- 외과편
- 응급실편
- 의학용어편 I : 외과계(핸드북)
- 의학용어편 II : 내과계(핸드북)
- 이비인후과편(핸드북)
- 인공신장실 실무편
- 인공신장실 이론편
- 입문편
- 정맥주사편(핸드북)
- 정형외과편
- 중환자 환자파악편
- 중환자간호 입문편
- 혈액검사 해석 및 간호편
- 혈액종양내과 입문편
- 호흡기간호 입문편

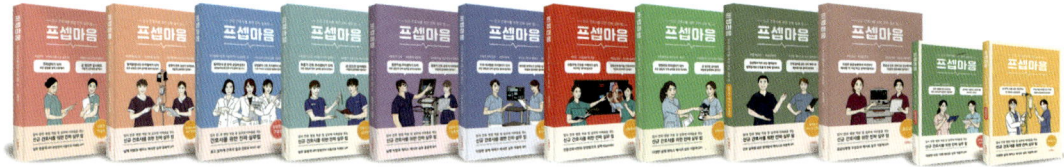

핵심을 모은 드림널스 도서 패키지

신규 간호사 입사 패키지
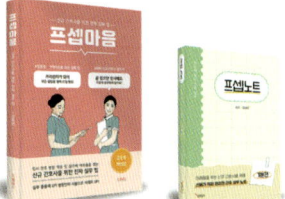
입문편   프셉노트-기본편

중환자 간호 패키지
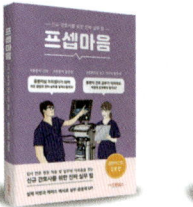
중환자 간호 입문편 중환자 환자파악편

약물 마스터 패키지
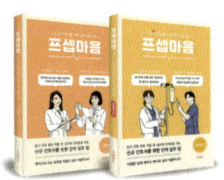
약물편   약물계산편

드림널스 도서 콘텐츠는 온라인, 오프라인 서점 및 드림널스 홈페이지에서 만나볼 수 있습니다.

드림널스 도서, 굿즈, 온라인강의
www.dreamnurse.co.kr
바로가기